ÉTUDES

SUR LE SÉRODIAGNOSTIC

ET

LE TRAITEMENT
DE LA SYPHILIS

STRATÉGIE ET TACTIQUE

PAR

Le Dr LEREDDE

PARIS
A. MALOINE, ÉDITEUR
25-27, RUE DE L'ÉCOLE-DE-MÉDECINE, 25-27
1913

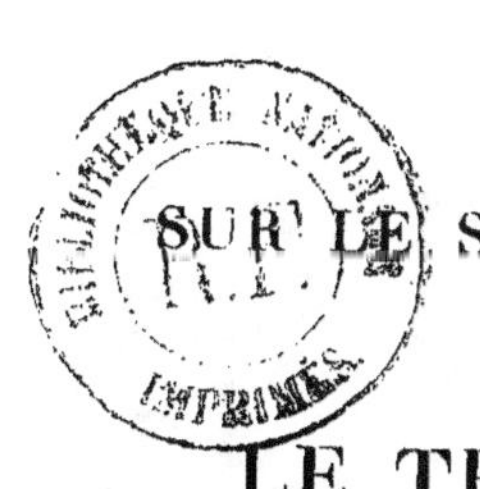

ÉTUDES

SUR LE SÉRODIAGNOSTIC

ET

LE TRAITEMENT

DE LA SYPHILIS

ÉTUDES
SUR LE SÉRODIAGNOSTIC

ET

LE TRAITEMENT
DE LA SYPHILIS

STRATÉGIE ET TACTIQUE

PAR

Le Dr LEREDDE

PARIS
A. MALOINE, ÉDITEUR
25-27, RUE DE L'ÉCOLE-DE-MÉDECINE, 25-27
1913

[illegible]

[illegible]

[illegible]

[illegible]

[illegible]

PRÉFACE

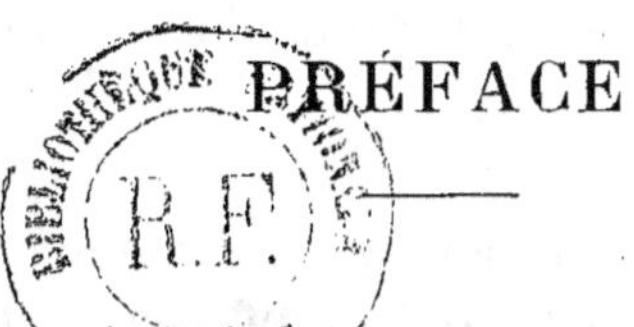

Le traitement de la syphilis est en révolution ; les livres
anciens n'ont plus qu'une valeur documentaire. La découverte d'Ehrlich a créé une arme plus active que les anciennes,
celle de Wassermann nous conduit à poursuivre chez chaque
malade la stérilisation de la syphilis, à l'aide d'un moyen
de contrôle.

Il importe d'apprendre aux médecins les services que
peut rendre la séro-réaction dans le traitement de cette
maladie, la précision qu'elle lui apporte.

D'autre part, la valeur d'une arme thérapeutique dépend
de la manière dont elle est employée. Déjà, la syphilis est
mal traitée par le salvarsan, comme elle était mal traitée par
le mercure.

Il faut lutter contre des erreurs qui s'accréditent, parce
qu'on les répète, des opinions, qui sont fausses, parce qu'elles
sont des opinions « moyennes », et qui sont acceptées pour
cette raison même.

J'ai réuni dans ce volume les principaux travaux que
j'ai publiés depuis deux ans sur le séro-diagnostic et le
traitement de la syphilis — en particulier mes études sur
la fièvre, dans les formes banales et les formes nerveuses,
celles que j'ai faites sur le mécanisme des grands accidents,
confirmées, d'une manière inattendue, par l'étude du mécanisme des accidents de moindre importance. On y trouvera,
en outre, les travaux que j'ai consacrés au traitement de
la syphilis nerveuse, du tabes, et à la question des doses,

qui est exposée à vrai dire dans presque tous les chapitres,
et dont l'importance est méconnue d'une manière universelle.

Ehrlich a écrit que la morale thérapeutique du médecin
et du chirurgien ne peuvent être différentes. Elles le sont
encore malheureusement, parce que la foi du médecin dans
l'efficacité des moyens qu'il emploie reste insuffisante :
la crainte des responsabilités paralyse sa main et entrave
son action.

La syphilis détermine une mortalité énorme ; elle abrège
la vie de presque tous les malades qui en sont atteints ;
elle est la cause la plus commune des dégénérescences,
des infirmités. Cette crainte des responsabilités doit disparaître, ou plutôt se transformer. L'erreur du médecin, la
faute qu'il commet tous les jours, c'est de ne pas oser
traiter un syphilitique : sa responsabilité est engagée
quand il ne fait pas le nécessaire pour le guérir.

En toute sincérité, j'affirme qu'il appartient aux syphiligraphes de donner l'exemple. La syphilis disparaîtra, quand
ils auront appris aux médecins à agir, quand ils auront
eux-mêmes accepté la morale chirurgicale, qui est la
bonne.

Je remplis un devoir en mentionnant ici le nom de deux
de mes collaborateurs, M. Rubinstein, chef de mon laboratoire, auquel revient l'honneur de la partie technique des
études sur la séroréaction de la syphilis, et le Dr M. Kuenemann, mon chef de clinique, mort d'une manière pré-
maturée, et dont je conserve fidèlement et pieusement la
mémoire.

ÉTUDES SUR LE SÉRODIAGNOSTIC

ET LE

TRAITEMENT DE LA SYPHILIS

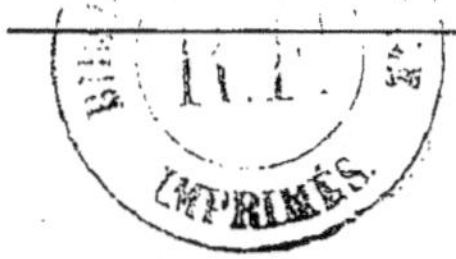

I

LES BASES SCIENTIFIQUES ET LA TECHNIQUE
DE LA RÉACTION DE WASSERMANN [1]

1° Certains sérums sanguins ont la propriété de dissoudre, *in vitro*, les globules rouges d'un animal appartenant à une autre espèce. C'est ainsi que le sérum humain, neuf fois sur dix [2], peut détruire, *in vitro*, une certaine quantité de globules rouges du mouton.

On exprime ce fait en disant que les sérums de certaines espèces contiennent, à l'état naturel, des *hémolysines*, c'est-à-dire des substances capables de dissoudre les globules rouges d'un animal d'espèce différente.

Cette action hémolytique peut être provoquée expérimentalement, dans les cas où elle n'existe pas à l'état naturel.

Que l'on injecte, sous la peau, dans le péritoine, peu importe, des hématies d'un animal d'une espèce A à un animal d'une espèce B, dont le sérum est incapable, à l'état normal, de dissoudre les hématies de l'espèce A, ce sérum, après quelques injections, sera capable de dissoudre, *in vitro*, les globules rouges de l'es-

---

1. Ce travail élémentaire est extrait d'une brochure sur : *La Réaction de Wassermann. Sa valeur dans le diagnostic et le traitement de la syphilis*, Paris, Maloine, 1912 et a été inséré ici pour permettre aux médecins qui ne connaissent pas bien les bases des méthodes de séro-diagnostic de comprendre les autres travaux publiés dans ce volume.

2. En réalité. 95 fois sur 100.

pèce A ; *il est devenu hémolytique;* l'injection d'hématies de l'espèce A a déterminé, dans le sérum d'un animal d'espèce B, la formation d'hémolysines qui n'existaient pas à l'état physiologique.

2° Si l'on chauffe à 56° un sérum hémolytique — que ses hémolysines soient naturelles ou que leur formation ait été déterminée par le mécanisme que je viens d'indiquer — la propriété hémolytique est supprimée. En chauffant, par exemple, à 56°, pendant une demi-heure, du sérum de lapin, devenu hémolytique pour les hématies du mouton à la suite d'injections réitérées de celles-ci, on fait disparaître le pouvoir hémolytique acquis ; le sérum du lapin ne dissout plus les globules rouges, qu'il dissolvait avant d'être chauffé.

Mais les propriétés hémolytiques n'ont pas disparu d'une manière définitive. Elles peuvent être restituées au sérum devenu non hémolytique en ajoutant une certaine quantité d'un sérum non hémolytique appartenant à la même espèce, ou à une espèce différente, *pourvu qu'il n'ait pas été chauffé à 56°.*

On exprime ce fait en disant que le sérum hémolytique a été *inactivé* par le chauffage à 56°, et *réactivé* par l'addition d'un sérum sanguin non chauffé.

Et l'on conclut que, dans ces réactions, deux substances interviennent, l'une *non spécifique* et présente normalement dans le sérum des mammifères, substance qui est détruite par le chauffage à 56°, l'autre *spécifique*, et résistant à cette température. *L'action hémolytique exige que ces deux substances soient présentes.* Que l'on chauffe à 56° le sérum humain, naturellement hémolytique pour les hématies du mouton, la propriété hémolytique disparaîtra ; elle pourra être rétablie par l'addition d'un sérum frais tel que celui du cobaye.

* *

Les globules rouges, dont l'injection provoque la formation d'hémolysines, font partie d'un groupe très étendu de substances, figurées ou non figurées, bactéries, toxines, albumines, dont l'introduction dans un organisme vivant détermine la formation de substances qui portent le nom générique d'*anticorps*. Les substances qui

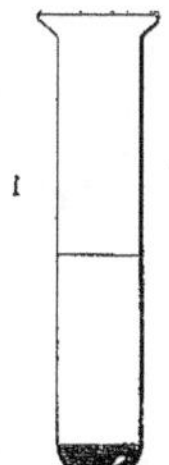

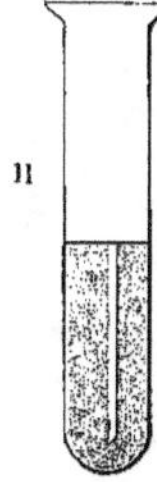

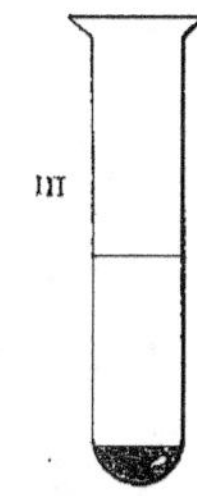

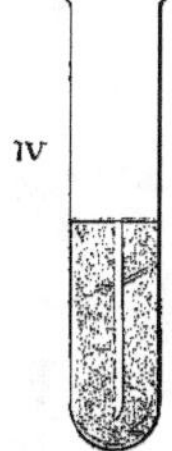

Globules rouges de mouton et sérum de lapin.

Pas d'hémolyse.

Sérum de lapin ayant reçu plusieurs injections de globules rouges de mouton, et globules rouges de mouton.

Hémolyse.

Même mélange après chauffage du sérum à 56°. Le complément (alexine) a été détruit.

Pas d'hémolyse.

On a ajouté à ce mélange du complément fourni par du sérum de cobaye.

Hémolyse.

déterminent la formation d'anticorps sont des *antigènes*. Quand les anticorps et leurs antigènes sont en présence, ils se fixent les uns sur les autres ; dans un grand nombre de cas, la fixation exige l'intervention du complément ; elle ne se produira pas, *in vitro*, lorsque le sérum a été chauffé à 56° ; elle se produira, si l'on ajoute à ce sérum chauffé du sérum frais, non chauffé, c'est-à-dire contenant une certaine quantité de complément.

Le sérum d'un malade contient-il des anticorps syphilitiques ? Ces anticorps se fixeront sur un antigène, tel que celui fourni par l'extrait du foie hérédo-syphilitique du nouveau-né, quand on mettra en présence le sérum et cet extrait [1]. S'il existe des anticorps syphilitiques, il y aura fixation du complément ; si le sérum ne contient pas d'anticorps de cette nature, le complément ne sera pas fixé.

La première substance, celle qui est détruite par le chauffage à 56°, porte le nom de COMPLÉMENT (ou ALEXINE). La seconde, qui est spécifique, porte le nom d'AMBOCEPTEUR (Ehrlich) ou SENSIBILISATRICE (Bordet).

Ces faits, mis en évidence par les recherches mémorables de Bordet et Gengou, d'Ehrlich, et dont la notion domine les théories modernes de l'immunité, ont été le point de départ de la découverte de Wassermann (en collaboration avec Neisser et Bruck).

TECHNIQUE DE LA RÉACTION

Mais comment démontrer qu'il y a ou qu'il n'y a pas fixation ?

Dans la méthode de Wassermann, on chauffe le sérum du malade, de manière à détruire le complément humain, puis on ajoute l'antigène et une certaine quantité de sérum de cobaye, sérum qui est, parmi les animaux de laboratoire, celui dont la teneur en complément est de beaucoup la plus régulière et qui ne contient pas en

---

1. L'antigène indiqué par Wassermann a été et est encore employé, en l'absence de cultures de spirochètes. La découverte récente de Noguchi, qui a réussi à obtenir des cultures dans le sérum où on a placé, à l'abri de l'air, des fragments d'organe (rein, testicule de lapin), permettra sans doute de remplacer l'extrait de foie hérédo-syphilitique par un nouvel antigène.

quantité appréciable d'anticorps naturels pouvant intervenir dans la réaction. C'est le premier temps. Au deuxième temps, on ajoute des globules rouges de mouton et du sérum de lapin, rendu hémolytique pour ces globules rouges, et chauffé au préalable — toujours à 56° — c'est-à-dire inactivé.

S'il y a eu fixation du complément du cobaye, des anticorps et de l'antigène syphilitique — c'est-à-dire s'il existe des anticorps syphilitiques — c'est-à-dire s'il y a syphilis — l'hémolyse ne se produit pas. S'il n'y a pas fixation du complément — c'est-à-dire s'il n'y a pas d'anticorps syphilitiques en présence de l'antigène — l'hémolyse se produit, suivant la loi de Bordet et de Gengou.

Bien entendu, ces recherches exigent que l'on mette en présence des quantités déterminées d'extrait de foie hérédo-syphilitique (antigène), de sérum humain chauffé, de complément de cobaye, de globules rouges de mouton et de sérum hémolytique de lapin chauffé. Que, par exemple, la quantité de complément de cobaye, ajoutée à l'extrait de foie et au sérum humain soit trop considérable, même s'il y a syphilis, et l'hémolyse des globules rouges de mouton, sous l'influence du sérum hémolytique de lapin deviendra possible.

Dispositif pratique. — Comme antigène, on emploie un extrait aqueux[1] ou alcoolique de foie hérédo-syphilitique. Cet extrait doit être titré, c'est-à-dire que son activité sera comparée, au contact de sérums syphilitiques et de sérums non syphilitiques, à celle d'un antigène dont on s'est servi antérieurement. On vérifiera également si cet antigène n'est pas capable de fixer par lui-même le complément aux doses où il sera employé, ce qui arrive quelquefois.

La quantité d'antigène qui suffit à empêcher l'hémolyse de se produire permet de définir l'intensité de la réaction, de l'évaluer d'une manière quantitative. Si dans un tube où on a mis par exemple $0^{cc},1$ d'antigène, $0^{cc},3$ de sérum humain chauffé, $0^{cc},1$ de

---

1. On ne se sert plus aujourd'hui que d'extraits alcooliques.

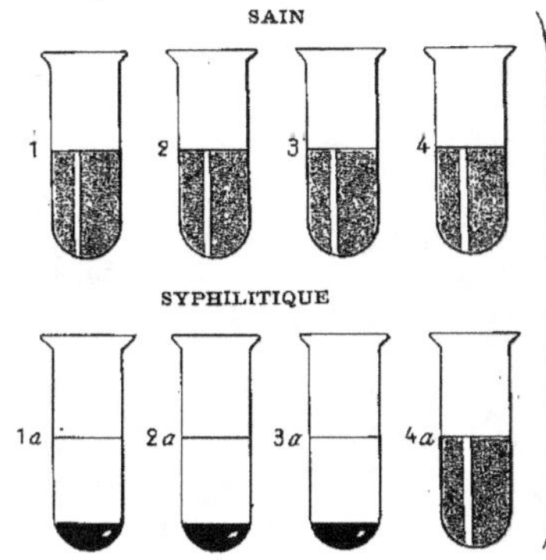

Après avoir mis à l'étuve, pendant une heure, on ajoute à chaque 10 cc. de globules rouges de mouton à 5 °/₀ 1 cc. de sérum hémol-antimouton et on laisse à la température de la chambre.

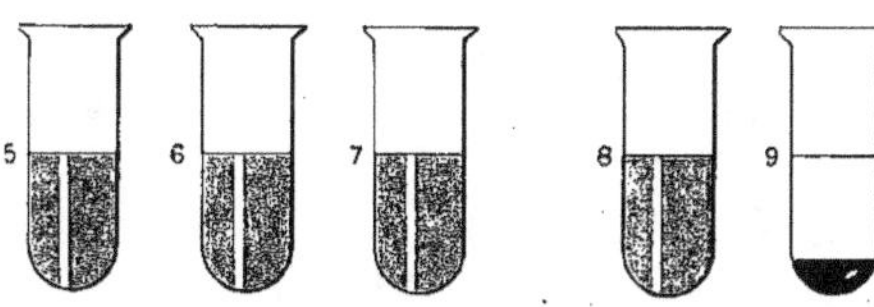

PROCÉDÉ LENT. — Sérum chauffé à 56° (1/2 heure).

	Sérum.	Antigène.	Comp.	Eau physiolog.	On met à l'étuve à 37° (une heure).	Glob. rouges à 5 °/₀ sensib.	Une demi-heure à 37°.	Sérum syphilitique.	Sérum sain.
1 et 1 a	0,3	0,1	0,1	1,5		1		0	11
2 et 2 a	0,3	0,2	0,1	1,4		1		0	11
3 et 3 a	0,3	0,3	0,1	1,3		1		0	11
4 et 4 a	0,3		0,1	1,6		1		11	11
5		0,1	0,1	1,8		1		11	11
6		0,2	0,1	1,7		1		11	11
7		0,3	0,3	1,6		1		11	11
8			0,1	1,9		1		11	11
9				2,0		1		0	0

sérum de cobaye, 1 centimètre cube de globules rouges de mouton (5 p. 100 : v. p. 6) et 0 ^{c},1 de sérum hémolytique de lapin inactivé, l'hémolyse n'apparaît pas, alors que, dans d'autres cas, il faut, dans les mêmes conditions, 0^{cc},2 ou 0^{cc},3 d'antigène, la réaction sera très forte ; s'il faut 0^{cc},2 ou 0^{cc},3 d'antigène, elle sera faible.

Il est utile d'étudier la valeur quantitative de la réaction chez les malades traités, car on peut se rendre compte, *dans une certaine mesure*, de l'action du traitement sur l'infection syphilitique.

Sérum humain. — Le sérum humain est recueilli en laissant coaguler, dans un tube à essai stérilisé, 10 centimètres cubes de sang recueilli, soit par ponction directe dans une veine, au moyen d'une seringue, soit par l'application d'une ventouse scarifiée. Chez le nouveau-né, on recueille 3 ou 4 centimètres cubes de sang, au niveau du cordon.

Le sang coagulé est décollé, au bout d'une demi-heure à une heure, au moyen du fil de platine sortant de la flamme, puis on place le tube dans la glace jusqu'au moment où on prélève le sérum au moyen d'une pipette.

Le sérum peut être recueilli avant ou après les repas indifféremment.

Le sérum est chauffé à 56° pendant une demi-heure avant de servir.

Complément. — J'ai dit qu'on employait habituellement le sérum de cobaye. Le sang est recueilli par ouverture de la carotide, ou par ponction directe du cœur, et défibriné immédiatement par agitation dans un vase (stérilisé), avec une baguette ou avec des perles de verre, puis on centrifuge. La quantité de complément contenue dans le sérum du cobaye varie suivant les animaux ; d'autre part, elle décroît rapidement, de sorte que ce sérum ne peut être employé pendant plus de quarante-huit heures au maximum, *et doit être titré avant chaque expérience.*

Globules rouges de mouton. — Le sang est recueilli par ponction directe dans une veine ; on défibrine et on centrifuge.

Les hématies sont lavées à plusieurs reprises dans du sérum physiologique. On se sert, pour l'expérience, d'une émulsion de globules rouges, dans du sérum physiologique à 5 p. 100. Les globules rouges sont recueillis le jour où on fait la réaction, ou bien sont conservés pendant deux ou trois jours à la glacière.

Sérum hémolytique du lapin. — Pour donner au sérum du lapin des propriétés hémolytiques, les globules rouges, recueillis suivant la technique qui vient d'être indiquée, sont injectés dans le péritoine du lapin à la dose de 3 à 4 centimètres cubes. Après 3 ou 4 injections, faites à 5 ou 6 jours d'intervalle, on saigne le lapin. On recueille le sérum, qui est conservé à la glacière, après avoir été chauffé à 56° pour détruire le complément. Ce sérum est titré soigneusement ; il peut conserver ses propriétés hémolytiques *pendant plusieurs mois*, mais doit être titré à nouveau de temps en temps.

MODIFICATIONS DE LA MÉTHODE DE WASSERMANN

Le procédé de Wassermann, que je viens de décrire est, on le voit, assez compliqué ; *il ne peut être employé que dans des laboratoires très bien organisés, où on le pratique quotidiennement, et par des chefs de laboratoire expérimentés.* D'autre part, ce procédé, qui permet d'affirmer la syphilis quand le malade n'est pas atteint de lèpre, de paludisme, de frambœsia ou d'une affection à trypanosomes, quand il n'est pas un scarlatineux récent, ne donne pas toujours de résultats positifs chez des malades atteints de syphilis certaine, en particulier chez des malades traités ou dans des formes limitées de syphilis tertiaire.

Un grand nombre d'autres procédés ont été proposés, quelques-uns sont plus rapides, mais tous sont aussi difficiles, et la valeur de la plupart n'est pas aussi bien démontrée que celle du procédé de Wassermann. Je n'insisterai que sur les procédés indiqués par Bauer, par Marguerite Stern et par Hecht, qui peuvent être employés parallèlement à celui de Wassermann.

a) Procédé de Bauer. — J'ai indiqué plus haut que le sérum humain présente normalement des propriétés hémolytiques à l'égard des globules rouges du mouton. Bauer utilise ces propriétés et supprime le sérum hémolytique du lapin. Le sérum humain est chauffé à 56° : on ajoute du sérum de cobaye qui fournit le complément, comme dans le procédé de Wassermann.

b) Procédé de Marguerite Stern. — Marguerite Stern, au contraire, ne chauffe pas le sérum humain ; elle utilise le pouvoir complémentaire de celui-ci, et n'ajoute pas de sérum de cobaye. Mais, comme Wassermann, elle utilise à titre d'ambocepteur le sérum de lapin hémolytique pour les globules rouges du mouton.

c) Procédé de Hecht. — Enfin Hecht n'ajoute au sérum humain, ni le sérum hémolytique du lapin, ni le sérum du cobaye. Le sérum humain n'est pas chauffé, et l'hémolyse se produit grâce à l'activité hémolytique naturelle du sérum humain due à la présence normale d'ambocepteurs hémolytiques et au complément contenu dans le sérum.

Weinberg a montré, dans des recherches récentes, que l'activité hémolytique naturelle du sérum que l'on étudie dans la réaction de Wassermann a une importance considérable, méconnue jusqu'ici. En premier lieu, il existe des sérums humains qui n'ont pas d'activité hémolytique. Quand le sérum de l'homme est hémolytique, son activité varie de 1 à 12, parfois plus, c'est-à-dire qu'une quantité déterminée ($0^{cc},1$) peut dissoudre une quantité de globules rouges de mouton 1 fois, 2 fois, 10 fois et même 12 fois plus considérable[1]. Il est nécessaire de déterminer au préalable l'*index hémolytique* du sérum que l'on étudie pour donner plus de certitude à la réaction de Hecht.

Dans le procédé de Wassermann, il peut arriver que l'action simultanée de l'ambocepteur artificiel (sérum hémolytique du

1. En réalité 10, 15, 20 et 30 fois.

lapin) et de l'ambocepteur naturel conduise à un résultat négatif, par suite d'une activité hémolytique trop considérable.

Le procédé de Hecht, dans lequel on n'ajoute pas au sérum l'ambocepteur artificiel, ne peut donner d'autre part de résultat losque l'index hémolytique est nul[1]. Si l'activité hémolytique du sérum humain est faible (index 1-5), on ne doit ajouter qu'une faible quantité de globules rouges de mouton (0°°,1 de l'émulsion à 5 p. 100) pour 0°°,1 de sérum et 0°°,1 ou 0°°,2 d'antigène. Si l'index est plus élevé, on peut ajouter une quantité double de l'émulsion à 5 p. 100 pour les mêmes quantités de sérum et d'antigène.

Une autre difficulté se présente parfois dans l'emploi du procédé de Hecht, et celui de Marguerite Stern. Parfois il n'y a pas hémolyse dans le tube témoin. Ce fait est dû à l'absence de complément. Dans ce cas, on peut ajouter celui-ci.

Au point de vue pratique, il faut conclure qu'il y a souvent avantage à employer, à côté du procédé de Wassermann, un autre procédé, en particulier celui de Hecht avec détermination préalable de l'index hémolytique, à titre de moyen de contrôle. Parfois on peut mettre ainsi en évidence l'existence de la syphilis, surtout chez les malades traités ou dans des syphilis tertiaires monosymptomatiques. D'après notre expérience, l'emploi du procédé de Hecht est surtout utile dans les cas d'affections syphilitiques des yeux.

Mais ce procédé, ni celui de Bauer, ni celui de Stern ne peuvent et ne doivent être employés isolément, en négligeant les résultats donnés par le procédé de Wassermann.

AUTRES PROCÉDÉS. — Tschernogoubow emploie : 1° l'antigène classique ; 2° il remplace l'émulsion de globules rouges de mouton à 5 p. 100 par une émulsion de globules rouges d'homme à 5p. 100 ; 3° il remplace le sérum hémolytique lapin-mouton par un sérum

---

1. On peut alors, il est vrai, ajouter l'ambocepteur artificiel comme dans le procédé de Marguerite Stern.

SAIN   SYPHILITIQUE

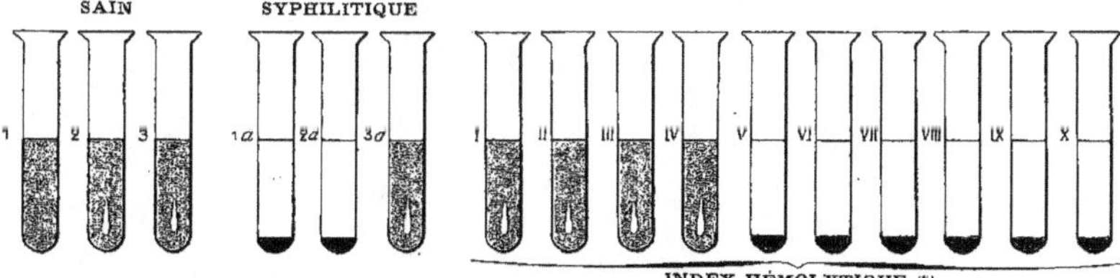

PROCÉDÉ RAPIDE HECHT. — Sérum frais (non chauffé).

	Sérum.	Antigène.	Eau physiolog.		Globules de mouton à 5 %.	(a)	
1 et 1 a	0,1	0,1	0,2	1 heure étuve	0,1		1 demi-heure
2 et 2 a	0,1	0,2	0,1	à 37°.	0,1		à 37°.
3 et 3 a	0,1		0,3		0,1		

	Sérum.	Antigène.	Eau physiolog.	Globules de mouton à 5 %.
Tube I	0,1		1,0	0,1
— II	0,1		0,9	0,2
— III	0,1		0,8	0,3
— IV	0,1		0,7	0,4
— V	0,1		0,6	0,5
— VI	0,1		0,5	0,6
— VII	0,1		0,4	0,7
— VIII	0,1		0,3	0,8
— IX	0,1		0,2	0,9
— X	0,1		0,1	1,0

Syphilit.	Sain.
0	H
0	H
H	H

(a) On ajoute 0,1 ou 0,2 suivant l'index hémolytique plus ou moins élevé.

hémolytique lapin-homme ; 4° il utilise le sérum humain non chauffé et par conséquent le complément naturel humain.

Noguchi emploie également du sérum hémolytique anti-humain, mais se sert au contraire de sérum de cobaye. L'antigène d'organe normal (foie, cœur, rate, voir *considérations théoriques*, est un extrait alcoolique repris par l'acétone que l'on étale sur du papier filtre. De même le sérum hémolytique est fixé sur du papier filtre. Une très petite quantité de sérum humain est suffisante. On verse une goutte de ce sérum dans un tube, on ajoute un papier antigène, puis $0^{cc},1$ de complément à 40° et un centimètre cube de globules humains à 1/100. Au bout d'un séjour d'une heure et demie à l'étuve, on ajoute le papier ambocepteur. L'hémolyse ne se produit pas ou se produit suivant qu'il y a ou non syphilis.

CONSIDÉRATIONS THÉORIQUES

Les expériences de Bordet et Gengou, les notions générales relatives aux anticorps ont été le point de départ des recherches de Wassermann et de la découverte du séro-diagnostic de la syphilis, et on ne peut comprendre la méthode de Wassermann sans connaître les faits et les théories sur lesquelles s'est appuyé son auteur.

Mais il est démontré aujourd'hui que s'il y a bien fixation du complément quand on met en présence un extrait de foie hérédo-syphilitique et un sérum syphilitique, cette fixation est due *peut-être dans une certaine mesure*, à la présence de substances spécifiques provenant du spirochète et d'anticorps contenus dans le sérum humain (Citron, Plaut, etc.), mais certainement, et principalement, sinon d'une manière exclusive, à des substances non spécifiques, qu'on peut rencontrer dans des organes d'individus ou d'animaux non syphilitiques, et de certaines substances contenues dans le sérum de syphilitiques et qui ne peuvent être considérées comme des anticorps.

La preuve de cette théorie a été fournie par les auteurs qui ont démontré que l'on peut remplacer l'extrait de foie hérédo-syphilitique par des extraits de foie sain, humain ou non (Levaditi, Marie, Yamanouchi) humain.

L'extrait de foie peut être remplacé lui-même par des extraits d'autres organes, en particulier de cœur, cœur humain, cœur de bœuf, cœur de cobaye. On a même été plus loin et on a obtenu la réaction de Wassermann (d'une manière moins constante que dans le procédé de Wassermann) au moyen de sels biliaires (oléate, glycocholate, taurocholate de soude), de lécithine (Porgès et Meier). Et on admet aujourd'hui que la réaction de Wassermann est due à la mise en contact de substances lipoïdiques normales et, peut-être, d'autres substances albumino-lipoïdes, développées dans l'organisme syphilitique.

Au point de vue pratique, il convient de rejeter tous les procédés dans lesquels on remplace l'antigène indiqué par Wassermann par un autre « antigène », car on introduit dans la méthode des chances d'erreur qu'il est nécessaire d'éviter. Au point de vue théorique, on doit reconnaître que les bases de la réaction de Wassermann ne sont plus celles qui ont été admises à l'origine. Mais ce qui importe au praticien c'est, avant tout, de connaître la signification pratique de la réaction et ses applications, quel que soit le mécanisme intime de celle-ci. Quelle est la valeur de la réaction de Wassermann pour le diagnostic de la syphilis ? Quelle importance a-t-elle au point de vue du traitement ? A ces questions nous essaierons de répondre dans le second chapitre de cette étude [1].

1. Sur ces questions, voir *Les nouvelles règles du traitement de la syphilis*, p. 285.

II

LA RÉACTION DE HECHT-WEINBERG

DANS LES AFFECTIONS SYPHILITIQUES ET LES AFFECTIONS OCULAIRES

LA DISSOCIATION DU SÉRO-DIAGNOSTIC DE LA SYPHILIS[1]

De nombreuses modifications ont été proposées par divers auteurs à la méthode de Wassermann, depuis la découverte du séro-diagnostic de la syphilis. L'intérêt du plus grand nombre est purement théorique ; je fais allusion en particulier à celles qui reposent sur l'usage d'un « antigène » non spécifique, depuis l'extrait de cœur ou de foie non syphilitique jusqu'aux sels biliaires. Quelques auteurs ont essayé de simplifier la méthode originale : leurs procédés exigent parfois moins de temps que celle-ci, ou dispensent de l'emploi de milieux, tels que le sérum hémolytique du lapin dont la préparation est assez compliquée. Mais la technique réclame toujours la très grande attention et une expérience consommée des hommes qui l'appliquent. D'autre part, et c'est une objection fondamentale, les résultats sont moins certains que ceux de la méthode de Wassermann, restée, avec des modifications insignifiantes, aujourd'hui ce qu'elle était à l'origine.

Or, il est établi que le séro-diagnostic — suivant la méthode de Wassermann — réserve faite pour des cas de paludisme, de lèpre, de scarlatine et de certaines affections tropicales (frambœsia) — révèle, quand les résultats sont positifs, l'existence de la syphilis. Mais il est non moins certain que la réaction de Wassermann peut

[1] En collaboration avec M. Rubinstein, *Société de Médecine de Paris*, 1912.

manquer dans des cas de syphilis certaine. Qu'elle soit absente au moment où apparaît le chancre induré — quoique l'infection soit générale dès son début — il n'y a là rien qui puisse nous surprendre. Qu'elle puisse disparaître à la suite d'un traitement par le salvarsan ou le mercure, pour reparaître ensuite, dans un certain nombre de cas, rien de surprenant non plus. Mais la réaction de Wassermann manque dans certains cas de syphilis maligne (Hecht). Elle manque surtout dans des cas de syphilis limitée, tertiaire ou héréditaire, cutanée ou profonde. *Ces cas de syphilis peuvent être, par leur localisation, des cas de syphilis grave, les lésions atteignant les centres nerveux, l'œil, ou une région importante d'un viscère.* Quoique la réaction de Wassermann soit normalement positive chez les malades atteints d'anévrysmes, on peut imaginer, en se fondant sur les faits connus, que tel ou tel syphilitique atteint d'un anévrysme aura une réaction négative. Et il peut en être de même dans certaines affections médullaires. Plus les médecins auront dans le séro-diagnostic de la syphilis la confiance qu'il mérite, et en comprendront la portée pratique, qui est immense, plus ils seront exposés à des erreurs, plus nombreux seront les cas dans lesquels on concluera, de la négativité du séro-diagnostic, à l'inutilité d'un traitement antisyphilitique, alors qu'il s'agissait bel et bien de syphilis. Et dans les cas même où le médecin n'affirmera pas, du fait de cette négativité, l'absence de la syphilis, l'action thérapeutique sera gênée par l'incertitude initiale, par l'ignorance de l'étiologie certaine de l'affection que l'on veut guérir. Or toute lésion syphilitique du système nerveux, du cœur, de l'œil, peut être rebelle, curable seulement par les agents antisyphilitiques *à doses élevées*, par le traitement mercuriel intensif, ou le salvarsan à doses progressives.

On comprend quelle importance aurait une méthode de séro-diagnostic permettant de reconnaître la syphilis dans des cas où la méthode de Wassermann ne donne pas de résultats positifs, c'est-à-dire ceux-là même dont le diagnostic clinique est le plus difficile. D'après notre expérience, la réaction de Hecht, avec les modifications qu'y a apportées Weinberg, est positive 10 fois au moins sur cent malades soupçonnés de syphilis, mais chez lesquels la réaction de Wassermann est négative.

I. — LA MÉTHODE

Le procédé de Hecht, appliqué sous sa forme originale au sérodiagnostic de la syphilis, peut donner lieu à des erreurs multiples. Il représente en effet une simplication de la méthode de Wassermann, dans laquelle un des éléments nécessaires, parfois les deux, peuvent manquer ou se trouver en quantité insuffisante.

On sait que, dans le procédé de Wassermann, on met en présence : *a*) un antigène (extrait de foie hérédo-syphilitique) ; *b*) le sérum du malade dans lequel on recherche la présence ou l'absence de produits, d' « anticorps », d'origine syphilitique ; ce sérum a été chauffé à 56°.; *c*) un sérum de cobaye, ayant un pouvoir *complémentaire*. S'il existe des anticorps syphilitiques, il y aura fixation de l'antigène, du complément, des « anticorps » et le mélange n'aura aucune action hémolytique sur un mélange comprenant : *d*) un sérum hémolytique de lapin, chauffé à 56°, c'est-à-dire privé de la substance complémentaire qui se détruit à cette température l'action hémolytique du sérum est suspendue par suite : *e*) des globules rouges de mouton.

S'il n'y a pas d'anticorps syphilitiques, le complément fourni par le sérum du cobaye resté libre, *non fixé*, permet au sérum hémolytique de dissoudre les globules rouges du mouton.

Le procédé de Hecht dérive du précédent ; mais on utilise le complément naturel du sérum humain, en ne chauffant pas le sérum du malade que l'on étudie. D'autre part, on utilise aussi le pouvoir hémolytique que le sérum humain possède à l'état normal sur les globules rouges du mouton.

Mais parfois le sérum humain n'a pas de pouvoir complémentaire. La non-apparition de l'hémolyse peut donc être due à une autre cause qu'à la fixation du complément, liée à l'existence de la syphilis. Dans d'autres cas, le sérum humain n'a pas d'action hémolytique sur les globules du mouton par suite de l'absence d'ambocepteur ; l'absence d'hémolyse ne sera pas due non plus à la présence d'anticorps syphilitiques. Dans 5 p. 100 environ des cas étudiés dans mon laboratoire, le sérum humain n'avait pas de pouvoir hémolytique.

Dans quelques cas même, le complément et les hémolysines naturelles sont simultanément absents. On peut alors, comme le fait Levaditi, ajouter l'un ou l'autre *en proportions convenables.*

La modification apportée par Weinberg au procédé original de Hecht se pratique avec des doses de sérum frais de 0ᶜᶜ,1 et des doses croissantes d'antigène (0ᶜᶜ,1 et 0ᶜᶜ,02) *en dilution convenable.* L'existence de la syphilis n'est admise que dans les cas où la fixation du complément peut être contrôlée par une mesure (quantitative) du pouvoir hémolytique du ce sérum. Le dosage se fera en mettant en présence d'une dose constante de sérum (0ᶜᶜ,1) des globules rouges de mouton, à doses croissantes. Au bout d'une heure de séjour à l'étuve, l'index hémolytique peut être déterminé, c'est-à-dire la quantité de globules rouges dissoute par 0ᶜᶜ,1 de sérum frais. Si l'index est élevé et la fixation nette, on conclut à l'existence de la syphilis. Si l'index est peu élevé (1 à 4) et si la fixation a eu lieu, on considérera le cas comme suspect[1]. La fixation du complément dans ce cas pouvant ne pas être spécifique.

Il arrive très souvent, comme nous le verrons, que dans les cas où l'index hémolytique est élevé et la réaction de Hecht-Weinberg positive, la réaction de Wassermann semble négative. Ce fait peut être dû à un excès d'ambocepteur, c'est-à-dire à un excès d'hémolysines du lapin et du sérum humain, en présence d'une quantité trop faible d'anticorps syphilitiques. La trop faible abondance de ceux-ci paraît surtout jouer un rôle, si l'on s'en réfère aux indications données par la clinique.

On ne doit jamais employer le procédé de Hecht sans employer en même temps le procédé de Wassermann. S'il y a concordance, on conclura à la présence ou à l'absence de produits d'origine syphilitique dans le sérum. S'il y a discordance, la détermination

---

1. Nous considérons actuellement que le diagnostic est toujours certain quand l'index étant supérieur à 2, il y a déviation du complément.

de l'index hémolytique permet habituellement de trancher la question.

II. — LES RÉSULTATS

La réaction de Hecht-Weinberg dans les affections syphilitiques. Dissociation du séro-diagnostic de la syphilis. — 1. La réaction de Hecht-Weinberg est *constamment* positive chez les malades dont la réaction de Wassermann est positive, exception faite pour deux cas où il est impossible de la pratiquer : 1° le sérum du malade n'a pas de pouvoir hémolytique ; 2° le sérum du malade n'a pas de pouvoir complémentaire.

Le nombre des examens qui nous permettent de formuler cette règle s'élève à 203.

Une seule fois nous avons constaté, chez un des premiers malades que nous avons étudiés (le sérum étant hémolytique) la positivité de la réaction de Wassermann et la négativité de la réaction de Hecht-Weinberg (voir tableau I, obs. I).

Des examens ultérieurs nous ont appris que l'index hémolytique était élevé : la négativité de la R. H. W. s'explique simplement dans ce cas par une faute de technique et l'addition d'une quantité insuffisante de globules rouges de mouton.

2. Les malades chez lesquels nous avons constaté simultanément la négativité de la réaction de Wassermann et celle de la réaction de Hecht-Weinberg (R. W., H. W. = O) se divisent en plusieurs catégories.

La plupart sont des malades traités, soit pendant plusieurs années, deux, trois, quatre et plus, par le traitement mercuriel, soit depuis plusieurs mois par le salvarsan suivant la technique que j'ai indiquée au début de 1911 et qui a été adoptée déjà par un grand nombre d'auteurs [1]. La très grande majorité des malades

---

1. Injections intra-veineuses à dose normale de 0gr,01 par kilogramme sans dépasser la dose de 0gr,60 en une injection ; à dose initiale plus faible (0gr,005 et *au-dessous*) quand il existe des lésions du système nerveux, du cœur, des vaisseaux ou du rein, 3 injections sont faites en quinze jours (j'avais indiqué à l'origine dix et quinze jours d'intervalle). Au bout de deux mois, examen du sang.

Pour éviter les réactions méningées, j'ai modifié depuis quelque temps cette

soignés au moment de la période primaire rentrent dans cette catégorie.

Donc le traitement mercuriel, quand il est bien fait (je n'insiste pas ici sur ce côté de la question), peut amener la disparition de la réaction de Hecht-Weinberg en même temps qu'il supprime la réaction de Wassermann ; de même, et plus rapidement, le traitement par le salvarsan (à doses normales ($0^{gr},01$ par kilogramme), employées d'emblée ou atteintes progressivement).

Chez d'autres malades, la syphilis paraissait cliniquement improbable. Ainsi chez une jeune femme atteinte de maladie d'Addison avec accidents d'emphysème pulmonaire, chez des malades atteints de psoriasis, de lichen plan, de sycosis. Nous avons constaté la R. W., H. W. = O chez une jeune femme dont le mari était mort de paralysie générale, chez un malade atteint d'une tumeur du testicule de diagnostic clinique impossible, chez une jeune fille atteinte de paraplégie très légère avec exagération des réflexes rotuliens.

Mais de même qu'une réaction de Wassermann négative ne permet pas d'exclure la syphilis ou de conclure qu'elle est guérie, de même une réaction de Hecht-Weinberg simultanément négative ne permet pas non plus d'éliminer cette infection. La preuve incontestable en est fournie par des exemples tels que les suivants :

Un malade atteint de tabes, à forme extensive, grave, modifié graduellement par le traitement mercuriel intensif, présente une R. W., H. W : = O en juin 1911. En octobre, il présente un phénomène nouveau (engourdissement très prononcé dans la zone cubitale de l'avant-bras gauche). R. W., H. W. = O. Cet engourdissement cède à 3 injections de salvarsan. Chez un autre de mes malades, quelques plaques muqueuses apparurent dans la bouche deux ou trois mois après un traitement régulier par le salvarsan, commencé, il est vrai seulement au moment de la roséole. R. W., H. W. = O. Le cas le plus remarquable peut-être est celui d'un malade atteint simultanément de syphilides

---

technique — la première injection est dédoublée — sauf au début de la période primaire — j'injecte maintenant $0^{gr},20$ — $0^{gr},40$ — $0^{gr},60$. (V. Leredde et Kuenemann. *Soc. de Dermat.*, 1er février 1912.)

anciennes hyperkératosiques palmaires et plantaires, qui guérit par 3 injections de salvarsan à 0 gr. 60. La R. W., H. W. était négative.

Chez deux malades atteints de syphilis nerveuse, j'ai vu la R. H. W. devenir positive, après avoir été négative en même temps que la réaction de Wassermann. A ce moment, apparaissaient de nouveaux symptômes de syphilis au niveau du système nerveux. (Voir tableau I, obs. 9 et 16.)

Enfin, chez une malade, la R. W., H. W. fut négative puis ultérieurement positive. Il s'agissait d'une dame dont le mari avait contracté un chancre induré, et qui fut examinée à deux reprises à 3 semaines d'intervalle. Aucune lésion ne fut relevée sur les organes génitaux. Le traitement par le salvarsan fit disparaître la R. W., H. W. d'une manière complète.

*
* *

3. Comme la réaction de Wassermann, la réaction de Hecht-Weinberg s'établit au cours de la période primaire ; comme la réaction de Wassermann, elle disparaît sous l'influence du traitement ; enfin, normalement présente toutes les fois qu'il existe une manifestation syphilitique, elle peut manquer dans des cas où l'infection semble en sommeil, dans des cas aussi où la syphilis se révèle par des lésions limitées.

L'intérêt de ce travail se trouve surtout dans les cas où la réaction de Hecht-Weinberg se trouve positive chez des malades dont la réaction de Wassermann est négative (*R. W., H. W. dissociée*). Nous avons dit que jamais la R. H. W. n'est négative chez des malades dont la R. W. est positive, sauf du fait de l'absence d'ambocepteur ou de complément dans le sérum humain, ou les deux, ou bien quand on ajoute une quantité insuffisante de globules rouges, l'index hémolytique étant élevé.

Classification des faits (voir tableau n° 1). — Les cas dans lesquels la R. W., H. W. est dissociée sont : *a*) des cas dans lesquels la syphilis est en voie de développement, à la période primaire. La réaction de Hecht-Weinberg devient parfois positive avant la réaction de Wassermann elle-même ; elle peut permettre ainsi, lorsque l'examen bactériologique du chancre n'a pas donné de résultats concluants, d'affirmer la syphilis, même lorsque le séro-diagnostic pratiqué suivant la méthode originale est encore négatif.

b) Très souvent, il s'agit de malades traités. Les uns sont sous l'influence d'un traitement, par exemple il s'agit de malades atteints de chancre induré ayant reçu 3 injections de salvarsan à $0^{gr},60$. La réaction de Wassermann est devenue négative, la réaction de Hecht-Weinberg est encore positive. Dans la suite, elle peut disparaître.

c) Il faut rapprocher des cas de syphilis à la période primaire quelques cas où l'existence d'une R. W. H. W. dissociée correspond au développement d'accidents nouveaux, à une « poussée » syphilitique. Par exemple, dans le cas 16, tableau I, il s'agit d'un malade ayant présenté antérieurement une R. W. H., W. négative, chez lequel survint une réaction dissociée en coïncidence avec l'apparition d'une céphalée profonde qui guérit par le salvarsan (le malade avait eu des phénomènes céphalalgiques plusieurs années auparavant, guéris par le calomel). Dans le cas 9, la R. H. W. devint positive chez un malade atteint de tabes, après avoir été négative.

Ces faits permettent déjà de donner à la dissociation de la R. W., H. W, une double signification. Tantôt elle indique une atténuation de la syphilis, tantôt au contraire un réveil d'une syphilis latente. L'histoire clinique et thérapeutique permet de conclure dans un sens ou un autre. S'agit-il d'un syphilitique qui vient d'être traité, on conclura à une atténuation. S'agit-il d'un syphilitique qui n'a pas été traité depuis longtemps, et qui présente des symptômes nouveaux, même légers, on craindra le réveil de la maladie et on agira en conséquence.

Chez quelques malades, il faudra faire de nouveaux examens pour permettre une conclusion. La persistance de la dissociation, ou la disparition de la R. H. W. ou la réapparition de la R. W.

donnent au médecin des renseignements précieux sur l'évolution de l'infection syphilitique.

d. Dans quelques cas, l'existence d'une réaction de Hecht-Weinberg positive, malgré l'absence de la réaction de Wassermann, prend au point de vue du diagnostic étiologique une grande valeur et a des conséquences immédiates au point de vue thérapeutique. Permet-elle, lorsqu'elle est exécutée suivant la technique nécessaire, d'affirmer l'existence de la syphilis avec autant de certitude qu'une réaction de Wassermann (faite aussi, ce qu'il faut toujours ajouter, en suivant une technique minutieuse) ? Des recherches de contrôle permettent de résoudre ce problème. On doit cependant, quand il s'agit d'affections dont les rapports étiologiques avec la syphilis sont possibles, sans être nécessaires, conclure, d'ores et déjà, de l'existence d'une R. H. W. positive, à l'existence de la syphilis.

C'est ce que nous avons fait chez une de nos malades (obs. 3, tableau III) atteinte d'une pelade des sourcils et des cils, chez une autre malade, atteinte d'une vitiligo à évolution aiguë. Dans ce dernier cas, l'existence d'une syphilis héréditaire était probable (voir obs. 2, tableau III). Un des deux malades à propos desquels nous avons gardé quelques doutes était un homme vigoureux, atteint d'une alopécie diffuse généralisée, sans aires peladiques, sans altérations de la santé générale, de cause absolument inconnue. Cet homme affirmait ne pas avoir eu la syphilis. S'agissait-il d'une syphilis ignorée et latente, ou bien la réaction était-elle positive en l'absence de syphilis ? Il aurait été intéressant de constater l'effet d'un traitement antisyphilitique sur l'alopécie et l'état du milieu sanguin. Le malade, habitant la province, n'a pas été revu. Nous supposons qu'il était syphilitique sans le savoir.

Dans un second cas, il s'agissait d'un malade atteint peut-être de syphilis (aucun accident actuel, accident initial douteux) ayant eu des accès anciens de paludisme. La réaction de Wassermann est parfois positive chez les paludéens, après les accès. Celle de Hecht-Weinberg l'est peut-être aussi, et peut-être plus souvent que la réaction de Wassermann ? Le problème se pose, nous ne pouvons le résoudre.

Un malade, présentant une dissociation de la réaction de Wassermann était atteint de paraplégie spasmodique à type d'Erb., les commémoratifs n'établissaient pas l'existence d'une syphilis originelle. Le séro-diagnostic permit de conclure à l'origine syphilitique des lésions spinales et de le traiter.

Enfin, j'ai observé la dissociation de la réaction chez une femme dont le mari était paralytique général (R. W. H. W = +) et qui n'avait jamais présenté elle-même aucun signe de syphilis.

*
* *

LA RÉACTION DE HECHT-WEINBERG DANS LES AFFECTIONS OCULAIRES. — Donc, on peut conclure de l'existence de la réaction de Hecht-Weinberg à celle de la syphilis, dans des cas nombreux où la méthode de Wassermann donne un résultat négatif. Ce moyen de diagnostic prend une valeur singulière au moment même où tous les médecins commencent à comprendre que le domaine entier de la syphilis n'est pas exploré, que celui de la syphilis nerveuse n'est pas entièrement connu, que celui de la syphilis viscérale a été très incomplètement étudié.

A l'appui de cette opinion sur l'intérêt de la réaction de Hecht-Weinberg, je puis donner dès maintenant un exemple remarquable.

Un grand nombre d'affections oculaires sont dues à la syphilis. Malgré les travaux des ophtalmologistes les plus éminents, l'examen direct ne permet pas toujours de remonter à la cause. Or il importe de reconnaître la nature syphilitique d'une iritis, d'une choroïdite, d'une lésion rétinienne à son début, quand l'affection est entièrement curable ; il importe même de la reconnaître plus tard, le traitement antisyphilitique pouvant amener une régression partielle ou l'arrêt du processus.

Les ophtalmologistes ne peuvent être satisfaits lorsqu'ils ont établi le diagnostic anatomo-clinique d'une affection oculaire.

Un diagnostic anatomo-clinique est un diagnostic incomplet. Un diagnostic n'est complet que dans les cas où la cause d'une lésion, son étiologie, sa pathogénie, son mécanisme, sont déterminés. Ceci, qu'il s'agisse d'une affection hépatique rénale, osseuse, aussi bien que d'une affection de l'œil.

En ophtalmologie, comme en neurologie, l'étude anatomo-clinique, sans cesse plus minutieuse et plus précise, a peut-être éloigné quelques esprits de l'étude étiologique. Et si dans les livres de neurologie, le chapitre syphilis nerveuse, cérébro-spinale, méningée, qui devrait être le plus important de tous, est presque toujours insuffisant, le chapitre syphilis oculaire n'existe pas dans un grand nombre de livres d'ophtalmologie.

Le sérodiagnostic complète, pour l'ophtalmologiste, les renseignements insuffisants que donne l'examen direct, il conduit à un diagnostic étiologique, alors que l'examen physique ne détermine pas la cause. Malheureusement, la réaction de Wasserman, *qui n'est pas recherchée dans tous les cas où elle devrait l'être*, reste TRÈS SOUVENT négative dans les affections syphilitiques de l'œil. Si le médecin ne se rappelle pas en toute occasion la signification exacte qu'il faut attribuer à une réaction négative, il conclura même à l'absence de la syphilis dans les cas où la conclusion devrait être purement et simplement : *syphilis possible, mais non démontrée par le sérodiagnostic*.

A cette négativité fréquente du sérodiagnostic, pratiquée suivant la méthode de Wassermann, dans les affections oculaires, rien de surprenant. De nombreux exemples démontrent, et j'ai rappelé plus haut, que la réaction de Wassermann est souvent absente dans les formes de syphilis tertiaire limitée, traitée ou non.

Les recherches faites à mon laboratoire démontrent que *très souvent* la réaction de Hecht-Weinberg est positive chez des malades ayant une réaction de Wassermann négative, au cours des affections de l'œil.

Sur 28 malades examinées, 11 ont une R. W. H. W. positive, 10 une R. W. = 0 et une R. H. W = +, 7 un sérodiagnostic négatif par les deux méthodes.

Ces recherches doivent être poursuivies ; s'il est démontré par des travaux de contrôle et des recherches nouvelles que la création de Hecht-Weinberg est deux fois plus fréquente que la réaction de Wassermann dans les affections de l'œil de nature syphilitique, les conséquences pratiques de ce fait, en ophtalmologie, seront inappréciables et conduiront les médecins à des résultats thérapeutiques qu'ils n'auraient pu atteindre sans le contrôle initial fourni par le laboratoire.

*
* *

LA RÉACTION DE HECHT-WEINBERG AU POINT DE VUE THÉRAPEUTIQUE. — J'ai étudié dans les pages qui précèdent, d'une part, la valeur de la réaction de Hecht-Weinberg au point de vue du diagnostic de la syphilis ; de l'autre, sa valeur au point de vue de l'état infectieux, les déductions qu'elle permet de dégager au point de vue du pronostic. Tantôt elle permet de conclure à une atténuation et tantôt au développement de l'infection, de lésions et de manifestations nouvelles.

Je ne veux pas m'étendre dans ce travail sur les indications qu'elle donne au médecin au point de vue thérapeutique.

Comme la réaction de Wassermann, la R. H. W. est le signe d'une syphilis en activité. Quand elle existe : 1° un traitement est nécessaire ; 2° ce traitement, qu'il soit fait par le mercure ou le salvarsan, doit être poursuivi avec l'énergie et la patience nécessaires pour faire disparaître la réaction ; 3° on doit s'assurer, en réitérant les examens à plusieurs mois d'intervalle, que la réaction ne reparaît pas.

III. — CONCLUSIONS

La réaction de Hecht-Weinberg, pratiquée avec les précautions indiquées dans ce travail coexiste constamment avec la réaction de Wassermann. Dans 10 cas sur cent au moins, elle est positive quand celle-ci est négative ; elle constitue un symptôme majeur de syphilis.

La dissociation du séro-diagnostic de la syphilis (R. W. = O. R. H. W. = +) est un symptôme d'une infection légère. Mais cette infection peut être en voie de diminution (atténuation) ou d'augmentation (réveil d'une syphilis latente). L'histoire du malade, les symptômes constatés au moment où le séro-diagnostic est fait, permettent de porter un jugement sur ce point.

Cette dissociation peut du reste exister dans des cas d'infection atténuée *avec localisation grave* (moelle épinière, appareil oculaire. Dans les affections des yeux, elle prend une importance FONDAMEN-TALE : 1° parce que la syphilis est souvent ignorée (femmes surtout) ; 3° parce qu'aucun accident antérieur ou associé de syphilis n'existe dans un grand nombre de cas ; 3° parce que la réaction de Wassermann est souvent négative ; 4° parce que les caractères des lésions oculaires ne permettent que rarement d'affirmer la syphilis ; 5° parce que les résultats du traitement, *quand il n'est pas précoce*, sont souvent incertains.

Il est possible que, dans certaines affections viscérales, du rein, du cœur, etc., des faits semblables soient relevés.

Symptôme de l'infection syphilitique comme la réaction de Wassermann, la réaction de Hecht-Weinberg isolée impose à tout médecin, au neurologiste, au chirurgien, à l'ophtalmologiste la nécessité d'un traitement antisyphilitique, par le mercure ou le salvarsan, mais à doses suffisantes, et avec la continuité suffisante pour amener la suppression *définitive* de la réaction.

Tableau I. — Cas dans lesquels la réaction a été étudiée simultanément par les méthodes de Wassermann et de Hecht-Weinberg et où il y a eu discordance dans les résultats (séro-diagnostic dissocié).

MALADES TRAITÉS

NOMS	DATE de l'examen.	DIAGNOSTIC	DURÉE de la syphilis.	ACCIDENTS récents.	TRAITEMENTS faits.	Wassermann.	Hecht-Weinberg.	Index hémol. (Sérum frais.)	OBSERVATIONS
1. M. U.	23 3/11 3 5/11 16 10/11	S. ulcéreuse grave du nez et de la verge en 1909 et 1910. Syp. pulmonaire probable.	?	Pas d'accidents actuels.	Guérison des accidents par le calomel à 0,10 par semaine en 1909-1910	++ 0 0	0 0 +	? 12 10	Ce cas est le seul où il y eit eu RW=+ et R HW=0. Le résultat du 23 mars 1911 est dû à ce qu'on a ajouté seulement 1/10 de globules rouges dans un cas où l'index hémolytique est élevé. Infection syphilitique récidivante et rebelle.
2. M. D.	15 5/11	Cécité.	?	0	Malade traité par le mercure « avec énergie ». mais doses et périodes de traitement non connues.	0	+	2	Syphilis atténuée incomplètement.
3. M. L.	25 5/11		5 ans		Traitement régulier (Hg. 2 gr. les 2 premières années, 1 gr. les 2 suivantes), en injections.	0	+	6	
4. M. N.	3 6/11	Cataracte.	?		3 inj. de salvarsan à 0,30, 0,45, 0,60 en janvier 1911.	0	+	5	
5. M. G.	13 6/11	S. commune. Quelques manifestations buccales au début.	5 ans	0	Traitement pendant 4 ans par l'huile grise (doses indéterminées).	0	+	5	
6. M. L.	22 6/11 24 11/11	S. commune. Chancre, roséole Pl. muqueuses au début.	10 ans	0	Trait. irrégulier et prolongé. Quelques injections. Pilules, iodure tous les ans. 3 inj. de salvarsan à 0,60 en juin-juillet.	0 0	+ +	6 4	Pas de modification de la RWHW malgré 3 inj. de salvarsan.
7. M. S.	22 7/11 5 10/11	S. commune.	11 ans	0	Frictions 3 mois, pilules 5 ans: en 1910, 12 inject. d'huile grise.	0 ++	+ +	4 4	Modification spontanée de la R W H W.
8. M. M.	27 5/11 2 9/11 17 10/11	Syph. commune, chancre, roséole, plaques au début. 1906, hémiplégie	22 ans	Diplopie mai 1911.	A peine soigné au début. Calomel, biiodure et bromure de Hg. en 1906. 3 inj. de salvarsan à 0.30, 0,45, 0,60 en mai-juin 1911.	++ 0 0	+ + 0	2 1 3	Syphilis cérébrale. Guérison apparente par un traitement mercuriel intensif. En mai 1911, diplopie W et W=+. En septembre 1911, réaction dissociée à la suite de 3 inj. de salvarsan (0,30, 0,45, 0,60). Guérison de la diplopie. Dispar. de la R W H W.
9. M. P.	27 1/11 14 6/11 24 11/11	S. commune type banal au début.	5 ans	1910. accidents nerveux (mydriase droite, diplopie, lymph. céph., rachidiennes en janvier 1911, quelques douleurs dans la jambe gauche.	Traité par pilules à l'origine. 1910, bromure Hg. à 0 gr. 02 Hg. par jour. Calomel 3 inj.	0 0 0 (limite)	0 +	? 3 3	Tabes incipiens arrêté par le traitement. En 1911, réactions négatives. En novembre 1911, réaction dissociée indiquant poussée nouvelle, sans phénomènes cliniques du reste.
10. M. S.	28 10/11	Syph. commune.	3 ans	0	Trait. par l'huile grise à doses régulières (?)	(limite)	+	7	Atténuation de la syphilis.
11. M. B.	13 7/11	Syph. commune.	6 ans ou plus	0	Traitements prolongés et énergiques par injections.	0	+	5	Atténuation incomplète de l'infection.
12. M. de B.	7 8/11 25 8/11 6 11/11	Chancre induré.	15 j. au moins		3 inj. d'arsénobenzol à 0,60 en août 1911.	++++ +++ 0	+ + +	1 1 1	Stérilisation incomplète (persistance de la R H W.).

NOMS	DATE de l'examen.	DIAGNOSTIC	DURÉE de la syphilis.	ACCIDENTS récents.	TRAITEMENTS faits.	Wassermann.	Hecht Weinberg.	Index. hémol. (Sérum frais.)	OBSERVATIONS
13. M. B.	31 3/11 17 7/11 6 11/11	Syph. commune à l'origine. Tabes datant d'une quinzaine de mois.	?	Réfl. rot. dispar. Argyll. Incoordination, douleurs, etc.	3 inj. de salvarsan à 0,30, 0,45, 0,60, avril 1911. 3 inj. salvarsan à 0,60, août 1911.	++++ 0	+ +	? 4 6	Tabes. Amélioration graduelle à la suite du traitement. Atténuation simultanée de la syphilis après deux séries d'injections de salvarsan.
14. M. Z.	3 11/11	Syph. commune.	18 ans	0	2 inj. salvarsan en 1911 (0,50, 0,60).	0	+	11	
15. M. L.	7 7/11 20 8/11 21 10/11	Chancres indurés.	15 ans			++ 0 0	+ 0 +	3 3 5	Syphilis traitée par le salvarsan à la période primaire; un mois après le traitement, stérilisation apparente (R W H W = 0), trois mois après persistance de la R H W.
16. M. B.	21 2/11 16 10/11	Syph. commune à l'origine. En 1908, céphalées guéries par le calomel à 0 10.	15 ans	En février 1911 état normal, en octobre retour des accidents céphalalgiques	Trait. régulier à l'origine (inject. huile grise 4 ans).	0 0	0 +	? 4	Cas très important. Apparition de la R H W avec R W = 0 au moment où surviennent des phénomènes d'origine méningée.
17. M. S.	16 10/11	Syph. commune.	24 ans	0	Pilules, frictions.	0	+	5	Atténuation incomplète au bout de 24 ans de traitement !
18. M. d'A.	21 7/11 14 10/11	Chancre induré.		Réc. chancriforme au niveau du chancre guéri.	3 inj. de salvarsan à 0,60 en juillet-août 1911.	++++ 0	+ +	4 4	Stérilisation incomplète de la syphilis. Les infections de salvarsan ont toujours été suivies de poussées de subictère de 25 heures.
19. M. H.	10 10/11	Syph. commune Roscoleplaques au début.	3 ans 1/2	0	Traitement très régulier par injections à doses normales depuis le début.	0	+	3	Atténuation régulière de la syphilis, sous l'influence du traitement (disparition de tout accident. R W = 0; mais R H W = +
20. M. H.	3 10/11	Syph. commune.	10 mois	0	Traitement par inject. mercurielles; 2 inj. de salvarsan au début de 1911.	0	+	5	
21. M. W.	14 9/11 3 11/11	Chancre induré.	juin 1911			0 0	+ 0	8 8	3 inj. de salvarsan à 0,60 faites en Allemagne au mois d'avril dès que la R W est devenue positive (4 août). Atténuation de la syphilis R H W positive puis négative deux mois et demi après le traitement.
22. M. P.	10 8/11 21 8/11 2 8/11 5 9/11 22 9/11	Chancre induré.	15 ans		3 inj. salvarsan à 0,60, les 10, 16 et 20 août 1911.	++ ++ ++ 0 0	+ + + 0	2 3 2 2 3	Cas fondamental dans lequel l'examen du sang a été fait à plusieurs reprises. Au début R W H W = +. Après le traitement, R W atténuée mais R H W = + puis R W = 0, R H W = + enfin R W H W = 0. Aucun accident secondaire, bien entendu.
23. M. C.	14 8/11	Syph. commune.	3 ans		Trait. régulier par l'huile grise (Leredde).	0	+	3	Atténuation régulière sous l'influence du traitement.
24. M. A.	28 6/11 1 8/11 16 9/11	Syph. douteuse.	20 ans ?	Ictère d'origine gastro-intestinale ou spécifique.	Trait. très insuffisant à l'origine 3 inj. de salvarsan à 0,40, 0,50, 0,60 en juillet 1911.	0 0 0	+ 0 0	4 4 4	Dans ce cas la R W H devient négative sous l'influence du traitement. Amélioration très nette de l'ictère et de l'état général, insuffisante néanmoins pour démontrer l'étiologie spécifique de l'ictère.
25. M. F.	18 8/11 31 8/11 3 10/11	Chancre induré.	15 j. ?		3 inj. de salvarsan à 0,60 du 17 au 30 août.	0 0 0	+ + 0	4 4 ?	R H W = + au cours de la période primaire. Disparition cinq semaines après la fin du traitement par le salvarsan.
26. Mme M.	14 8/11	Syph. commune.	10 ans ?	Céphalées.	2 mois de traitement au début.	0	+	1	A rapprocher du cas 16.
27. M. U. M.	10 8/11	Syph. commune.	4 ans	0	Huile grise depuis le début, sans grande régularité.	0	+	3	
28. M. N.	13 3/11	Syph. commune.	4 ans	0	Traitement semblant régulier.	0	+	?	Atténuation incomplète.
29. M. N.	21 10/11	Syph. commune.	8 ans	0	Traité par les inj. solubles de Hg et des frictions.	0	+	10	Syphilis non complètement atténuée.
30. M. H. M.	20 11/11	Méningo-myélite spasmodique à type d'Erb.	10 ans ?		0	0	+	4	
31. M. V.		V. Tableau n° 2 cas 1.							
32. Mme L.		V. Tableau 3 n° 1							
33. Mme L.		— n° 2							
34. Mlle R.		— n° 3							
35. M. L.		— n° 4							

TABLEAU II. — **Chancres indurés avec R W = 0 et R H W = +.**

NOMS	DATE de l'examen.	DIAGNOSTIC	DATE du chancre.	TRAITEMENTS faits.	Wassermann.	Hecht Weinberg.	Index hémolytique.	OBSERVATIONS
1. M. V...	9 6/11	Chancre induré.	20 j.	Aucun traitement.	0	+	6	D'après ce cas et le n° 2, la réaction de Hecht-Weinberg peut apparaître à la période primaire avant la réaction de Wassermann.
2. M. F...	18 8/11 31 8/11 3 10/11	»	15 j.	Aucun traitement.	0 0 0	+ + 0	4 4 7	
3. M. L...	7 7/11 29 8/11 21 10/11	»	15 j.	3 inj. de salvarsan à 0.60 en juillet 1911.	+ + 0 0	+ 0 +	3 3 5	V. tableau des cas traités (n° 15). L'infection syphilitique reparaît malgré un traitement régulier par l'arsénobenzol sous forme de réaction de Hecht-Weinberg. Un second traitement a dû être fait.
4. M. de B...	7 8/11 29 8/11 6 11/11	»	5 semaines	3 inj. de salvarsan à 0.60 en août 1911.	+ + + + + + + 0	+ + +	1 1 1	Cas comparable au précédent.
5. M. P...	10 8/11 21 8/11 2 9/11 5 9/11 22 9/11	»	?	3 inj. de salvarsan à 0,60 en août 1911.	+ + + + + + + + 0 0	+ + + + 0	2 3 9 2 3	Ce cas montre l'évolution de la R W et de la R H W sous l'influence du traitement. Décroissance graduelle de la R W. Le 4 9/11, la R H W est seule encore positive. Le 22 9/11, réaction négative.
6. M. d'A...	21 7/11 14 10/11	»	?	3 inj. de salvarsan à 0.60 en juillet-août 1911.	+ + + + 0	+ +	4 4	Cas comparable aux cas 3 et 4.
7. M. W...	14 9/11 3 11/11	»	1 mois.	3 inj. de salvarsan en août 1911.	0 0	+ 0	8 8	La R H W, positive en septembre immédiatement après le traitement, est devenue négative en novembre. Cas comparable au n° 5.

TABLEAU III. — **Malades non traités présentant une R W = 0 et une R H W = +.**

Noms	Date de l'examen.	Diagnostic	Date de la syphilis.	Accidents actuels.	Wassermann.	Hecht Weinberg.	Index hémolytique.	Observations
1. Mme L. . .	31 11/11	Syphilis?	?	0	0	+	4	Mari atteint de paralysie générale avec R H W + + + + et R H W +.
2. Mme L. . .	25 5/11	Vitiligo à début brusque.	?	Vitiligo à début brusque. Père aveugle. La malade a présenté des troubles oculaires pour lesquels on a pensé à la syphilis.	0	+	2	Cas d'un intérêt considérable. Syphilis héréditaire possible. L'infection est démontrée par l'existence de la R H W.
3. Mlle R. . .	14 11/11	Pelade d'étiologie inconnue. Aucun antécédent de syphilis personnel.	?	Pelade des sourcils et des cils.	0	+	3	Pelade d'origine syphilitique chez une jeune fille dont la R W est négative.
4. M. L.. . .	19 10/11	Syphilis?	15 ans ?	0	0	+	5	Le malade a été paludéen (fièvres italiennes il y a 6 ans avec splénomégalie). Cas à réserver. Une injection de salvarsan à 0 gr. 30 n'a pas provoqué la réapparition de la R W au bout de 10 jours.

TABLEAU IV. — **Cas d'affections oculaires dans lesquelles le sérodiagnostic a été étudié simultanément par le procédé de Wassermann et celui de Hecht-Weinberg.**

NOMS	DATE de l'examen.	DIAGNOSTIC	DATE de la syphilis.	TRAITEMENTS antisyphilitiques faits.	Wassermann.	Hecht-Weinberg.	Index hémolytique.	OBSERVATIONS
A. — Résultats concordants. Cas positifs.								
1. M. A. . .	17 3/11	Scotome central.	?		+ +	+	?	
2. M. A. . .	3 4/11	Paralysie oculo-motrice. Suppr. des réflexes rotuliens.	?		+ +	+	2	
3. M. D. . .	14 4/11		?		+ + + +	+	2	
4. Mme V. .	8 5/11		?		+ + +	rien	0	
5. M. P. . .	16 5/11	Cécité par neuro-rétinite.	?		+ + +	+	10	
6. Mme D. .	17 5/11	Irido-choroïdite double. Mari syphilitique.	?		+ + + +	+	1	
7. Mlle N..	20 5/11	Kératite interstitielle.	?	0	+ + + +	+	1	Guérison par le salvarsan.
8. Mme B..	10 6/11		?		+ + +	+	4	
9. M. C. . .	5 9/11	Choroïdite.	?		+	rien	0	
10. M. P. . .	24 11/11		?		+	+	3	
11. M. P. . .	25 11/11	Inégalité pupillaire. Réflexes rotuliens exagérés. Début de P. G. ?	?		+ + + +	+	1	S. héréditaire probable.
Cas négatifs.								
12. Mme S..	20 3/11	Glaucome gauche. Hyalitis droite.	?	Inject. de cyanure de mercure réitérées.	0	0		
13. M. B. . .	13 5/11		?		0	0	1	
14. M. M. . .	17 6/11		?		0	0	3	
15. Mme S..	15 6/11		?		0	0		
16. M. M. . .	23 9/11		?		0	0	6	
17. M. P. . .	21 11/11	Iritis.	?	0	0	0	0	
18. Mme F.. .		Episclérite.	?		0	0	?	
B. — Résultats discordants. Dissociation de la Réaction.								
19. M. D. . .	22 5/11	Cécité.	?	Traitements mercuriels réitérés.	0	+	2	
20. Mlle L..	27 5/11	Iritis.	?	0	0	+	6	
21. M. M. . .	3 6/11	Cataracte congénitale.	?		0	+	5	
22. Mme P..	29 6/11	Choroïdite.	?		0	+	1	
23. Mme B..	18 7/11	Cataracte uni-lat. ponctuée avec dép. d'uvée dans les cristalloïdes consécutive à un processus inflammatoire de la région ciliaire.	?	0	0	+	7	
24. Mme C..	1 8/11	Rétinite pigmentaire	?	Traitement mercuriel à plusieurs reprises.	0	+	5	
25. Mme B..	20 9/11	Affection « oculaire interne ».	?	?	0	+	5	Trois injections de salvarsan à 0,60 en août 1911. Un examen fait le 11 10/11 donne une RW W + (RW + RHW +) Index = 4.
26. M. de L..	7 10/11	Névrite rétro-bulb. double. Syphilis ignorée.	?	?	0	+	5	
27. Mme C..	20 11/11	Rétinite pigmentaire.	?	0	0	+	3	
28. M. L. . .	27 9/11	Kératite interstitielle.	20 ans.	Pilules pendant quelques mois.	0	+	5	

III

SUR LES VARIATIONS MAXIMA
DE LA RÉACTION DE WASSERMANN

DANS LA SYPHILIS ET EN PARTICULIER
DANS LA SYPHILIS SECONDAIRE ET LA SYPHILIS NERVEUSE
(PARALYSIE GÉNÉRALE, TABES, ETC.)[1].

Le seul fait qui intéresse le praticien au point de vue du diagnostic, dans une affection dont l'étiologie est obscure, est l'existence ou l'absence de la séro-réaction, qui peut révéler l'existence de la syphilis. Mais l'étude du sérum, suivant les méthodes de Wassermann, de Hecht-Weinberg, peut servir non seulement, quand elle est positive, à affirmer l'origine syphilitique d'une affection, mais à établir un pronostic. Elle permet surtout de contrôler les résultats du traitement, de ne plus traiter les syphilitiques à l'aveugle, comme on le faisait de toute nécessité autrefois, comme on le fait aujourd'hui par routine.

La séro-réaction peut être forte, moyenne ou faible. *En général*, à partir du début de la période secondaire, une syphilis avec réaction faible sera moins grave qu'une syphilis avec réaction forte, souvent elle sera moins rebelle. Chez les malades traités, l'effet utile du traitement se manifeste par une diminution de la séro-réaction ; l'effet insuffisant par la persistance au degré où elle se trouvait lorsque le traitement a été commencé.

L'étude quantitative de la séro-réaction, et non seulement son étude qualitative, est donc nécessaire : tout examen sérologique

1. En collaboration avec M. Rubinstein. *Soc. franç. de Derm. et de Syph.*, décembre 1912.

bien fait doit mentionner, non seulement la positivité ou la négativité, mais aussi le degré de la réaction.

I

Dès le début, on a cherché à évaluer la séro-réaction d'une manière quantitative. Citron [1] a distingué les gradations suivantes :

```
1/ ++++  1er tube — empêchement complet 2e tube emp. complet.
2/ +++      —              —            —    2e  —    — partiel.
3/ ++       —              —            —    2e  —  hémolyse.
4/ +        —              —      partiel  2e  —    —
5/ +        —              —      douteux 2e  —    —
6/ —        —         hémolyse              2e  —    —
```

Fritz Lesser se contente de quatre degrés :

```
1/ +++
2/ ++
3/ +
4/ —
```

Blaschko accepte de même quatre degrés avec les notations :

```
1/ ++
2/ +
3/ ±
4/ —
```

Ces croix expriment les divers degrés de déviation du complément.

Finkelstein se sert d'un tube de centrifugation gradué rétréci dans sa base, et mesure la longueur du culot de centrifugation.

ÉCHELLES COLORIMÉTRIQUES. — Madsen, Boas, ont proposé une échelle colorimétrique constituée par des solutions d'hémoglobine à 1 p. 100, fournie par l'émulsion de globules rouges de mouton (à 5 p. 100). Boas ne prétend pas que les résultats obtenus par ce procédé soient mathématiquement exacts.

Jeanselme et Vernes (*Paris Médical*, 1912) ont proposé une échelle établie d'une autre façon. La solution mère est préparée par

---

1. Cet auteur pratique la réaction avec deux tubes, dont l'un contient des doses d'antigène et de sérum inférieures de moitié à celles de l'autre.

un mélange de fuchsine acide et d'acide picrique. De cette solution mère on fait différentes dilutions qui constituent l'échelle. Les tubes qui servent à la réaction de Wassermann sont centrifugés à la fin des opérations, et on compare la teinte du liquide qui surnage le culot de centrifugation avec les colorations des huit teintes de l'échelle indiquée.

Mais on ne peut faire de la mesure de l'hémolyse une mesure de précision, en déterminant la quantité d'hémoglobine diffusée, sans tenir compte de certaines objections théoriques qui s'y opposent. En premier lieu, la libération de l'hémoglobine n'est pas proportionnelle à l'intensité de l'hémolyse. D'autre part, la centrifugation à laquelle sont soumis les tubes peut avoir une influence considérable sur le degré de diffusion de l'hémoglobine, et il y a lieu d'en tenir compte quand on prétend donner des mesures de précision.

Au point de vue pratique, la méthode de MM. Jeanselme et Vernes exige des précautions parfois impossibles à prendre. 1° Il faut éviter que le sérum aussi bien du malade que du cobaye soit même légèrement teinté : ce qu'on n'obtient pas toujours, même en prélevant le sang avec un soin extrême ; les sérums qui ont fait le voyage d'une ville à une autre sont souvent teintés et d'autres systèmes de mesure permettent néanmoins de déterminer l'intensité de la séro-réaction. 2° La méthode fait varier la quantité d'hématies à employer ; or la réaction de Wassermann exige déjà le dosage de très nombreuses substances et c'est la compliquer que de faire un travail de détermination exacte des quantités de globules dont l'hémolyse totale donnerait la teinte 8 de l'échelle.

Au point de vue technique, la détermination quantitative peut se faire de deux manières : *a*) en employant des doses fixes de sérum et des doses croissantes d'antigène ; *b*) en employant des doses fixes d'antigène et des doses croissantes de sérum.

Nous suivons, dans notre laboratoire, la première méthode, c'est-à-dire que nous faisons varier les doses d'antigène et non les doses de sérum. La séro-réaction étant pratiquée d'une part suivant la méthode de Wassermann, d'autre part suivant celle de Hecht-Weinberg, qui permet de découvrir des réactions positives que la méthode de Wassermann ne peut mettre en évidence, nous avons adopté l'échelle suivante :

        1/ +++++
        2/ +++
        3/ ++
        4/ +
        5/ RW = 0 RHW (Hecht-Weinberg) = + (séro-réaction dis-
             sociée).
        6/ RW, HW = 0.

La notation +++++ correspond à une fixation de l'alexine produite par une dose faible d'antigène (0^{cc},1) ; +++ à une fixation dans le tube où se trouve 0^{cc},2 d'antigène ; ++ à 0^{cc},3 d'antigène ; + à 0^{cc},4 d'antigène. Cette dernière dose est la plus forte et représente la moitié de la dose d'antigène qui par elle-même commence à consommer l'alexine.

La réaction est donc pratiquée avec quatre doses d'antigène 0^{cc},1, 0^{cc},2, 0^{cc},3, 0^{cc},4.

La notation quantitative permet d'établir des courbes grâce auxquelles les résultats du traitement sont mis en évidence.

Exemples. — N° 1. — M. A. L. Syphilis commune.

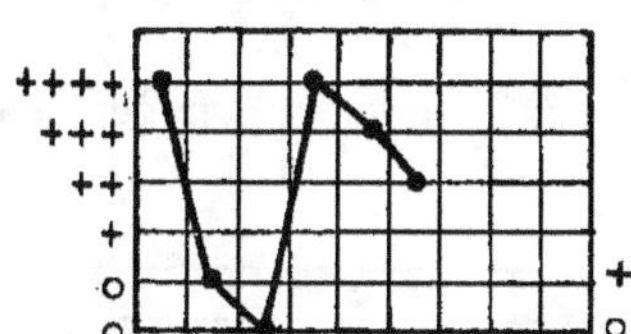

N° 2. — M. Lep. Paralysie générale.

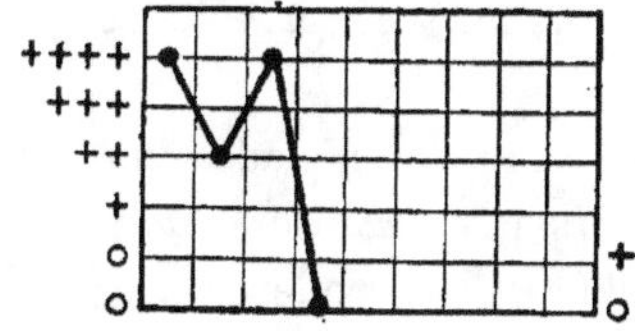

Nº 3. — M. Ber. Tabes.

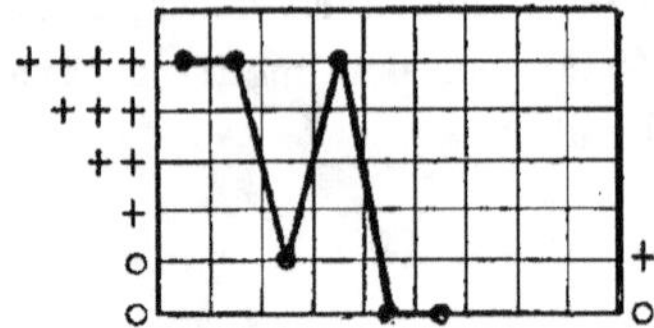

Nº 4. — M. Gal. Syphilis commune.

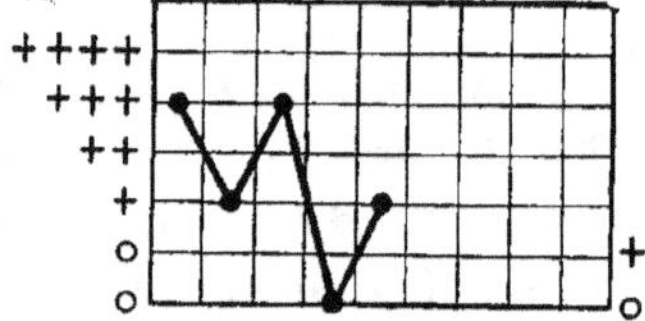

Nº 5. — M. Bou. Syphilis primaire.

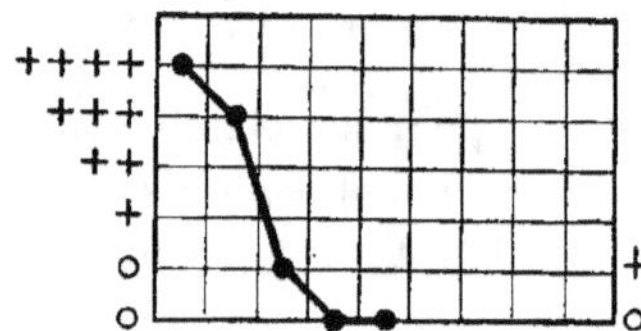

Nº 6. — Mad. Bou. Traitement commencé après la deuxième séro-réaction.

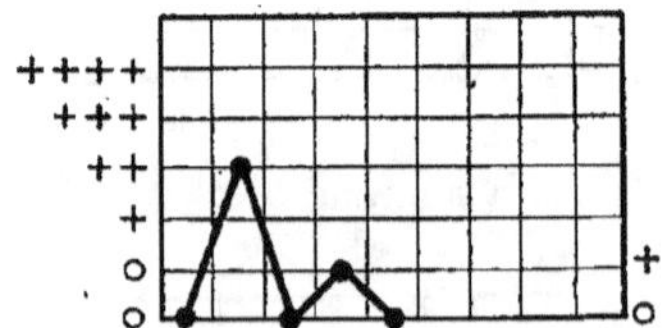

Ces courbes concernent des malades qui ont été traités exclusivement par le salvarsan, *tous à doses normales* ($0^{gr},01$ par kilogramme), sauf au début de la première série (les séries comprenant la première quatre injections, les suivantes trois seulement). L'examen du sang est fait *avant chaque série*, un mois ou deux après la fin de la suivante, et sert à contrôler le résultat, au point de vue sérologique, de la série précédente [1].

Une courbe du type 5, où l'on voit la séro-réaction s'abaisser régulièrement vers la négativité, est d'observation rare. En général, on voit la séro-réaction remonter après s'être abaissée [2]. Il est rare d'autre part d'observer une courbe du type 1 où la séro-réaction atteint $+ + + +$ après être tombée dans un examen à RW $= 0$ RHW $= +$ et un examen suivant à 0.

L'explication de ces irrégularités est des plus simples. La séro-réaction chez les malades traités est une réaction oscillante : après une période où on a constaté, dans deux, trois examens successifs, la réaction maximum ($+ + + +$), on voit la séro-réaction tomber ; elle peut remonter ensuite, le malade étant traité.

Le schéma suivant permet de comprendre les irrégularités *apparentes* qu'on observe chez les malades traités.

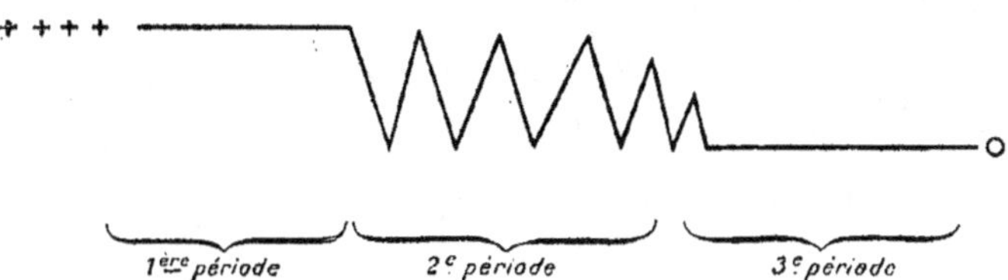

On comprend que des examens faits au cours de la seconde période puissent successivement donner des résultats faibles ou forts.

1. Il est surprenant de constater que de nombreux auteurs n'ont pas réfléchi à la nécessité de pratiquer la séro-réaction longtemps après les séries de traitement, et non pendant celles-ci ou immédiatement après. Les divergences qui existent au sujet des modifications de la séro-réaction sous l'influence des diverses méthodes de traitement sont dues en grande partie à cette cause.

2. Cette opinion qui était exacte au moment où nous faisions les injections de salvarsan ou de néosalvarsan à deux mois d'intervalle, ne l'est plus sous cette forme depuis que nous avons rapproché les séries d'infections. En ne séparant ces séries que par un mois d'intervalle ou trois semaines, il est *assez rare* de voir la réaction remonter.

Est-il exact de dire qu'il existe une première période où la séro-réaction ne soit pas oscillante ? Les faits que nous allons exposer font penser exactement le contraire.

II

SÉRUM SANGUIN

Il existe quelques cas dans lesquels la séro-réaction étant forte, le traitement par le Salvarsan (aux doses normales) ne semble pas agir de série en série, la notation +++++ persiste.

Sur 362 malades atteints de syphilis traités à l'Établissement Dermatologique de Paris, du mois de novembre 1910 au mois de novembre 1912, nous avons observé 26 cas seulement (1 sur 15) dans lesquelles la séro-réaction est restée d'intensité forte (+++++) dans deux examens successifs, faits chacun avant une série de traitements ou davantage. Il s'agit en général de cas de syphilis nerveuse — deux fois de syphilis héréditaire. Ces cas peuvent être classés de la manière suivante :

Syphilis secondaire au début.

Nombre des réactions d'intensité forte (++++).

M. Ann.	3
M. Coeu	2
M. Mars	2

Syphilis ancienne sans phénomènes nerveux.

M. And. Lef.	2
M. Vet.	3
M. Sel	2
M. Mal	2
M. Bas.	2
Mᵐᵉ Car	3
M. Sim.	2
Mᵐᵉ Gar	3

Paralysie générale.

Mᵐᵉ Cor	2
M. Mep.	2
M. Mah.	2
Mᵐᵉ Lem.	2

Tabes.

M. Pas .	2
M. Thi .	2
Mme Dir	3
M. Br.	2
M. Par .	3
M. de B.	2
M. Mor. (tabes fruste).	3
M. Gen .	3

Syphilis héréditaire.

Mlle Dum .	2
Mlle Fl .	2

Syphilis nerveuse latente probable.

M. Aïb .	2

Nous nous sommes demandés s'il s'agissait chez ces malades de *syphilis irréductibles*, au sens employé par MM. Milian et Sicard, ou de syphilis avec séro-réaction très forte à l'origine et dont l'atténuation sous l'influence du traitement n'était pas reconnue, simplement par suite d'une notation insuffisante. Ceci nous a conduit à étudier une méthode quantitative plus rigoureuse que les méthodes habituelles pour mesurer la déviation du complément.

Dans un premier temps, nous déterminons le degré de la séro-réaction suivant ces méthodes, en employant une dose de sérum fixe et en variant les doses d'antigène. La réaction est-elle forte ($+\!+\!+\!+$), nous sommes conduit à doser exactement la quantité de corps spécifiques contenus dans le sérum.

Ceci exige la détermination de la dose minima de sérum qui provoque encore l'empêchement de l'hémolyse. On pourait, comme l'a fait par exemple Oluf Thomsen, employer des doses décroissantes de sérum chauffé : $0^{cc},2$, $0^{cc},1$, $0^{cc},05$, $0^{cc},025$, etc., en présence d'une même quantité d'antigène. Mais il est plus précis de faire des dilutions successives de sérum : 1/5, 1/10, 1/20, 1/30, 1/100 et plus.

Il suffit, de verser dans chaque tube, $0^{cc},1$ de sérum chauffé et de faire les dilutions [1].

1. 10 centimètres cubes de sang permettent largement d'effectuer la réaction de Wassermann et celle de Hecht-Weinberg avec détermination de l'index hémolytique et détermination quantitative complète.

Une quantité égale de sérum dilué [1] (0^{cc},3) est mise ensuite en présence d'une même dose constante d'antigène (0^{cc},25), d'une dilution telle que 0,5 cc. commencent à fixer le complément. Le résultat est indiqué par le chiffre de la dilution.

Chez 16 malades, nous avons obtenu une réaction positive nette avec les dilutions suivantes.

SÉRUM SANGUIN

Syphilis secondaires.

	1er examen.	Dilutions.
M. Bla. . . . . (Roséole).	++++	130
M. Bar. . . . . (Roséole).	++ ++	80
M. Cher . . . . (Roséole).	++++	50
Mme J. Jul.	++++	30
M. Ca . . . . (Fin de la période primaire).	++++	20
Mlle Jea	++++	5 (malade déjà soignée).
Mme Car	++++	0 (malade déjà soignée, S. rebelle).
M. Gr	++ ++	0 (malade déjà soigné).
M. Ren.	++++	0 (malade déjà soigné).

Tabes.

M. Mar. . . . . (Tabes extrèmement grave).	++++	25

Paralysie générale.

Mme Dur. . . . . (P. G. avancée).	++++	40
Mme Riv . . . . (P. G. avancée).	++++	40
M. Anc. . . . . (P. G. au début).	++++	20
Mme Lem . . . . (P. G. traitée).	++++	10

Syphilis ancienne sans phénomènes nerveux cliniques.

M. J. B . . . . (Syphilis nerveuse latente).	++++	10
M. Aib . . . . (Syphilis nerveuse probable).	++ ++	10

1. Il est indispensable en pratiquant la réaction de se servir de plusieurs pipettes, à la rigueur on pourrait ne pas le faire, mais on distribuera les dilutions de sérum dans des tubes en commençant par la plus forte.

Les résultats fournis par cet examen quantitatif peuvent être inscrits sur une échelle annexe ayant la forme suivante :

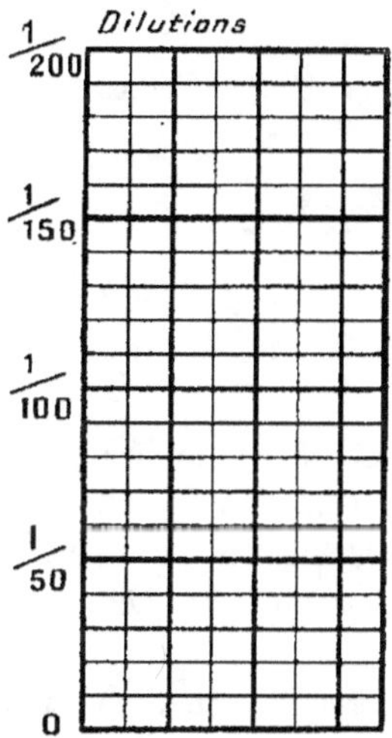

LIQUIDE CÉPHALO-RACHIDIEN

Nous pratiquons ordinairement les réactions en prenant deux doses du liquide : 1 centimètre cube et $0^{cc},5$.

Comme dans les sérums, nous avons cherché quelle est la dose minima du liquide qui contient encore des substances spécifiques décelables par la méthode de déviation du complément.

La conclusion, comme le montre le tableau ci-dessous, est la suivante : Il est inutile de chercher la dilution du liquide retiré par ponction lombaire qui donnerait encore une réaction positive. Il suffit de pratiquer la réaction avec des doses allant de 1 centimètre cube du liquide normal à $0^{cc},025$, la dernière correspondant à 1 centimètre cube à 1/40.

LIQUIDE CÉPHALO-RACHIDIEN[1]

M. Anc. . . . . (P. G. au début).	$0^{cc},05$ du liquide normal.	
M. Mar. . . . . (Tabes grave).	$0^{cc},1$ — —	
Mme Bl. . . . . (Tabes grave).	$0^{cc},05$ — —	
M. Hum . . . . (P. G. ancienne).	$0^{cc},025$ — —	
M. Riv. . . . . (P. G. avancée).	$0^{cc},05$ — —	
M. Dew . . . . (P. G. avancée).	$0^{cc},05$ — —	
Mme Gru . . . . (P. G. avancée).	$0^{cc},95$ — —	

En pratiquant sous cette forme le dosage des substances spécifiques du sérum, il importe que les résultats obtenus avec le même sérum examiné plusieurs fois soient comparables et que la réaction ne dépende que des doses de substances syphilitiques contenues dans le sérum.

Il est nécessaire de titrer l'alexine, et d'éviter, malgré l'exemple de nombreux expérimentateurs, d'employer celle-ci à la dose constante de $0^{cc},1$ (dilué à 5 p. 100). Cette dose est parfois trop faible, parfois trop forte.

Sormani, Oluf Thomsen et d'autres, pour rendre la réaction de déviation du complément quantitative, ont proposé de titrer l'alexine non seulement par rapport à la sensibilisatrice hémolytique (lapin anti-mouton), mais encore par rapport à l'antigène.

Un tel titrage est très utile, car l'antigène consommant une partie de l'alexine, il faut employer une dose de cette dernière un peu plus forte que celle qui est donnée par le titrage par rapport seulement à la sensibilisatrice hémolytique.

III

En résumé, on peut déterminer le degré de la positivité de la réaction de Wassermann en cherchant la dilution maxima du sérum

---

1. Il est intéressant de noter que l'intensité de la séro-réaction est en rapport avec la richesse en albumine.

qui provoque l'empêchement de l'hémolyse, à la condition expresse d'employer une alexine titrée par rapport et à la sensibilisatrice et à l'antigène.

Cette détermination peut offrir un intérêt réel : 1° parce qu'elle permet de constater dans certains cas une infection intense, qui ne se révèle pas cliniquement : à la fin de la période primaire et au début de la période secondaire, cette intensité est souvent extraordinaire.

2° Parce qu'elle permet de constater les effets du traitement dans des cas où ces effets semblent nuls (*syphilis irréductibles* de Milian et Sicard).

3° L'intensité extraordinaire de la séro-réaction dans la paralysie générale serait, s'il en était encore besoin, un nouvel argument pour démontrer que cette maladie est une affection syphilitique vraie (Leredde), et non une affection parasyphilitique comme l'a voulu M. Fournier.

4° L'intensité anormale de la séro-réaction permettra *peut-être*, dans un cas déterminé, en dehors du début de la syphilis, de déceler l'existence d'une syphilis nerveuse ; elle constituera *peut-être*, dans quelques cas, un argument en faveur de l'hypothèse d'une paralysie générale au début [1].

---

1. Depuis que ce travail a été présenté à la Société française de Dermatologie, nous avons eu connaissance d'un travail du Dr Dujardin, présenté en mai 1912 à la Société belge de Dermatologie, dont les conclusions sont à peu près identiques aux nôtres, réserve faite de l'importance des séro-réactions d'intensité anormale dans la syphilis nerveuse. Nous regrettons de ne pas avoir connu ce travail, que nous n'aurions pas manqué de signaler.

VI

ÉTUDE COMPARATIVE

SUR

QUELQUES MÉTHODES DE SÉRO-DIAGNOSTIC

DE LA SYPHILIS

LA MÉTHODE DE HECHT-WEINBERG ET SES APPLICATIONS PRATIQUES [1]

L'étude actuelle fait suite à un travail communiqué à la Société de Médecine de Paris, il y a un an [2] ; elle résume les recherches que nous avons poursuivies depuis le début de 1911 sur la séro-réaction de la syphilis.

Dans le travail auquel nous venons de faire allusion, nous avons étudié en particulier la méthode de Hecht-Weinberg, fondée sur l'emploi du sérum frais avec détermination de l'index hémolytique. Nous avons montré que cette méthode permet, dans un nombre de cas importants, de mettre la syphilis en évidence, la réaction de Wassermann étant négative.

La « dissociation du séro-diagnostic » se rencontre chez les syphilitiques, soit au début de l'infection, soit à la suite d'un traitement qui a atténué cette dernière, soit chez des syphilitiques, traités ou non traités, dont la syphilis est atténuée, mais présente des localisations graves (par exemple au niveau du globe oculaire ou même de l'axe spinal) quelquefois *au début* d'une syphilis grave telle qu'une syphilis cérébrale, parfois dans des cas de syphilis atténuée spontanément. La dissociation du séro-diagnostic offre donc, au

1. En collaboration avec M. Rubinstein. *Soc. de Dermatologie*, 1912.

2. Leredde et Rubinstein. La réaction de Hecht-Weinberg. *Société de Médecine de Paris*, janvier 1912.

point de vue pratique, un intérêt considérable. Ajoutons que si elle ne présente pas, jusqu'à nouvel ordre, la sécurité *absolue* de la réaction de Wassermann (quand celle-ci est recherchée d'une manière correcte), elle n'expose *en pratique* à aucune erreur et oblige, *dans tous les cas*, à soumettre les malades au traitement antisyphilitique.

Il est certain que le chauffage du sérum à 56°, qui a pour but, on le sait, de détruire l'alexine humaine, nuit à la sensibilité de la réaction de Wassermann. Les anticorps peuvent être altérés ou détruits déjà à cette température (Oluf Thomsen, Noguchi, Weinberg, Steinitz, etc.).

D'autre part, la formation par le chauffage des complémentoïdes peut masquer la réaction ; il est vrai que le traitement du sérum inactivé par le sulfate de baryte fraîchement préparé (Wechselmann) a pour résultat d'éliminer les complémentoïdes et de perfectionner ainsi la réaction de Wassermann, en ce sens qu'une réaction négative avec un sérum non traité deviendra positive si le sérum a subi le traitement par le sulfate de baryte.

Même en employant les sérums chauffés, ce qui permet (et c'est un avantage certain) de contrôler toutes les substances qui prennent part à la réaction, il importe de chercher à rendre le procédé de Wassermann plus rationnel, plus sensible, et de le mettre à l'abri de tout excès ou insuffisance de substances qui, en dernière analyse, font la réaction négative ou positive.

A côté de recherches dont le but a été d'étudier les procédés qui permettent de découvrir l'existence de la syphilis, dans des cas où la méthode de Wassermann donne un résultat négatif, nous nous sommes proposé de contrôler la valeur des procédés recommandés par quelques auteurs. Nous nous sommes enfin attaché récemment à l'étude des variations maxima de la réaction de Wassermann, et avons montré l'intérêt qu'il peut y avoir, chez certains malades, à les déterminer par la méthode des dilutions [1].

Le travail actuel se divise en deux parties :

1. Leredde et Rubinstein. Sur les variations maxima de la réaction de Wassermann. *Société française de Dermatologie*, décembre 1912.

A. Étude des modifications apportées aux méthodes de séro-diagnostic reposant sur l'emploi des sérums.

§ 1. — Question de l'antigène cholestériné.

§ 2. — Titrage de l'alexine.

§ 3. — Pouvoir hémolytique des sérums chauffés.

§ 4. — Méthode de Bauer.

§ 5. — Méthode de désensibilisation.

§ 6. — Sur les variations maxima de la réaction de Wassermann.

B. Méthodes de séro-diagnostic reposant sur l'emploi des sérums frais.

§ 1. — Méthode de Marguerite Stern.

§ 2. — Méthode de Hecht-Weinberg. Étude sur les applications de cette méthode.

§ 3. — Méthode de Hallion et Bauer.

§ 4. — Pouvoir hémolytique des sérums humains, non chauffés.

PREMIÈRE PARTIE

MODIFICATIONS APPORTÉES AUX MÉTHODES DE SÉRO-DIAGNOSTIC REPOSANT SUR L'EMPLOI DES SÉRUMS CHAUFFÉS

I

QUESTION DE L'ANTIGÈNE CHOLESTÉRINÉ

L'antigène joue un rôle prépondérant dans la réaction de Wassermann. Des travaux, en nombre considérable, ont été publiés sur sa préparation, sur ses propriétés. Et on a cherché de tout temps à le perfectionner.

Quoique les extraits des organes normaux donnent des réactions spécifiques avec le sérum des syphilitiques, la plupart des expérimentateurs reconnaissent qu'il est préférable d'employer des extraits alcooliques du foie du nouveau-né hérédo-syphilitique.

Citron, Plaut, Bruck pensent même que ces extraits contiennent, outre des substances graisseuses non spécifiques, solubles dans l'alcool, un véritable antigène syphilitique qui intervient dans la réaction de Wassermann. Il s'agirait de deux réactions parallèles : le sérum syphilitique produirait la réaction de déviation du complément, aussi bien grâce à la présence de l'antigène syphilitique qu'en raison de celle de lipoïdes non spécifiques.

Toutefois la différence entre les résultats des réactions pratiquées avec les extraits normaux et ceux des organes syphilitiques reste assez faible ; et le pourcentage des réactions positives obtenues avec le deuxième antigène est seulement un peu supérieur à celui qu'on obtient avec le premier.

On est allé plus loin et on a voulu substituer diverses préparations à la macération d'organes. Porgès, Landsteiner, Levaditi, Jamanouchi et d'autres ont constaté que les extraits des organes peuvent être remplacés jusqu'à un certain degré, soit par des émulsions de lécithine, soit par des sels biliaires. Sachs et Altmann les remplacent par l'oléate de soude. Fleishmann montre que la cholestérine peut jouer le rôle de la substance antigénique. Sachs, Rondoni, ont proposé l'oléate de soude, la lécithine et l'acide oléique en solution alcoolique. Ils ont obtenu des résultats presque identiques à ceux qu'on obtient avec des macérations d'organes ; leurs antigènes agissent seulement un peu plus faiblement.

Sachs (*Berl. Klin Woch.*, 1911, n° 46), désirant rendre les antigènes provenant des macérations des organes normaux identiques — quant à l'intensité de la réaction — à ceux donnés par les bons antigènes provenant des organes syphilitiques, a proposé d'ajouter de préférence, aux extraits d'organes normaux (cœur de cobaye ou de bœuf), de la cholestérine à 1/2-1 p. 100 environ (Kahlbaum).

Altmann (*Serodiagnostic der Syphilis : Dermatologische Zeitschrift*. Bd. XIX, n° 1, p. 23) considère que ce mode de procéder permet d'avoir un bon antigène.

En ajoutant de la cholestérine au mélange de Sachs et Rondoni, Conradi a réussi à renforcer leur action. A la même époque, Browning montrait l'importance de la cholestérine et de la lécithine dans la réaction de Wassermann. Toutefois l'action n'était pas aussi complète que celle des extraits d'organes syphilitiques.

Desmoulières, dans le même ordre d'idées que ces auteurs (*C. R. Ac. Sc.*, 1912, p. 592, et *C. R. Ac. Sc.*, p. 927, 1912, *C. R. Ac. Sc.*, 1913 janvier, *Annales des maladies vénériennes*, 1912, n° 10, p. 781 et n° 11, p. 811), attribue à la cholestérine un rôle excessivement important comme substance antigénique. Il propose d'ajouter à une macération alcoolique du foie syphilitique épuisé par l'éther de la cholestérine extraite du cerveau humain ou de la cholestérine commerciale, mais purifiée à une dose relativement forte 0^{gr}, 10 par 10 centimètres cubes de liquide alcoolique (ce qui fait 1 p. 100). Un tel antigène donnerait des résultats des plus sûrs et permettrait à tous les expérimentateurs d'obtenir des résultats identiques. De plus, cet antigène permettrait de reconnaître la syphilis tout au début de l'infection, là où d'autres antigènes donneraient un résultat négatif.

Desmoulières attribue donc à la cholestérine un rôle prépondérant. La macération du foie syphilitique est rejetée au deuxième plan : c'est la cholestérine qui est la substance antigénique, c'est elle qui rend l'antigène bon et uniforme entre les mains de tous les expérimentateurs.

Il est certain que la cholestérine joue un rôle important dans le mélange de lipoïdes constituant les antigènes. Elle permet également d'enlever aux antigènes le pouvoir hémolytique dont ils sont pourvus en plus ou moins grande mesure. Mais elle présente ce danger qu'ajoutée surtout à doses fortes à une macération alcoolique du foie hérédo-syphilitique déjà riche en lipoïdes, *elle peut donner lieu à des fixations non spécifiques.*

Avec les sérums syphilitiques, l'antigène, dont M. Desmoulières a mis très aimablement un échantillon à notre disposition, a donné les mêmes résultats qu'un antigène alcoolique provenant d'une macération de foie syphilitique; dans quelques cas, la réaction

4

était plus forte. Mais cet antigène (dilué même 25 fois au lieu de 15 fois, comme le recommande l'auteur et en présence d'une dose d'alexine $= 0^{cc}, 15$ à 2/3) nous a donné des réactions légères, mais des plus nettes, *avec des sérums provenant de personnes saines* et dont les sérums ont donné des résultats négatifs avec trois autres antigènes, 2 alcooliques de foie syphilitique, le troisième antigène de Lesser (macération éthérée d'un cœur humain ou de bœuf). Ce dernier antigène est plus riche en cholestérine que la macération alcoolique de foie syphilitique (la cholestérine est soluble dans l'éther, et peu dans l'alcool à froid).

M. Desmoulières, dans sa communication (*Annales des mal. vénériennes*, n° 11, p. 814), spécifie lui-même qu'en obtenant une teinte d'hémoglobine correspondant à H_6 de son échelle, on concluera à une réaction très légèrement positive, *si le malade est un syphilitique certain ;* en l'absence d'indication clinique, à une réaction douteuse ou négative. La teinte H_7 quoique ne donnant pas l'hémolyse complète, sera considérée comme correspondant à une réaction négative.

N'est-il pas dangereux de se servir d'un antigène d'une force telle qu'il demande une quantité élevée d'alexine $0^{cc},1 - 0^{cc},15 - 0^{cc},2$ (à 2/3) et qui donne des résultats pouvant être considérés comme positifs avec des sérums sains ? Avec un sérum non syphilitique, il faut obtenir un résultat négatif *des plus francs*. La réaction de Wassermann est tellement délicate qu'une quantité parfois négligeable d'une substance y prenant part peut transformer une réaction négative en réaction légèrement positive, et une réaction légèrement positive en réaction franchement positive. On sera ainsi conduit, à tort, à soupçonner ou affirmer la syphilis là où elle fait défaut, ce qu'il faut éviter si l'on veut que le praticien puisse avoir confiance dans la séro-réaction.

Ajoutons que l'émulsion de la cholestérine dans de l'eau n'est pas homogène ; l'hémolyse n'est pas franche et à notre avis un antigène cholestériné n'est pas doué de cette sensibilité que présente un bon antigène provenant d'une macération de foie syphilitique

Nous obtenons des résultats plus conformes à la réalité clinique au moyen de l'antigène alcoolique provenant du foie syphilitique et de l'antigène de Lesser [1]. Ce dernier, contenant plus de cholestérine qu'une macération alcoolique, se prête aussi bien aux réactions; nous l'employons toujours à côté d'un antigène alcoolique.

II

TITRAGE DE L'ALEXINE

La détermination de la force alexique des sérums de cobayes doit être l'objet d'une préoccupation toute particulière de l'expérimentateur. La plupart emploient $0^{cc},1$ de sérum de cobaye (50 p. 100) et ne se demandent pas si cette dose est suffisante ou n'est pas trop forte.

Dans une communication à l'Académie de Médecine, nous avons déjà insisté sur la nécessité qu'il y a de titrer l'alexine avant chaque expérience de déviation du complément.

Nous nous sommes rendu compte qu'un excès d'alexine fausse les résultats, en faisant parallèlement la réaction avec deux doses d'alexine, une $0^{cc},1$ (à 1/2); l'autre, la dose qui permet l'hémolyse en vingt minutes et qui était plus faible, mais restait toutefois deux fois plus forte environ que la dose limite qui permet encore l'hémolyse. Quelquefois la dose $0^{cc},1$ (à 1/2) est trop faible et on court le risque d'avoir une réaction positive ou douteuse, là où il s'agit en réalité d'une réaction négative.

Nous avons étudié la force alexique chez 63 cobayes en mettant dans 5 tubes à hémolyse les doses suivantes de sérum de cobaye :

$0^{cc},1$ sans dilution.
$0^{cc},1$ d'une dilution à 1/2
$0^{cc},1$ —   1/3
$0^{cc},1$ —   1/4
$0^{cc},1$ —   1/6 (1)

1. Oluf Thomsen a déjà attiré l'attention sur la constance que présentent, au point de vue de la valeur antigénique, les macérations de cœur normal (homme ou bœuf).

2. On pourrait également, en se servant de pipettes appropriées, mettre direc-

Ces doses ont été ajoutées à 0°°,1 de sérum lapin anti-mouton [1] et à 1 centimètre cube de globules de mouton (à 5 p. 100).

Nous avons obtenu les résultats suivants (l'hémolyse survient en 20 minutes environ).

Dilution.	Nombre de cobayes.
6	2
4	13
3	17
2	28
0	3 (2)

Oluf Thomsen (*Zeit. f. Immunit.* 1910, Bd. VII) et Sormani (*Zeit. f. Immunit.* 1911, Bd, XI, H. 3, p. 243) ont proposé de titrer l'alexine non seulement par rapport au sérum hémolytique, mais encore par rapport à l'antigène.

C'est ainsi que, d'après Sormani, il faut mettre dans les tubes de la réaction 0°°,06 d'alexine titrée par rapport à l'antigène, tandis que le système hémolytique ne demande que 0°°,4.

La dose d'alexine varie — bien entendu — d'un antigène à l'autre.

Nous reconnaissons l'utilité de procéder à ce titrage surtout quand il s'agit d'une détermination quantitative de déviation du complément, où toutes les substances doivent être constantes et où la réponse doit dépendre uniquement de la dose de substances syphilitiques qui se trouve dans le sérum à examiner.

Il est vrai que nous nous servons toujours de tubes témoins ; nous constatons ainsi que l'antigène à la dose employée dans la réaction comme à dose double n'empêche pas l'hémolyse des globules de mouton.

C'est à cette condition seulement que le résultat obtenu dans les tubes contenant le sérum a une valeur.

Toutefois, le dosage de l'alexine en présence de l'antigène,

---

tement dans les tubes des doses 0,1 0,05, 0,03, etc., de sérums de cobayes sans recourir aux dilutions.

1. Le sérum hémolytique lapin antimouton est titré et nous employons une dose double de celle qui permet l'hémolyse.

2. La dose la plus exacte de l'alexine à employer dans la réaction, d'après notre expérience, est celle qui permet l'hémolyse en vingt minutes.

comme le préconisent les auteurs que nous avons nommés, est
d'une utilité incontestable.

Blumenthal va encore plus loin et, dans un travail récemment
paru (*Z. F. Immun.*, 1913, Bd. XVI H. 3 : sur les propriétés
anti-complémentaires des antigènes), conseille de vérifier l'alexine
en présence de l'antigène et du sérum normal.

Une autre précaution à prendre dans l'emploi de l'alexine de
cobaye, c'est de vérifier son pouvoir hémolytique. Nombre de
sérums de cobayes se montrent hémolytiques par rapport aux
globules de mouton et parfois à un degré très élevé. De tels
sérums devront être rejetés. Cette détermination de la force hémolytique des sérums de cobayes est également importante dans la
pratique des procédés dérivés qui ajoutent de l'alexine de cobaye
aux sérums frais.

III

POUVOIR HÉMOLYTIQUE DES SÉRUMS

L'étude de l'index hémolytique du sérum chauffé rend de grands
services dans la pratique même de la réaction de Wassermann et
dans l'interprétation des résultats obtenus.

Dans 126 cas, nous avons déterminé comparativement l'index
des sérums frais et des mêmes sérums chauffés. Nous appelons,
après Weinberg, *index du sérum chauffé* ou, ce qui est la même
chose, *index de la sensibilisatrice du sérum,* le pouvoir qu'a
$0^{cc},1$ de sérum inactivé (chauffé) de sensibiliser les globules rouges
du mouton (5 p. 100). Ce pouvoir se détermine en ajoutant $0^{cc},1$
d'alexine du cobaye au sérum inactivé comme dans la réaction de
Wassermann. En d'autres termes, nous remplaçons l'alexine du
sérum à étudier par l'alexine du cobaye (titrée) et nous déterminons la force hémolytique dudit sérum pour connaître la quantité
de sensibilisatrice anti-mouton que le sérum possède normalement.

Différents sérums, traités de cette façon, donnent différents
index (quand on opère avec la même alexine du cobaye). *Ce qui
montre que la quantité de sensibilisatrice diffère d'un sérum à*

l'autre. On peut, en ajoutant aux différents sérums chauffés une dose d'alexine identique, obtenir une action hémolytique variable de 1 à 20 (d'après notre expérience). La quantité de sensibilisatrice des sérums varie donc de 1 à 20.

La détermination de l'index hémolytique du sérum chauffé présente encore un autre intérêt, quand on pratique la réaction de déviation du complément avec les sérums frais et chauffés : *elle permet indirectement de contrôler dans une certaine mesure la spécificité de la réaction d'après le procédé rapide de Hecht-Weinberg*. Elle permet de savoir si le sérum frais est riche ou pauvre en alexine par comparaison avec la richesse en alexine du sérum du cobaye (titrée). On suppose, bien entendu, que la quantité de sensibilisatrice anti-mouton est la même dans le sérum frais et dans le sérum chauffé. (Toutefois le chauffage peut abaisser le titre de la sensibilisatrice.)

Dans 35 cas sur 126 étudiés par nous, l'index hémolytique du sérum frais dépasse l'index du sérum chauffé, c'est-à-dire que le sérum frais peut être supposé contenir plus d'alexine que le sérum du cobaye.

Dans 36 cas, l'index est le même pour le sérum frais et le sérum chauffé. (La valeur alexique du sérum humain est égale à la valeur alexique du sérum de cobaye.)

Dans 55 cas, l'index du sérum chauffé dépasse légèrement celui du sérum frais.

IV

SUR LA RÉACTION DE J. BAUER

La quantité de sensibilisatrice hémolytique influe sur le résultat de la réaction de déviation. Il faut se garder d'employer un trop grand excès de sensibilisatrice, car une quantité trop forte de cette substance peut voiler la réaction, la rendre même négative, surtout si l'alexine est fixée en partie, quoique les anticorps existent dans le sérum. Il est évident d'autre part qu'une quantité trop faible de sensibilisatrice ne permettra pas de pratiquer la réaction.

J. Bauer a proposé, on le sait, un procédé qui exclut l'emploi du sérum hémolytique (lapin-mouton) et utilise le pouvoir hémolytique normal du sérum humain, c'est-à-dire que, tout en chauffant les sérums et remplaçant leur alexine par l'alexine du cobaye, il se contente de sensibilisatrice normale et n'ajoute pas de sérum lapin anti-mouton au sérum à étudier.

Nous avons pratiqué la réaction de Bauer dans 122 cas parallèlement avec la réaction de Wassermann, en nous servant, dans les deux réactions, de quantités égales d'alexine et de globules rouges de mouton, et celle de Hecht-Weinberg.

Sur ces 122 cas, 29 *fois la réaction de Bauer n'a pas donné de résultat*, c'est-à-dire que le sérum chauffé (0^{cc},3), additionné d'alexine du cobaye (sans sérum hémolytique anti-mouton), ne dissout pas 1 centimètre cube de globules rouges du mouton, à 5 p. 100.

Pour que la réaction de Bauer donne un résultat net, il faut que l'index hémolytique du sérum chauffé dépasse 5.

Sur ces 29 cas, l'index de la sensibilisatrice normale était :

8 fois de 1
7 — 2
10 — 3
2 — 4
2 — 5

C'est-à-dire que le sérum était pauvre en sensibilisatrice.

Toutefois, là où la réaction de Bauer donne une réponse positive, c'est-à-dire 93 fois sur 122, nous avons constaté 8 fois une discordance entre elle et la réaction de Wassermann.

2 fois la réaction de Bauer était positive et celle de Wassermann négative.

6 fois la première était franchement positive et la seconde faible.

	W.	Bauer.	H.-W.	Index hémol. S. Frais.	Index hémol. S. Chauf.
Fauc	O	++++	+	4	10
Lec	O	++++	+	5	12
Fern	++	++++	+	11	15
Mar.	+	++++	+	10	14
Dub.	+	++++	+	5	12
Cour	+	++++	+	5	12
Sour	++	++++	+	4	10
Mlle Hyv.	++	++++	+	3	10

Dans tous ces cas, l'index hémolytique était élevé. Une trop forte quantité d'ambocepteurs peut donc s'opposer, dans la méthode de Wassermann, à une réaction positive. Là où l'index hémolytique du sérum atteint 10, il est inutile et parfois même dangereux d'employer le sérum hémolytique artificiel, et on peut se contenter des ambocepteurs normaux. Le mieux est de faire la réaction en double, une fois sans ajouter le sérum hémolytique artificiel, l'autre en le joignant au sérum chauffé. Si la réaction de Wassermann est négative et celle de Bauer positive, on considérera la réaction comme positive.

V

MÉTHODE DE « DÉSENSIBILISATION »

Il serait raisonnable de pratiquer la réaction de déviation du complément toujours avec les mêmes unités, c'est-à-dire avec une quantité fixe d'alexine et de sensibilisatrice.

On chauffe le sérum pour le débarrasser de l'alexine, laquelle sera remplacée par le sérum de cobaye, quantité constante, titrable.

Pour égaler le nombre d'ambocepteurs dans tous les sérums, on peut procéder de deux façons ; ou bien : 1° ramener tous les tubes au même nombre d'unités en sensibilisatrice, comme le propose Weinberg. Pour les ramener par exemple à 30 unités, il faut sensibiliser chaque centimètre cube de globules rouges avec $0^{cc},1$ d'une dilution de sérum lapin-mouton capable par lui-même de sensibiliser 3 centimètres cubes d'hématies ; ou bien : 2° débarrasser complètement les sérums de leurs sensibilisatrices naturelles [1]. On ajoute ensuite dans les tubes une dose titrée de sensibilisatrice anti-mouton.

Nous avons essayé le deuxième mode d'opération et nous procédons de la manière suivante :

On chauffe le sérum, comme d'habitude, 30 minutes à 56° au

---

1. Comme le font Rossi, Jacobaeus, Mintz et d'autres.

bain-marie. Le sérum est privé ainsi de son alexine. Puis on laisse le sérum en contact avec des globules rouges de mouton. Il est essentiel que ces globules soient frais et bien lavés. On prendra $1^{cc},2$ de sérum inactivé et $0^{cc},5$ de globules de mouton, et on les laissera en contact à la glacière (pour ne pas rendre les sérums anti-hémolytiques : phénomène de Friedberger-Sachs). Après trente minutes de contact, on centrifuge à petite vitesse. Le sérum surnageant est complètement débarrassé de sensibilisatrice anti-mouton. On le prélève très soigneusement, on le distribue dans les tubes ($0^{cc},3$), on ajoute l'antigène, l'alexine, on met à l'étuve comme pour la réaction de Wassermann pendant une heure, puis on ajoute des globules sensibilisés, c'est-à-dire chargés de sensibilisatrice anti-mouton. Il est prudent de laisser ensuite à l'étuve non pas trente minutes, comme on le fait dans la réaction de Wassermann, mais 45 : ce temps suffit ordinairement.

Nous avons appliqué ce procédé de « désensibilisation » à l'étude de 64 sérums. Jamais un sérum non syphilitique ne nous a donné une fixation (non spécifique). Par contre, dans 7 cas sur 64, où la réaction de Wassermann était faible ou douteuse, la réaction de désensibilisation s'est montrée nettement positive.

	Wass.	Désens.	Bauer.	H.-W.	Index du S. Fr.	Index du S. Ch.
Bour	++	++++	++++	+	4	7
Marc	++	++++	++++	+	10	14
Bad.	++	++++	—	+	4	—
Mor.	++	++++	—	+	2	—
Hub.	+	++++	++++	+	8	19
Sou.	++	++++	—	+	3	2
Hat.	+	++++	++++	+	4	8

VI

SUR LES VARIATIONS MAXIMA DE LA RÉACTION DE WASSERMANN

Si l'usage des méthodes basées sur l'emploi des sérums frais doit se répandre de plus en plus, celui de la méthode originale de Wassermann reste indispensable pour l'étude des variations quantitatives de la séro-réaction. Cette étude prend une grande importance, au moment où de nombreux syphiligraphes s'accordent pour contrôler les effets du traitement anti-syphilitique par l'observation régulière des modifications apportées à la séro-réaction.

En déterminant par la méthode des dilutions la quantité la plus faible de sérum sanguin ou de liquide céphalo-rachidien qui peut amener l'empêchement de l'hémolyse, nous avons constaté une série de faits qui ont été déjà signalés par le Dr Dujardin, de Bruxelles, et que nous avons signalés également à la Société de Dermatologie, en ajoutant des faits relatifs à l'importance de ces réactions *hypernormales* dans la syphilis nerveuse.

A la fin de la période primaire et au début de la période secondaire, avant tout traitement, l'intensité de la séro-réaction peut être extraordinaire, puisque dans un cas nous avons constaté qu'une dilution de sérum à 1/130 amenait encore la déviation du complément.

Chez d'autres malades, nous avons trouvé les chiffres : 1/80, 1/50, 1/20.

Ces réactions paraissent céder rapidement au traitememt : dans un cas, nous les avons vues tomber de 1/30 à 0 (+ + + +), un mois après une série d'injections de salvarsan à doses normales; dans un autre, de 1/20 à 0 (+ + +) au cours même du traitement.

Chez les tabétiques atteints de formes graves, nous avons trouvé les chiffres suivants : 1/30, 1/25, 1/5. Après une série d'injections de salvarsan à doses faibles, la réaction est tombée de 1/25 à 1/5 dans un cas.

Chez des paralytiques généraux nous avons relevé les chiffres 1/15, 1/10/, 1/60, 1/20, 1/15. Dans un cas nous avons vu, après une série d'injections de salvarsan à doses normales, la séro-réaction tomber de 1/10 (+ + + +) à 0 (+ + + +) et après une nouvelle série, à + +; dans un autre cas, de 1/10 (+ + + +) à 0 (+ + + +) après une série.

Liquide céphalo-rachidien. — Au sujet des variations de la R. W. du liquide céphalo-rachidien, nous n'avons rien à dire de nouveau depuis notre communication à la Société de Dermatologie.

DEUXIÈME PARTIE

MÉTHODES DE SÉRO-DIAGNOSTIC
REPOSANT SUR L'EMPLOI DES SÉRUMS FRAIS

I

MÉTHODE DE MARGUERITE STERN

L'emploi des sérums frais se répand de plus en plus. Il existe plusieurs méthodes pour l'emploi des sérums frais. Celle de Marguerite Stern trouve plus de crédit, surtout en Allemagne, que la méthode de Hecht.

Marguerite Stern trouve dangereux d'ajouter aux sérums de l'alexine sous forme de sérum du cobaye. Elle affirme que les sérums frais sont assez riches en alexine pour ne pas en ajouter davantage.

Par contre, elle ajoute à tous les sérums frais de l'ambocepteur hémolytique, tout en réduisant la proportion des globules rouges de mouton et celle de l'antigène.

Le procédé de Marguerite Stern donne à peu près les mêmes résultats que le procédé dont nous nous servons (Hecht-Weinberg). Toutefois, les résultats sont souvent moins nets et une réaction positive s'atténue, évidemment par suite de l'excès des ambocepteurs hémolytiques naturels. Dans le cas où la force hémolytique des sérums est élevée, il est dangereux d'ajouter encore des substances hémolytiques. Dans un cas de syphilis que nous avons observé (l'index hémolytique était de 14), la réaction était négative avec le procédé de Stern, positive avec le procédé de Hecht-Weinberg, la réaction de Wassermann classique était positive ($+ + + +$).

Les inconvénients de la méthode de Stern sont, en somme, inverses de ceux de la méthode de J. Bauer[1].

_____

1. Steinitz (*Mediz. Klinik*, 1912, n° 45), en comparant les réactions de Wasser-

II

MÉTHODE DE HECHT-WEINBERG

Nous résumerons en quelques lignes la méthode, à l'intention des médecins qui ne connaissent pas encore bien ces questions.

Dans la méthode de Wassermann, on met en présence un antigène, le sérum que l'on étudie, chauffé à 56° (c'est-à-dire débarrassé du complément) et le sérum de cobaye, qui servira de complément.

S'il y a syphilis, le complément est fixé, on vérifie cette fixation de la manière suivante : le mélange étant mis en contact avec des globules rouges de mouton et du sérum hémolytique de lapin anti-mouton, l'*hémolyse ne se produit pas*, le complément ayant été fixé. S'il n'y a pas syphilis, il n'y a pas eu fixation du complément, il est resté libre : l'*hémolyse se produit*.

Procédés dérivés. Non seulement le sérum humain contient normalement de l'alexine (complément), mais il a, sauf exceptions assez rares, une action hémolytique sur les globules rouges du mouton.

Dans le procédé de Marguerite Stern, le sérum n'est pas chauffé ; on ajoute du sérum hémolytique de lapin anti-mouton.

Dans le procédé de Hecht, on n'ajoute ni sérum de cobaye ni sérum de lapin anti-mouton, on utilise le complément normal et l'action hémolytique naturelle du sérum humain.

Or cette action hémolytique manque parfois et, d'autre part, est des plus inégales. *D'où la nécessité de titrer le pouvoir hémolytique, d'ajouter une quantité de globules rouges de mouton variable et d'interpréter la réaction d'après la force hémolytique des sérums (Weinberg, Busila, Hallion-Bauer, Steinitz, Demanche et autres).*

Dans un travail récent (*Annales des Maladies vénériennes,*

mann, Stern et Hecht, a trouvé une concordance dans 88 p. 100 des cas seulement. Parfois, la réaction de Hecht était plus nette que celle de Stern.

n° 1912), MM. Lévy-Bing et Dogny écrivent que les procédés rapides (méthodes de Hecht et dérivée) ont discrédité la réaction de Wassermann[1]. Il est vrai qu'ils écrivent également (p. 768) qu'on peut, si l'on veut, pratiquer la réaction avec des sérums frais, *en dehors du Wassermann classique, comme le font Hallion et Bauer et les auteurs qui déterminent l'index hémolytique.*

MM. Lévy-Bing et Dogny reprochent au procédé fondé sur l'emploi du sérum frais l'usage d'un antigène alcoolique. Cette critique est de longue date. L'alexine étant sensible à l'alcool, il est dangereux d'employer un antigène alcoolique.

Nous avons l'habitude de pratiquer la réaction de déviation du complément en double avec deux antigènes, l'un alcoolique, provenant du foie syphilitique, l'autre aqueux (de Lasser)[2].

Nous avons recherché la séro-réaction avec ces deux antigènes dans plus de 600 cas, en nous servant de sérum frais. *Deux fois seulement*, les résultats étaient discordants : dans l'un la réaction, positive avec l'antigène alcoolique, était négative avec l'antigène aqueux ; dans l'autre la réaction, faiblement positive avec le premier, était franchement positive avec le second. Le pouvoir hémolytique de ces sérums étant des plus faibles, nous étions prévenus que nous pouvions nous trouver en présence d'une réaction non spécifique.

---

1. Ce travail, qui abonde en réflexions critiques, n'apporte, les auteurs le reconnaîtront eux-mêmes, rien de nouveau dans sa partie positive et a surtout un caractère bibliographique. La préparation des substances servant à la réaction, qu'ils décrivent longuement, est connue depuis longtemps. MM. Lévy-Bing et Dogny insistent sur la nécessité de titrer l'alexine en présence de l'antigène. Cette nécessité a été reconnue dès 1910 par Oluf Thomsen (*Zeits. f. Imm.* 1910, Bd. VII, H-4) et en 1911 par Sormani, qui donnent tous les détails sur la façon dont devrait se faire ce dosage. MM. Lévy-Bing et Dogny ne s'expliquent pas sur la manière de déterminer la dose minima du complément en présence de la dose maxima d'antigène.

Nous faisons remarquer à MM. Lévy-Bing et Dogny que nous pratiquons toujours la réaction parallèlement avec le sérum frais et chauffé. Ces auteurs le reconnaissent du reste, après avoir dit, quelques lignes auparavant, que nous pratiquons la réaction avec le sérum frais, lorsque le Wassermann nous donne un résultat douteux ou négatif.

2. Cet antigène se prépare au moyen de l'extrait éthéré de cœur humain (ou de bœuf). La solution éthérée doit être claire. On chasse l'éther ; le résidu doit être entièrement débarrassé de toute odeur due à ce corps. Ce résidu est repris par l'eau physiologique : on obtient ainsi une bonne émulsion.

On a affirmé qu'un extrait acétoné donne de meilleurs résultats qu'un extrait alcoolique. Nous avons fait la comparaison en nous servant d'un antigène provenant du laboratoire de Noguchi, que M. Weinberg a mis très obligeamment à notre disposition. L'expérience a porté sur 57 cas et n'a révélé aucune différence.

Malgré la prudence qu'imposent les considérations théoriques sur l'emploi d'un antigène alcoolique, on peut donc se servir de celui-ci sans être exposé à des erreurs. Nous conseillons, pour plus de certitude, de pratiquer en général la réaction de déviation du complément au moins avec deux antigènes de provenance différente. Celui de Lesser, à côté de l'antigène obtenu par une macération alcoolique de foie, nous a paru des plus recommandables.

Tout en se servant d'un antigène alcoolique, il serait dangereux de l'employer dans la réaction de Hecht-Weinberg à la même dilution que dans la réaction de Wassermann. La dilution doit évidemment dépendre de la force anti-complémentaire de l'antigène, et de son titrage par rapport à un nombre suffisant de sérums provenant de personnes sûrement syphilitiques et de personnes saines. (Nous nous servons actuellement de trois doses $0^{cc},1$, $0^{cc},15$, $0^{cc},2$ d'antigène, ce qui nous permet de mieux distinguer les fixations fortes ou faibles.)

Il est intéressant de noter que la plupart des auteurs qui accusent le procédé fondé sur l'emploi des sérums frais de donner des réactions non spécifiques, ne disent pas dans quelles conditions ils ont pratiqué leurs réactions : si leur antigène a été éprouvé avec des sérums actifs syphilitiques et sains, si les dilutions de l'antigène sont les mêmes que dans la réaction de Wassermann (Marguerite Stern emploie une dose d'antigène réduite ; Hecht, Lederer considèrent qu'il faut se servir pour le sérum actif d'un antigène aux deux tiers de la dose qu'on emploie avec le sérum chauffé).

D'une manière indirecte, nous avons vérifié que la fixation du complément dans la réaction de Hecht-Weinberg peut être considérée comme spécifique. Ne connaissant pas la dose exacte de l'alexine qui se trouve dans le sérum, nous avons par tâtonnements recherché les doses d'alexine qui, avec des doses connues de sensibilisatrice (lapin anti-mouton) donneraient des index hémolytiques, tantôt forts, tantôt faibles. Ces doses d'alexine sont mises en présence de l'antigène et nous n'avons pas constaté leur fixation par l'antigène, que l'index hémolytique correspondant à cette alexine soit faible ou fort. Partout l'hémolyse était complète, aussi dans les tubes contenant des doses doubles d'antigène.

C'est dire que nous avons accumulé les moyens de garantie contre des résultats faussés par tel ou tel antigène.

S'il convient d'apporter un tel soin à l'application de la méthode fondée sur l'emploi du sérum frais, c'est qu'aucun moyen ne permet, quand on emploie le sérum chauffé, de découvrir les substances qui sont détruites ou déplacées par le chauffage (Steinitz) [1].

Une autre précaution est à prendre dans l'emploi des sérums frais. *Il importe qu'ils aient été recueillis depuis moins de vingt-quatre heures et qu'ils soient clairs.* Il est dangereux d'employer un sérum fortement hémolysé ou un sérum qui ne serait pas totalement débarrassé des globules rouges par une centrifugation énergique.

En prenant toutes ces précautions, on peut dire que le résultat de la réaction faite au moyen du sérum frais, en tenant compte de son pouvoir hémolytique, présente autant de garantie que la réaction de Wassermann classique. La réaction de déviation du complément n'est pas une réaction absolue, c'est une réaction empirique, le résultat dépend des doses et du titrage des substances employées. Il suffit d'être prévenu contre toutes les erreurs possibles et de prendre toutes les précautions voulues, pour obtenir des résultats qui méritent pleine confiance.

---

1. Les expériences de Steinitz (*Mediz Klinik*, 1912, n° 45, p. 1834) ont démontré une fois de plus l'action destructive de la chaleur sur les anticorps dans le liquide céphalo-rachidien (privé d'hémolysines). La réaction de déviation du complément donne des différences notables, suivant qu'on la pratique avec le liquide frais ou chauffé.

III

APPLICATIONS DE LA MÉTHODE DE HECHT-WEINBERG

Les conclusions du travail que nous avons communiqué à la Société de Médecine de Paris, en janvier 1912, sur la réaction de Hecht-Weinberg et la dissociation du séro-diagnostic de la syphilis étaient les suivantes :

« La réaction de Hecht-Weinberg, pratiquée avec les précautions indiquées dans ce travail, coexiste constamment avec la réaction de Wassermann. Dans 10 cas sur 100 au moins, elle est positive quand celle-ci est négative ; elle constitue un symptôme majeur de syphilis.

« La dissociation du séro-diagnostic de la syphilis (W. $= 0$, H.-W. $= +$) est un symptôme d'une infection légère. Mais cette infection peut être en voie de diminution (atténuation) ou d'augmentation (réveil d'une syphilis latente). L'histoire du malade, les symptômes constatés au moment où le séro-diagnostic est fait, permettent de porter un jugement sur ce point.

« Cette dissociation peut du reste exister dans des cas d'infection atténuée *avec localisation grave* (moelle épinière, appareil oculaire). Dans les affections des yeux elle prend une importance fondamentale : 1° parce que la syphilis est souvent ignorée (femmes surtout) ; 2° parce qu'aucun accident antérieur ou associé de syphilis n'existe dans un grand nombre de cas ; 3° parce que la réaction de Wassermann est souvent négative ; 4° parce que les caractères des lésions oculaires ne permettent que rarement d'affirmer la syphilis ; 5° parce que les résultats du traitement, *quand il n'est pas précoce*, sont souvent incertains.

« Il est possible que, dans certaines affections viscérales, du rein, du cœur, etc., des faits semblables soient relevés.

« Symptôme de l'infection syphilitique comme la réaction de Wassermann, la réaction de Hecht-Weinberg isolée impose à tout médecin, au neurologiste, au chirurgien, à l'ophtalmologiste la nécessité d'un traitement anti-syphilitique, par le mercure ou l'arséno-benzol, mais à doses suffisantes, et avec la continuité suffisante pour amener la suppression *définitive* de la réaction. »

L'importance de notre travail, au point de vue pratique, n'a pas été comprise. Dans les laboratoires où on étudie le séro-diagnostic de la syphilis, la préoccupation n'est pas toujours d'employer la meilleure méthode, mais d'employer une méthode originale, en dehors de la méthode classique.

Nous pouvons confirmer les conclusions auxquelles nous étions parvenus, avec quelques corrections. Il est de plus en plus certain que les syphilis rebelles sont essentiellement celles qui atteignent le système nerveux et il est prouvé qu'il peut exister des lésions méningées et sous-méningées importantes, dont la séro-réaction, recherchée au niveau du milieu sanguin, ne révèle pas toujours l'intensité. Nous écririons volontiers aujourd'hui, non plus comme il y a un an : la dissociation du séro-diagnostic de la syphilis (W. $= 0$, H. W $= +$) est un symptôme d'une infection légère (qui peut être en voie de diminution, ou d'aggravation); mais plutôt : la dissociation du séro-diagnostic de la syphilis, constatée par l'examen du milieu sanguin, est un symptôme d'une infection légère, *sous la réserve que le système nerveux ne soit pas atteint.* Parfois, celui-ci est envahi, et la séro-réaction, recherchée au niveau du sang, et par les méthodes les plus sensibles, reste négative.

Il existe des tabes graves, avec incoordination, crises gastriques, en évolution, à peine traités, où l'examen du sang ne permet de découvrir qu'une séro-réaction dissociée (nous en avons vu un exemple remarquable). Il existe des méningites syphilitiques avec céphalée, troubles auriculaires, etc., où la séro-réaction sanguine n'est positive que par la méthode de Hecht-Weinberg. Il existe des tabétiques, des paralytiques généraux traités, chez lesquels la séro-réaction sanguine s'abaisse, la réaction de H.-W. restant seule positive, et qui présentent encore des altérations très graves du liquide céphalo-rachidien avec réaction de Wassermann positive.

Donc les conclusions que nous avons formulées comportent, au point de vue du pronostic de la syphilis chez un malade qui présente un séro-diagnostic dissocié, quelques réserves. Au point de vue thérapeutique, elles n'en comportent aucune. Au point de vue du diagnostic, nous maintenons tout ce que nous avons écrit, nous l'affirmons avec plus d'énergie encore s'il est possible. L'étude de la séro-réaction par la méthode de H.-W. permet d'augmenter d'une manière sensible le nombre de cas dans lesquels la syphilis latente peut être découverte, démontrée par l'examen sérologique. Nous avons trouvé en particulier, dans un certain nombre de cas, la réaction de Hecht-Weinberg positive, seule positive, chez des femmes n'ayant jamais présenté le moindre symptôme de syphilis et dont le mari était syphilitique (tabes, paralysie générale (2 cas), syphilis linguale...). Nous avons, comme en 1911, constaté la dissociation chez des peladiques.

Nous rappelons que la réaction de Hecht-Weinberg apparaît, avant la réaction de Wassermann, à la période primaire. L'injection de salvarsan chez un malade atteint de chancre, chez lequel la séro-réaction est dissociée, détermine souvent une forte élévation thermique, comme chez les malades dont la séro-réaction par la méthode de Wassermann est positive[1]. Il est donc dangereux d'employer le salvarsan à doses normales d'emblée ($0^{gr},01$ par kilogramme, néo-salvarsan $0^{gr},015$), non seulement à partir du moment où la réaction de Wassermann est positive, mais même à partir du moment où on constate la positivité de la réaction de Hecht-Weinberg. L'étude de la séro-réaction au moyen du sérum frais pratiquée parallèlement avec l'emploi du procédé de Wassermann rencontre un crédit croissant auprès des expérimentateurs : la détermination du pouvoir hémolytique du sérum en est une conséquence logique.

Brendel, Müller, Demanche tiennent compte à notre exemple de la force hémolytique de sérums frais et reconnaissent, après Busila, Hallion, Bauer, Weinberg, les erreurs auxquelles on peut s'exposer quand on la néglige.

_____

1. Leredde et Kuenemann, La fièvre du salvarsan. *Soc. de Derm.*, janvier 1912.

IV

MÉTHODE DE HALLION ET BAUER

MM. Hallion et Bauer ont cru utile d'abandonner cette pratique, en faisant toutefois la réaction avec du sérum frais et du sérum chauffé parallèlement, mais à doses réduites (les sérums sont dilués à 1/5).

En pratiquant et interprétant la réaction d'une manière uniforme ils sont conduits à des erreurs, d'autant plus qu'ils ne se guident pas sur la force hémolytique des sérums et ajoutent à tous les sérums de l'alexine et l'ambocepteur hémolytique (dilués).

Nous avons vainement cherché quel avantage présente le mode de procéder de ces auteurs.

La quantité de sérum qu'on peut recueillir ne nous oblige pas à recourir aux doses réduites. Il est facile de prélever 8,10 centimètres cubes de sang par ponction veineuse chez les malades. La quantité de sérum que l'on obtient ainsi permet largement d'effectuer et la réaction de Wassermann classique et la modification de cette réaction.

La réaction avec des doses réduites ne devient ni plus nette ni plus précise. D'autre part, l'interprétation des résultats d'après le procédé de MM. Hallion et Bauer n'est vraiment pas aisée. Dans un volume de $0^{cc},5$ les auteurs veulent distinguer 7 degrés de réactions. Le rôle de certains tubes de l'expérience (doses d'antigène réduites) est secondaire.

Mais ce qui est plus grave, c'est que l'interprétation des résultats obtenus par ce procédé nous induit souvent en erreur.

Dans 49 cas où nous avons employé parallèlement la méthode de Hallion et Bauer, celle de Wassermann, et celle de Heicht-Weinberg, nous avons obtenu 4 cas de discordance.

Dans un cas, il s'agissait d'un malade atteint d'une érosion du prépuce, irritée par diverses applications, sans réaction ganglionnaire franche. Cette érosion guérit sous l'influence de pansements simples pendant trois mois, le malade put être observé pendant cette période et ne présenta aucune trace de syphilis.

Le sang a été examiné par nous à trois reprises et toujours la réaction était nettement négative (W. = 0 ; H.- W. = 0). Le procédé de Hallion-Bauer donnait un résultat positif, permettant de soupçonner la syphilis.

Dans un des 3 cas restants, la classification donnée par les auteurs exigeait qu'on range le résultat de la réaction parmi les réactions complètement négatives. Or il s'agissait d'une syphilis méningée certaine à forme céphalalgique. Le mari de la malade était syphilitique. Les douleurs disparurent sous l'influence des injections de salvarsan.

Hallion-Bauer		Wass.	H.-W.	Ind. hém.
S. Fr. (notation des auteurs) S. Ch.				
0 (pos.)	+++ (nég.)	0	+	8

Nous interprétons une telle réaction (W. H = + 0 ; W ; Ind. hém. élevé) comme positive.

Dans 2 autres cas, la réaction effectuée d'après les indications de Hallion-Bauer présentait cette particularité que le sérum chauffé donnait une réaction positive, tandis que le sérum frais donnait une réaction négative. Dans notre manière de procéder, nous avons aussi rencontré de tels cas, mais seulement là où l'index hémolytique des sérums était élevé et où il faut ajouter une plus forte quantité de globules rouges de mouton pour obtenir un résultat conforme à celui qui est donné par la réaction de Wassermann.

Hallion-Bauer.		Wass.	H.-W.	Ind. hém.
S. Fr. (notation des auteurs) S. Ch.				
M. Carr. +++ (nég.)	0 (pos).	++++	+	10
M. Mön +++ (nég.)	0 (pos).	++++	+	22

Il est intéressant de noter qu'après avoir ajouté de l'alexine (0^{cc},1 à 1/10) à ces deux sérums non dilués (R. de H.-W.), la réaction est devenue également négative.

Il est évident qu'il s'agit ici d'un excès d'alexine ; *il est donc dangereux de l'ajouter à tous les sérums sans exception.*

Même en ajoutant de l'alexine aux sérums frais avec index hémolytique faible, on court le risque quelquefois de transformer une réaction positive en réaction négative, surtout si on laisse les tubes auxquels on vient d'ajouter des globules de mouton une heure à l'étuve comme le veulent MM. Hallion et Bauer.

Quant au sérum hémolytique (lapin anti-mouton), nous l'ajoutons seulement dans les cas où l'index hémolytique est égal à 0. Sur 1 223 sérums nous en avons trouvé 58 dont l'index hémolytique était nul. De ces 58 sérums, 53 étaient dépourvus d'ambocepteur, 4 d'alexine ; un seul sérum était anti-complémentaire, c'est-à-dire fixait l'alexine à une certaine dose. Ces 53 sérums ont donné un résultat conforme à celui de la réaction de Wassermann, quand on leur a ajouté du sérum hémolytique à doses variables. Dans la grande majorité des cas, $0^{cc},1$ de sérum hémolytique à 1/10 est suffisant.

D'autres auteurs, avant Hallion et Bauer, ont pratiqué la réaction de déviation du complément en ajoutant au sérum frais non dilué, de l'alexine. Hecht-Lederer (*Mediz. Kl.* 1912, n° 19) donnent une statistique portant sur 220 sérums examinés parallèlement à l'état actif et inactif ; ce qui frappe surtout dans leur statistique, c'est le faible pourcentage des réactions positives obtenues chez des syphilitiques (sur 93 sérums de syphilitiques, ils ont obtenu en tout 50 réactions positives : 54 p. 100).

La méthode de Hallion et Bauer diffère de la méthode de ces auteurs par la dilution des sérums et par l'interprétation des résultats obtenus. Les réactions subpositives et suspectes ne sont autres que des réactions traduisant une dissociation de séro-diagnostic et qui ne donnent aucune preuve de sécurité du moment qu'on ignore la force hémolytique du sérum.

V

POUVOIR HÉMOLYTIQUE DES SÉRUMS FRAIS

Nous avons étudié systématiquement les propriétés hémolytiques des sérums et leur influence sur la réaction de déviation.

Dans 1 223 cas, nous avons fait parallèlement la réaction classique de Wassermann et celle de Hecht-Weinberg. La dissociation du séro-diagnostic (R. W. $=$ 0 R. H.-W. $= +$), a été observée dans 150 cas (12,25 p. 100).

Il s'agit de malades traités, de syphilis atténuées, etc. Dans ces 1 223 cas, nous avons recherché le pouvoir hémolytique des sérums frais en déterminant la quantité de globules rouges de mouton (à 5 p. 100) dissoute par 0^{cc},1 de sérum frais.

L'index hémolytique des sérums a varié de 0 à 29.

<pre>
L'index 0 a été observé 58 fois.
  —   1   —   —   57 —
  —   2   —   —   136 —
  —   3   —   —   176 —
  —   4   —   —   238 —
  —   5   —   —   192 —
  —   6   —   —   122 —
  —   7   —   —   71 —
  —   8   —   —   47 —
  —   9   —   —   46 —
  —   10   —   —   32 —
  —   11   —   —   17 —
  —   12   —   —   4 —
  —   13   —   —   3 —
  —   14   —   —   9 —
  —   15   —   —   2 —
  —   16   —   —   2 —
  —   19   —   —   2 —
  —   20   —   —   4 —
  —   21   —   —   3 —
  —   22   —   —   1 —
  —   29   —   —   1 —
</pre>

Dans 4,7 p. 100 des cas, le sérum était privé de tout pouvoir hémolytique.

La plupart de ces derniers sérums (53 sur 58) étaient pauvres en ambocepteurs ; en effet, on observe l'hémolyse des globules rouges de mouton après addition, à des doses différentes, de sérum de lapin anti-mouton. Chez 4 personnes, le sérum manquait d'alexine et la réaction a pu être effectuée après addition de 0^{cc},1 d'alexine à 10 p. 100. Un seul sérum fixait par lui-même l'alexine (0^{cc}, 1 de sérum fixait 0, 1 d'alexine à 1/4) et l'hémolyse n'a pu être effectuée dans ces conditions.

Chez 119 personnes l'index hémolytique a été étudié à plusieurs reprises de (2 à 5), ce qui a permis d'étudier les variations.

Dans 6 cas où le sérum était dépourvu de toute force hémolytique l'index est resté nul.

De l'index 0 le sérum est monté aux index plus élevés (1-6) dans 6 autres cas.

L'index est monté chez 16 personnes : d'Arg. (4-5-6-9), Barb. (1-7), Blon. (5-11-16), Casan. (5-6-9), Dem. (1-7), Mlle Dur. (8-16) Dup. (4-9), Gen. (1-7), Lef. (7-14), Mis. (4-7-8), Mais. (4-7), Od. (4-9), Pen. (2-8), Tho. (4-9), Fh. (6-10-14), A. (1-7).

Il s'agit, dans tous les cas, de malades traités d'une manière sévère par le salvarsan, et l'on peut admettre ou que l'action du salvarsan augmente assez souvent l'action hémolytique du sérum sanguin, ou bien que l'index hémolytique tend à revenir à l'état normal, la syphilis étant atténuée sous l'influence d'un traitement actif.

L'index est resté au même degré dans 89 cas.

De 58 cas où l'index est nul, 33 concernent les femmes, or nous n'avons étudié, sur 1 223 sérums, que 247 appartenant au sexe féminin. D'autre part, les index élevés se rencontrent plus souvent chez la femme que chez l'homme.

Il existe une relation certaine avec les règles, l'index pouvant tomber à 0 au cours de celles-ci.

La diminution de l'index hémolytique a été observée deux fois seulement.

VI

POUVOIR HÉMOLYTIQUE DES SÉRUMS SYPHILITIQUES
ET NON SYPHILITIQUES

Nous avons voulu rechercher s'il existe une différence entre le pouvoir hémolytique des sérums donnant une réaction de Wassermann positive et ceux qui donnent une réaction négative.

Popoff (*Zeitsch. f. Immunit*, 1912, t. XIV, p. 218, *Deuts. Med. Woch.*, 1912), en déterminant le pouvoir hémolytique des sérums humains par rapport aux hématies des cobayes, arrive à la conclusion que le sérum des syphilitiques empêche plus ou moins cette hémolyse. Il propose même de se servir de cette action empêchante du sérum humain pour établir le diagnostic de la syphilis ou tout au moins effectuer cette détermination hémolytique parallèlement à la réaction de Wassermann. D'après Popoff,

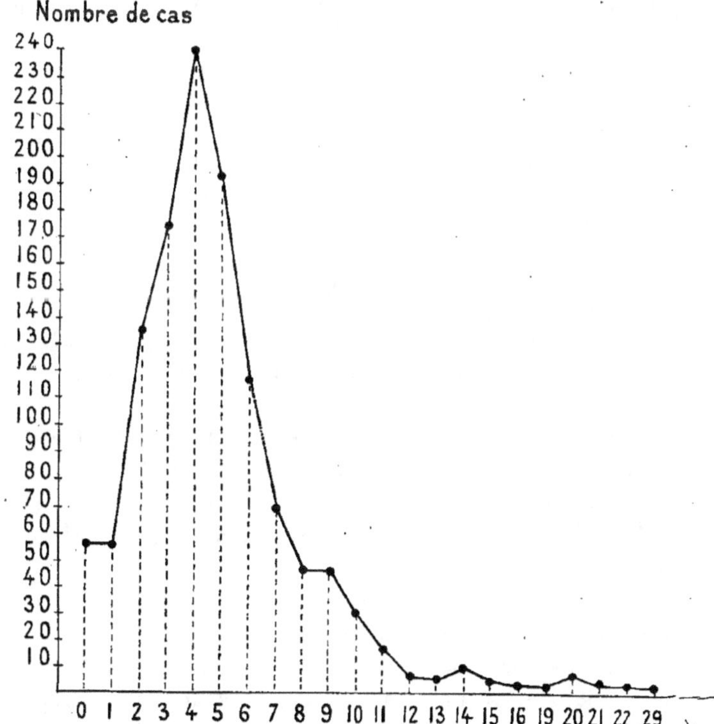

le sérum des syphilitiques n'est pas appauvri en ambocepteurs hémolytiques, mais uniquement en alexine ; cette dernière fait même souvent complètement défaut. L'alexine s'unirait, d'après cet auteur, aux lipoïdes qui augmentent dans le sang des personnes infectées par les spirochètes. Dans la syphilis récente, toute l'alexine s'unirait aux lipoïdes ; dans la syphilis ancienne ou traitée, la quantité des lipoïdes diminue, une partie d'alexine reste libre et l'hémolyse des globules de cobaye reste incomplète.

De l'examen de 600 sérums, l'auteur conclut que dans 75 p. 100 des cas, il y a concordance entre cette disparition ou diminution de l'alexine et la réaction de Wassermann.

Nous avons déjà mentionné que 16 fois sur 119 malades, tous présentant une réaction de Wassermann forte, le pouvoir hémoly-

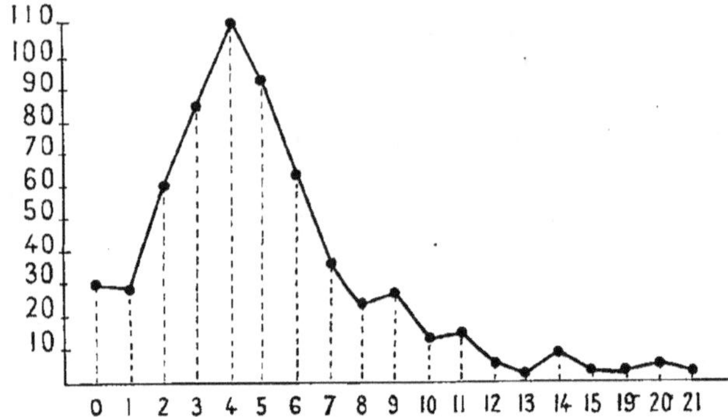

tique (calculé d'après l'hémolyse des globules de mouton par le sérum humain) augmenta à la suite du traitement. Dans 6 autres cas, il est resté nul et le traitement n'a nullement influencé la force hémolytique, la réaction de Wassermann étant tombée à la négativité ou s'étant modifiée.

Dans quelques-uns de ces cas, la réaction de Wassermann a disparu pour réapparaître dans la suite, dans d'autres cas, elle est devenue même plus forte pour descendre à la négativité; le pouvoir hémolytique montait néanmoins à chaque examen sérologique.

Dans 89 cas, l'index hémolytique est resté le même, malgré le traitement, la réaction de Wassermann oscillant.

Nous avons vu que s'il existe des sérums syphilitiques avec une réaction de Wassermann positive et un index hémolytique du sérum frais très faible, même 0, d'autre part il existe des sérums syphilitiques dans lesquels l'index hémolytique est des plus élevés (20, 29 même).

Il serait donc dangereux d'affirmer la syphilis ou de la nier à la suite d'un examen du pouvoir hémolytique du sérum.

Une statistique complète de nos observations, montrant la répartition des index hémolytiques chez les sérums ayant une réaction de Wassermann = 0 et une réaction = +, permet de conclure nettement qu'il n'y a aucune relation entre la réaction de Wassermann et le pouvoir hémolytique des sérums.

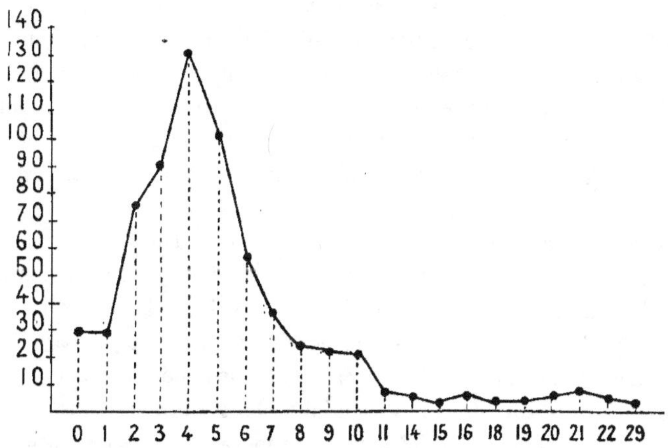

	W. = 0.				W. = +	
Index	0	30 fois.		Index	0	28 fois.
—	1	29 —		—	1	28 —
—	2	60 —		—	2	75 —
—	3	86 —		—	3	90 —
—	4	108 —		—	4	130 —
—	5	91 —		—	5	101 —
—	6	61 —		—	6	58 —
—	7	35 —		—	7	36 —
—	8	24 —		—	8	23 —
—	9	26 —		—	9	20 —
—	10	12 —		—	10	20 —
—	11	13 —		—	11	4 —
—	12	4 —		—	14	3 —
—	13	3 —		—	15	1 —
—	14	6 —		—	16	2 —
—	15	1 —		—	18	1 —
—	19	1 —		—	19	1 —
—	20	2 —		—	20	2 —
—	21	1 —		—	21	2 —
				—	22	1 —
				—	29	1 —

CONCLUSIONS

1° L'emploi de l'antigène cholestériné dans la réaction de Wassermann, suivant la méthode de Desmoulières, peut donner lieu en pratique à des résultats inexacts non spécifiques.

2° Il est nécessaire de titrer l'alexine avant chaque expérience de déviation du complément, le pouvoir alexique du sérum de cobaye n'étant pas constant, et une dose d'alexine trop forte ou trop faible pouvant amener à des résultats inexacts. Ce titrage s'effectue par rapport au sérum hémolytique (anti-mouton) et par rapport à l'antigène.

3° Le sérum chauffé à 56° et additionné de sérum de cobaye a un pouvoir hémolytique (index de la sensibilisatrice) qui n'est pas égal à celui du sérum frais, c'est-à-dire que la valeur alexique du sérum humain n'est pas toujours égale à celle du sérum de cobaye. Elle est, dans plus de la moitié des cas, égale ou supérieure à la valeur alexique du sérum de cobaye, en lui restant inférieure dans le reste.

4° La méthode de J. Bauer qui repose sur la suppression du sérum hémolytique anti-mouton, ne donne, quelquefois, pas de résultats (index de la sensibilisatrice = moins de 5). Parfois, mais rarement, elle donne des résultats positifs chez des syphilitiques, alors que la méthode de Wassermann donne des résultats négatifs (index de la sensibilisatrice élevé).

5° La méthode de désensibilisation fondée sur la mise en contact de globules rouges de mouton avec le sérum humain (après le chauffage à 56°), de manière à supprimer la sensibilisatrice hémolytique, peut donner des résultats franchement positifs dans des cas où la méthode de Wassermann donne des résultats faibles ou douteux sans nuire à la spécificité de la réaction.

6° Il est nécessaire d'étudier les variations maxima de la réaction de Wassermann (par la méthode des dilutions du sérum). On constate ainsi les résultats utiles de l'action thérapeutique dans des cas où l'on a cru celle-ci insuffisante (syphilis dites *irréductibles*). La recherche des variations maxima a même une importance au point de vue diagnostique, en raison de la fréquence des réactions anormalement élevées dans certaines formes de syphilis nerveuse (paralysie générale en particulier).

7° Les méthodes de séro-diagnostic reposant sur l'emploi des sérums frais doivent être employées d'une manière courante parallèlement à la méthode de Wassermann.

8° La méthode de Marguerite Stern, fondée sur la suppression de l'alexine de cobaye, donne des résultats à peu près identiques à ceux de la méthode de Hecht-Weinberg; ces résultats sont parfois moins nets et même négatifs là où la méthode de Wassermann et de Hecht-Weinberg donnent un résultat positif (index hémolytique du sérum élevé).

9° Nous pouvons confirmer les conclusions auxquelles nous a déjà conduits l'étude de la séro-réaction suivant la méthode de Hecht-Weinberg (a). Cette méthode, quand on tient compte du pouvoir hémolytique du sérum, donne une sécurité égale à celle de la méthode de Wassermann (b) ; elle est plus sensible et permet de reconnaître *fréquemment* la syphilis dans les cas où la méthode de Wassermann donne des résultats négatifs, en particulier dans les formes de syphilis atténuée ou limitée (syphilis oculaire, etc.). Ces formes correspondent à des affections dont le diagnostic étiologique est, d'une manière générale, des plus difficiles.

10° L'index hémolytique du sérum frais varie, d'après notre expérience, de 0 à 29. Il est nul dans près de 5 p. 100 des cas. Cet index s'élève quelquefois au cours du traitement. Il est plus souvent nul chez la femme que chez l'homme et peut diparaître passagèrement au cours des règles.

11° Il est impossible, malgré ce qu'à dit Popoff, d'affirmer ou de nier la syphilis en se fondant sur l'examen du pouvoir hémolytique du sérum.

12° Le procédé de Hallion-Bauer donne lieu à des résultats erronés. L'interprétation des réactions excluant la force hémolytique du sérum est arbitraire.

STÉRILISATION DE LA SYPHILIS
A LA PÉRIODE PRIMAIRE, STATISTIQUE DE 20 CAS[1]

Il est démontré aujourd'hui que le traitement de la syphilis à la période primaire, peut amener, s'il est fait avec l'énergie suffisante et par les moyens appropriés, une atténuation considérable et peut-être, dans quelques cas, la stérilisation de la syphilis, c'est-à-dire non seulement la suppression de tout accident et la disparition de la réaction de Wassermann, mais même la disparition de l'immunité des téguments. Des cas de réinfection non douteux ont été publiés à l'heure actuelle.

Il est nécessaire d'établir par des statistiques les résultats auxquels on peut parvenir en suivant telle ou telle méthode de manière à déterminer la valeur respective de tel ou tel agent chimique et, pour un agent déterminé, la valeur des différentes techniques et l'importance des doses.

La statistique que nous publions aujourd'hui porte sur 8 cas de malades traités à la période primaire, tous dans les mêmes conditions, c'est-à-dire par des injections intra-veineuses ou intra-musculaires de salvarsan, aux doses de $0^{gr},60$ à huit, dix ou quinze jours d'intervalle [2].

Nous avons cru pouvoir ajouter à cette statistique deux malades traités dès les premiers jours de leur roséole.

On verra, en consultant le tableau dans lequel nous avons résumé

1. En collab. avec le Dr Kuenemaun, *Soc. franç. de Dermat. et de syphilis.* 1912.
2. Un seul de nos malades a reçu des doses inférieures.

nos observations, que les 20 premiers malades ont été traités à des moments très variables de la période primaire. Chez les uns, le chancre était très récent ; chez d'autres, il datait de quarante jours. La grande majorité avait une réaction de Wassermann fortement ou faiblement positive avant le traitement. Chez 2 malades, la réaction de Wassermann était encore négative, et la réaction de Heicht-Weinberg déjà positive. Nous n'avons pas cru utile de noter dans ce tableau le nombre des chancres, leurs caractères cliniques, qui ne nous ont paru exercer aucune influence sur l'évolution ultérieure de la syphilis [1].

Au point de vue clinique, chez aucun de nos malades nous n'avons observé le moindre accident secondaire ; c'est-à-dire :

Jamais de roséole ;

Jamais de plaques muqueuses.

Comme on le verra, un certain nombre de malades ont été suivis pendant deux mois, trois mois, cinq et même dix mois.

Les lésions primaires se sont résorbées plus ou moins rapidement dans les délais habituels après les injections de 606, les adénopathies ont graduellement diminué.

Peut-on considérer toutefois que la syphilis ait été stérilisée chez ces malades ? La stérilisation est possible chez quelques-uns, peut-être chez le plus grand nombre. *Il est certain qu'elle n'a pas existé chez tous.*

Deux de nos malades ont présenté de petites récidives chancriformes au niveau du siège de l'accident initial : induration nouvelle, tuméfaction, rougeur et même érosion superficielle. Chez l'un de ces malades, la date exacte du chancre est ignorée, il est possible que le traitement ait été fait à la veille de la roséole.

L'autre malade est plus embarrassant, car, au moment du traitement, le chancre ne remontait qu'à dix jours et la réaction de Wassermann était négative. Ce malade était sujet, du reste, à des poussées d'herpès et il est possible que la lésion nouvelle, apparue

---

1. Dans le tableau ci-joint, les colonnes indiquant les résultats sérologiques correspondent alternativement à la réaction de Wassermann et à celle de Hecht-Weinberg.

MODE d'injection.	NOM	CHANCRE datant de :	RÉACTIONS sérologiques avant le traitement.	TRAITEMENT	1 mois.	1 mois 1/2.	2 mois.	3 mois.	5 mois.	10 mois.
Intra-musculaires.	Mme Bo . .	?	+ + +	0.60 × 3	0 0			0 0	0 0	0 0
	M. C. . . .	15 jours.	? ?	0.60 × 3		0 ?		0 0		
	M. D. . . .	?	? ?	0.60 × 3	+ +	0 0		0 0		
	M. O. . . .	10 à 15 jours.	0 0	0.30 + 0.60 × 2	0 0			0 0		
Intra-veineuses.	M. B. L.. .	?	? ?	0.60 × 3			0 0	0 0	0 0	
	M. Br . . .	10 jours.	0 0	0.60 × 3		0 0		0 0		
	M. Fo . . .	3 semaines.	0 0	0.60 × 3						
	M. L. v.. .	3 semaines.	0 0	0.60 × 3						
	M. R. . . .	6 jours.	0 ?	0.60 × 3		0 0				
	M. Fa . . .	?	0 +	0.60 × 3	0 0			0 0		
	M. V. . . .	3 semaines.	0 +	0.60 × 3						
	M. Be . . .	?	+ + +	0.60 × 3						
	M. Co . . .	15 jours.	+ + +	0.60 × 3						
	M. L. f. . .	15 jours.	+ + +	0.60 × 3	0 0			0 +		
	M. L. g . .	1 mois.	+ + + ?	0.60 × 3			+ + +			
	M. Pr. . . .	?	+ + + +	0.60 × 3	0 +			0 +		
	M. A. . . .	?	+ + + + +	0.60 × 3			0 +			
	M. Bo . . .	5 semaines.	+ + + + +	0.60 × 3				0 ?		
	M. T. . . .	1 mois.	+ + + + +	0.60 × 3						
	M. Pe. . . .	40 jours. Pas de roséole.	? +	0.60 × 3				0 0		
	M. M. . . .	Roséole récente.	+ ?	0.60 × 3	0 0			0 0		
	M. Bl. . . .	Roséole récente.	+ + + +	0.60 × 3	0 0			0 0	0 +	

au siège de l'accident initial, n'ait pas été syphilitique ; la présence de spirochètes a été recherchée à plusieurs reprises sans résultats.

Si les faits cliniques ne prouvent pas absolument que le traitement par le salvarsan, à la dose de $1^{gr},80$ divisée en 3 injections, ne puisse prévenir tout accident syphilitique nouveau, quand il est fait au début de la période primaire, l'examen sérologique démontre que normalement, dans ces conditions, le séro-diagnostic devient négatif dans l'espace de un à deux mois après le traitement ; d'autre part, il ne le devient pas d'une manière absolument constante, puisque chez trois de nos malades, nous avons vu le séro-diagnostic positif deux ou trois mois après le chancre. Chez l'un, par la méthode de Wassermann et celle de Hecht-Weinberg ; chez les deux autres, par la méthode de Hecht-Weinberg seule, qui est plus sensible. Un de ces malades avait même présenté un séro-diagnostic absolument négatif un mois après le traitement. Deux mois après, la réaction de Hecht-Weinberg était redevenue positive.

Il faut remarquer que, chez un certain nombre de malades, l'examen du sang ne put être fait de manière régulière à la suite du traitement.

CONCLUSIONS

A la dose de $1^{gr},80$, en 3 injections intra-veineuses, le salvarsan, à la période primaire, peut amener la stérilisation de la syphilis dans certains cas, comme en témoignent les faits de réinfection. Il n'amène pas la stérilisation *en série*, c'est-à-dire, *dans tous les cas*, la négativité définitive du séro-diagnostic et la suppression de tout accident syphilitique. Ce fait, qui s'explique parfois par un traitement trop tardif à la veille de la roséole, peut être dû, dans d'autres cas, à l'intensité anormale de l'infection.

Il faudra donc, après le traitement, surveiller périodiquement, dans tous les cas, l'état du sang du malade, de façon à recommencer les injections si les réactions sérologiques redevenaient positives. Il faudra également exercer une surveillance au point de vue des accidents syphilitiques, toujours possibles, en particulier au niveau de l'accident primitif. Parmi nos 20 malades, 2 ont présenté des récidives locales.

Devrons-nous modifier la technique actuelle et augmenter le nombre des injections faites à la période primaire ? ou doit-on simplement reprendre le traitement quand l'indication en est fournie par le séro-diagnostic ou un nouvel accident ? La question est à résoudre.

On peut, en tout cas, affirmer dès aujourd'hui qu'il est du devoir du médecin de soumettre le malade atteint d'un chancre induré au traitement par le Salvarsan, sous la forme que nous avons indiqué *ou sous une forme plus active*, dès que la nature de l'accident est reconnue. Le diagnostic devant être établi le plus rapidement possible.

Rappelons en terminant que d'autres modes de traitement, en particulier le traitement mercuriel, sont peut-être capables d'amener parfois la stérilisation à la période initiale de la syphilis. En l'absence de statistiques et de documents précis, nous ne pouvons, en ce moment, fonder sur leur emploi une méthode de stérilisation régulière.

VI

LES RÈGLES DU TRAITEMENT PAR L'ARSÉNOBENZOL ET LA QUESTION DES DOSES [1]

Malgré son importance fondamentale, la question des doses de mercure a été longtemps négligée. Elle n'est pas encore exposée avec les développements nécessaires dans les livres consacrés au traitement de la syphilis. Depuis les travaux que j'ai publiés en 1902 [2], tous les syphiligraphes n'ont pas abandonné les idées, fort contradictoires, il faut le reconnaître, qu'ils avaient exprimées antérieurement. Par suite, de nombreux médecins traitent encore les syphilitiques sans porter une réelle attention à la dose de mercure introduite dans l'organisme dans l'unité de temps, et appliquent, aux formes graves ou rebelles, aux lésions profondes, les doses qui conviennent seulement aux formes communes. Ainsi s'expliquent des insuccès, en particulier dans un nombre *illimité* de cas de syphilis nerveuse.

Par contre, la question des doses d'arsénobenzol préoccupe aujourd'hui tous les médecins qui emploient le sel d'Ehrlich ; comme la précédente, elle exige une étude approfondie [3].

---

1. *Société de médecine de Paris*, 1912.

2. Leredde. Progrès à réaliser dans le traitement mercuriel des accidents graves de la syphilis. *Semaine médicale*, 1902 ; — Etude sur la question des doses de mercure. *Journal des Praticiens*, 1903 ; — La nature syphilitique et la curabilité du tabes et de la paralysie générale. C. Naud, Paris, 1904.

3. Voir à ce sujet : Emery. *La Clinique*, 3 novembre 1911. — Milian. *Société médicale des hôpitaux*, 24 novembre 1911. — Bodin. *La Clinique*, 26 avril 1912. L'auteur partage les opinions d'Emery sur le danger des doses normales. — Fernet et M^llo OEttinger. *Progrès médical*, 14 octobre 1911. — Ravaut. *Tribune médicale*, octobre 1911. — Tissier et Blondin. Traitement de la syphilis, Maloine

*
* *

L'injection du chlorhydrate de dioxydiamidoarsénobenzol, à la dose de un centigramme par kilogramme, détruit, *en série*, chez le lapin, les spirochètes contenus dans le testicule ou la cornée infectés et fait disparaître les lésions. Ce fait, établi par Ehrlich et Hata, constitue la base expérimentale du traitement de la syphilis humaine par l'arsénobenzol.

Ce traitement eut donc lieu, à l'origine, sous forme d'injections sous la peau, aux doses de $0^{gr},60$ et $0^{gr},70$. On obtint des résultats curatifs immédiats et complets, remarquables, les uns parce qu'il s'agissait de lésions extrêmement graves, de formes malignes, de symptômes dus à des accidents profonds, les autres plus importants encore, de portée plus grande, à mon avis, dans des cas rebelles au mercure, manié cependant d'une manière correcte, aux doses et sous les formes nécessaires.

Quelques auteurs dépassèrent les doses initiales : l'arsénobenzol fut injecté à celle de $0^{gr},012$, $0^{gr},015$ par kilogramme, sous la peau, entre les omoplates, puis de préférence dans les muscles, fessiers ou lombaires, les injections sous-cutanées ayant amené des escarres. Des syphilitiques nombreux reçurent $0^{gr},80$, 1 gramme, $1^{gr},10$ et même $1^{gr},20$: Ehrlich et Hata ayant établi que la dose thérapeutique chez l'animal étant de $0^{gr},01$ par kilogramme, la dose toxique est dix fois plus considérable (1 décigramme par kilogramme). L'arsénobenzol est donc un produit peu toxique, c'est-à-dire qu'il existe un large intervalle entre la dose active dans la syphilis et la dose dangereuse. Peu toxique, d'une manière habituelle, il le devient davantage dans certains cas particuliers dont nous parlerons au cours de ce travail.

Pour obtenir une efficacité plus grande de l'arsénobenzol, quel-

1912. — Leredde. Les accidents de l'arséno-benzol et la question des doses Soc. *de Derm.*, 2 février 1911. — Leredde et Kuenemann. Les accidents du 606 et leurs causes. Soc. *de Derm.*, 7 décembre 1911. — Leredde et Kuenemann. Nouvelle étude sur les accidents mortels attribués au salvarsan. Soc. *de Derm.*, 1er février 1912.

ques médecins, sous l'impulsion d'Ehrlich, substituèrent les injections intra-veineuses aux injections intra-musculaires, en général à la dose $0^{gr},60$ ou au-dessous.

Or, à la dose NORMALE, qui est, je le répète, de $0^{gr},01$ par kilogramme et même à une dose supérieure en injection intra-musculaire l'injection unique n'amène pas en SÉRIE, c'est-à-dire, 100 fois sur 100, la guérison des lésions visibles. Elle n'amène pas EN SÉRIE la disparition de symptômes dus à des lésions profondes. La guérison ne fut pas toujours réelle, des récidives furent signalées, autour desquelles on fit grand bruit, et dont la fréquence après une injection intra-veineuse peut être évaluée à 20 p. 100 (Weintraud).

Il faut donc admettre qu'au point de vue thérapeutique, la syphilis humaine ne se comporte pas exactement comme la syphilis expérimentale. Elle en diffère à d'autres égards, et il faut reconnaître que les individus de notre espèce représentent, malheureusement, un milieu de prédilection pour le spirochète. Chez l'animal de laboratoire, chez le singe, l'infection tend, après une période de généralisation, à l'atténuation spontanée, à la guérison. Chez l'homme, elle se perpétue dans le système nerveux, les vaisseaux, les organes hématopoïétiques.

Au moment de la période primaire, l'arsénobenzol peut amener la stérilisation rapide, complète, qu'il détermine chez l'animal. Encore ne l'amène-t-il pas toujours, encore les échecs sont-ils à peu près certains quand le traitement est entrepris à une période avancée de l'époque primaire, encore faut-il agir autrement que chez l'animal [1]. Plus tard, la stérilisation rapide devient exceptionnelle, on ne l'obtiendra que dans des cas de virulence extrêmement atténuée. On peut se demander, avec quelques auteurs, si la syphilis, dans certains cas, n'est pas d'autant plus rebelle aux agents de traitement qu'elle est plus ancienne [2].

1. Voir Leredde et Kuenemann. La stérilisation de la syphilis à la période primaire. *Soc. de Derm.*, janvier 1912.

2. Cette opinion que j'émettais sous réserves en 1912, peut être aujourd'hui démontrée de la manière la plus facile : la stérilisation de la syphilis, relativement facile au début, devient de plus en plus difficile avec le temps (avril 1913).

*
* *

Bref, les bases du traitement de la syphilis humaine par l'arséno-benzol doivent être appuyées sur l'observation des faits relevés chez l'homme même.

Il serait dangereux peut-être, malgré la toxicité faible du 606, de dépasser sensiblement, en injection intra-veineuse, la dose normale de $0^{gr},01$ par kilogramme. Le nombre des accidents mortels, sans devenir considérable, augmenterait, même chez des malades qui paraissent ne présenter aucune contre-indication, du fait de la réaction de Herxheimer, dont nous parlerons plus loin. Les cas rebelles à une injection s'expliquent, — j'exprime ici l'opinion générale, et celle d'Ehrlich le premier, — mieux par le développement du spirochète dans des régions où il est peu accessible à l'arsénobenzol que par sa résistance à celui-ci, quand il est injecté à doses suffisantes.

Pour prévenir les récidives, le retour d'accidents qui ont semblé guéris, mais dans lesquels des spirochètes ont échappé à la destruction, des injections successives sont nécessaires. Ce principe paraît maintenant admis de toutes parts.

L'élimination de l'arsénobenzol, surtout en injections intraveineuses, est rapide, et en particulier les réactions fébriles, les réactions générales qui suivent les injections, sont souvent, toutes choses égales d'ailleurs, plus faibles après une seconde injection qu'après la première, après la troisième qu'après la seconde (Leredde et Kuenemann).

Le nombre des réinjections, les doses auxquelles elles seront faites, doivent être déterminées avec le plus grand soin [1].

Aux doses qui détruisent constamment le spirochète dans les lésions syphilitiques du lapin, trois injections n'amènent pas, aux

1. Voir à ce sujet Leredde. Les accidents de l'arsénobenzol et la question des doses. *Soc. de Derm.*, février 1911.
Leredde. La question des doses de 606. *Soc. de Derm.*, décembre 1911, février 1912 et avril 1912.
Leredde et Kuenemann. Accidents mortels attribués au 606. *Soc. de l'Internat.*, décembre 1911.

périodes secondaire et tertiaire, la stérilisation de la syphilis, et la réaction de Wassermann reste habituellement positive. Mais l'expérience démontre aussi que la guérison des accidents est de règle, les récidives au niveau des lésions en activité étant absolument exceptionnelles.

Si l'on m'accorde que le traitement des accidents profonds, des lésions non visibles de la syphilis, doit se fonder, en PRINCIPE, DANS TOUS LES CAS, sur celui des accidents cutanés ou muqueux, *visibles*, difficiles à guérir, on devrait donc faire chez les syphilitiques, dans tous les cas, à huit jours d'intervalle, trois injections à la dose de $0^{gr},60$ chez les malades de 60 kilogrammes et au-dessus. Les doses, en injections intra-musculaires réitérées dans les mêmes conditions, pourraient dépasser *légèrement* $0^{gr},01$ par kilogramme, pour comporter une efficacité égale à celle des injections intra-veineuses.

L'intervalle de huit jours semble admis aujourd'hui par de nombreux auteurs ; il est pratique pour le malade et le médecin. Quand il n'y a pas d'obstruction rénale, il suffit largement à l'élimination de l'arsénobenzol.

On m'a reproché de donner au traitement une forme mathématique. Il me semble qu'il est utile d'indiquer des chiffres, si l'on veut apporter la précision nécessaire. Le médecin fera, dans chaque cas, les corrections indispensables. Certains syphilitiques qui pèsent 60 kilogrammes sont des obèses, une dose de $0^{gr},60$ serait exagérée chez eux. On semble d'accord pour ne pas dépasser la dose de $0^{gr},60$ en injection intra-veineuse, même chez des hommes vigoureux de 70 et 80 kilogrammes.

*
* *

La règle des trois injections, à la dose de $0^{gr},01$ par kilogramme, que j'ai proposée en 1911 [1], applicable aux malades qui ne présentent pas les contre-indications établies par Ehrlich, semble adoptée

---

1. Leredde. Les accidents de l'arsénobenzol et la question des doses. *Soc. de Derm.*, février 1911.

maintenant de tous côtés pour le traitement de la syphilis à la période primaire, tant que la réaction de Wassermann n'est pas positive. Je reconnais aujourd'hui qu'elle ne peut être suivie aux périodes ultérieures.

Il est dangereux, dès la fin de la période primaire, et après, d'injecter d'emblée aux syphilitiques 0^{gr},60 d'arsénobenzol. Le danger existe même chez ceux qui ne paraissent présenter aucune des contre-indications établies par Ehrlich, même chez ceux dont le cœur, les vaisseaux, le rein, sont en bon état, dont le système nerveux *paraît* absolument normal. Que les accidents, dans ces conditions, soient exceptionnels, beaucoup moins fréquents que ceux que détermine le chloroforme, rien de plus certain : il est non moins certain que nous devons régler la technique de manière à les éviter, tout en obtenant, s'il est possible, de l'arsénobenzol, sa pleine efficacité.

On sait que la plupart des accidents attribués à l'arsénobenzol s'expliquent *sans difficulté aucune*. Je ne parle pas d'accidents que l'on a voulu porter à son passif et qui n'ont jamais existé. C'est ainsi qu'il ne peut plus être question aujourd'hui de complications oculaires semblables à celles qu'ont amenées l'atoxyl et l'arsacétine. L'arséno-benzol n'a jamais déterminé d'atrophie rétinienne. J'élimine aussi les accidents dus à une erreur de technique ; il est entendu que celle-ci est délicate et que tout médecin qui fait des injections d'arsénobenzol doit en être complètement maître.

Comme le mercure, comme tout médicament actif, digitale, opium, belladone, l'arsénobenzol devient toxique aux doses thérapeutiques lorsque l'élimination ne se fait pas d'une façon régulière, dans les cas de néphrite latente et lorsque le foie est profondément lésé [1].

---

1. M. Gaucher (leçon du 5 novembre 1911) a cité 4 cas de mort survenus dans les hôpitaux de Paris, chez des malades atteints de néphrites et traités par l'arséno-benzol. Un cas de mort dans ces conditions a été également publié par Ravaut (*Soc. de Derm.*, 1er février 1911).

L'examen préliminaire des urines doit être fait chez tout malade que l'on voudra soumettre à l'arsénobenzol, comme on devrait le faire avant le traitement mercuriel. Cette précaution est souvent négligée : dans la statistique que j'ai

Les accidents, chez les malades atteints de lésions cardio-vasculaires graves, ne sont pas rares. Dès 1910, Ehrlich avait déclaré qu'elles constituent une contre-indication au traitement [1]. Récemment, Auer a démontré qu'aux doses de $0^{gr},04$ par kilogramme chez le chien, l'injection acide peut déterminer une syncope mortelle.

L'injection alcaline, à ces doses, ne paraît pas dangereuse ; il suffit cependant d'un traumatisme de la région précordiale pour amener la mort à sa suite. L'arsénobenzol a donc parfois, à doses plus élevées que les doses thérapeutiques, mais plus faibles que celles qui sont toxiques chez la plupart des animaux de laboratoire, une action toxique sur le cœur. Elle explique la mort dans les cas de myocardite, elle fait comprendre pourquoi il est nécessaire de recommander aux malades d'éviter tout surmenage la veille de l'injection, de garder un repos de vingt-quatre heures le jour même et de ne pas se surmener les jours qui suivent [2].

Le seul danger, le danger véritable auquel sont exposés les malades soumis à l'arsénobenzol, quand le médecin qui les soigne connaît les contre-indications et est maître de la technique, résulte de la présence des lésions nerveuses. Or, le nombre des syphilitiques, dont le système nerveux est atteint, est *incalculable*. Il est probable que l'infection méningée est constante à la période secondaire et existe même dans les cas où on ne peut pas la démontrer par la mise en évidence d'une lymphocytose céphalo-rachidienne [3].

Cependant, un grand nombre de cas de syphilis nerveuse doivent être soumis au traitement par l'arsénobenzol. Il faut revenir, à l'heure actuelle, sur l'opinion première d'Ehrlich qui proscrivait l'emploi de l'arsénobenzol dans le tabes et la paralysie générale, et

publiée (*Bull. Soc. de Derm.*, décembre 1911), j'ai relevé que la recherche de l'albumine n'avait pas été faite en général chez les malades qui sont morts à la suite des injections.

1. Leredde et Kuenemann. *Soc. de Derm.*, décembre 1911 : Cas de Spiethof, Martius, etc.

2. Cas de Salomon. Mort à la suite d'un long voyage en chemin de fer le jour de l'injection.

3. Cette lymphocytose existe chez 60 p. 100 des malades atteints d'éruptions secondaires (Ravaut). Mais, à cette période, l'injection d'arsénobenzol fait apparaître, très fréquemment (Lévy-Bing), une lymphocytose, qui s'explique tout naturellement par une réaction de défense.

restreindre les contre-indications aux cas extrêmement avancés (tabes à la période de cachexie, paralysie générale avec démence complète). L'action curative de l'arsénobenzol dans le tabes, la paralysie générale, maladies syphilitiques, et non para-syphilitiques (Leredde), est *évidente*.

Le mécanisme des accidents mortels, dans les affections syphilitiques du système nerveux, a été indiqué déjà par Ehrlich et Hata [1].

« ... Il peut se produire, disent ces auteurs, sous l'influence du traitement médicamenteux, des réactions inflammatoires dans les tissus syphilitiques. La *réaction de Herxheimer*, au niveau des éléments cutanés, en est un exemple bien connu, et elle caractérise un processus qui, étant donné son siège, ne présente aucune gravité. Mais, lorsqu'une réaction inflammatoire se produit dans des points importants du système nerveux, elle doit avoir des conséquences beaucoup plus graves... » Ehrlich et Hata signalent les accidents mortels qui peuvent être dus au mercure ou à l'iodure de potassium dans la paralysie générale, et les interprètent comme ceux que peut amener l'arsénobenzol lui-même.

Or, des accidents mortels sont survenus chez des malades qui ne semblaient présenter aucune lésion du système nerveux antérieure à l'infection.

Il s'agit habituellement de syphilitiques à la période secondaire, parfois à la fin de la période primaire (cas de Peugniez et Caraven). Deux ou trois jours après une injection d'arsénobenzol, parfois après la seconde, surviennent des accidents méningitiques suraigus, céphalée, convulsions épileptiformes, fièvre. La mort survient en général le cinquième jour, dans le coma. Il existe actuellement plusieurs observations semblables (cas de Almkvist, Rouget) [2]. A côté de ces faits, où le système nerveux paraissait indemne, il en

---

1. Ehrlich et Hata. Chimiothérapie des spirilloses. Trad. Emery, Paris, Maloine, 1910.

2. Dans le cas de Rouget, on trouva à l'autopsie une hémorragie cérébrale. Voir également l'observation de Leredde et Kuenemann : Accidents cérébraux après 2 injections de salvarsan, par réaction de Herxheimer. *Soc. de Derm.*, avril 1912.

existe où des symptômes de méningite ancienne ou récente avaient été observés avant l'injection (Oltramare, Hoffmann, Kannengiesser).

Enfin, des accidents, graves ou mortels, s'expliquent parfois par la rupture ou l'oblitération d'un vaisseau cérébral, préalablement intéressé par la syphilis.

Ces accidents s'expliquent naturellement par la réaction de Herxheimer, décrite par cet auteur chez des malades atteints de syphilis secondaire et soumis au mercure, et qu'il faut comprendre aujourd'hui dans le sens suivant : réactions inflammatoires qui se produisent au niveau de lésions syphilitiques, connues ou ignorées, superficielles ou profondes, sous l'influence d'un agent antisyphilitique. Le mercure la produit, l'iodure de potassium également, l'arsénobenzol la détermine plus facilement et avec plus d'intensité. Un agent antisyphilitique plus actif que l'arsénobenzol exposerait aux accidents méningitiques, à la rupture d'un vaisseau dans les cas d'artérite, plus encore que l'arsénobenzol.

Faut-il renoncer à traiter les syphilitiques par des moyens de plus en plus actifs ? Tel paraît être l'avis de quelques syphiligraphes, pour lesquels la syphilis est, sans doute, une maladie bénigne, et qui ne détermine aucune mortalité, grâce au mercure.

Mon avis est simplement qu'il faut régler la technique de manière à éviter tout danger.

*
* *

MÉTHODE DES DOSES FAIBLES

La première idée qui vient à l'esprit et qu'ont adoptée la plupart des syphiligraphes en France est de diminuer les doses et de multiplier les injections. Les résultats *paraissent* excellents. Ehrlich et Hata ont, du reste, constaté que le spirochète, dans les lésions syphilitiques du lapin, pouvait être détruit par une dose de $0^{gr},005$ par kilogramme, et même par une dose inférieure. Pour augmenter les chances de guérison, presque tous les partisans de l'arsénobenzol à doses faibles emploient simultanément le mercure.

C'est ainsi que le Dr Fernet et Mlle Œttinger font, à huit jours d'intervalle, deux injections d'arsénobenzol, l'une à 0^{gr},30, l'autre à 0^{gr},40, puis dix à quinze injections de cyanure de mercure intraveineuses, chaque jour, de un centigramme de cyanure de mercure. Le Dr Ravaut fait, tous les huit jours, pendant quatre semaines, une injection de 0^{gr},20 ou 0^{gr}, 30 d'arsénobenzol, et, dans l'intervalle, des injections de cyanure de mercure.

Le Dr Emery ne dépasse plus la dose de 0^{gr},30, et descend à celle de 0^{gr},20 et 0^{gr},10 chez les vieillards, les albuminuriques, les cachectiques, les tuberculeux, les cardiaques et dans les cas de graves lésions nerveuses centrales. De même, M. Sicard injecte tous les huit jours 0^{gr},20, il a fait chez certains malades vingt-deux injections consécutives. M. Milian ne dépasse plus guère les doses de 0^{gr},30, 0^{gr},40 (*Société médicale des hôpitaux*, 24 novembre 1911). MM. Tissier et Blondin, dans leur livre récent sur le traitement de la syphilis, indiquent que la dose habituelle chez l'homme est de 0^{gr},40 et chez la femme de 0^{gr},30. S'il existe des lésions, même légères du cœur ou du système nerveux, une injection d'essai sera faite à 0^{gr},10. M. Queyrat lui-même, lequel reconnaît qu'il faut évaluer à 0^{gr},01 par kilogramme la dose thérapeutique d'arsénobenzol, recommande de faire chez l'homme les injections à 0^{gr},30 0^{gr},40, 0^{gr},50 ; chez la femme 0^{gr},30, 0^{gr},40, et conseille de ne pas employer l'arsénobenzol chez les enfants du premier âge.

« Puisque l'arsénobenzol ne peut plus, dit le Dr Sicard[1], être considéré comme une médication susceptible de stériliser globalement et pour toujours le virus syphilitique, il n'est plus nécessaire d'employer les hautes doses. Tenons-nous-en aux doses moyennes de 0^{gr},20, 0^{gr},30, en les répétant à certains intervalles, doses que nous avons préconisées et que quelques syphiligraphes ont adoptées également. »

Est-il logique, parce que le 606 n'est pas un agent de stérilisa-

---

1. Sicard. 606 et méningotropisme. *Province médicale*, 11 novembre 1911. Pour M. Babinski, la dose de 0^{gr},20 serait la dose convenable pour un homme de poids moyen.

tion immédiate, de l'employer de manière telle qu'il ne soit peut-être plus un agent de stérilisation graduelle?

*
* *

CRITIQUE DE LA MÉTHODE DES INJECTIONS
A DOSES FAIBLES

LA MÉTHODE DES INJECTIONS A DOSES FAIBLES EST DANGEREUSE. — Il ne suffit pas de diminuer les doses d'arsénobenzol pour éviter ses dangers ! Parmi les cas de mort par réaction méningée que j'ai signalés plus haut, il en existe, en effet, où l'injection fut seulement de $0^{gr},30$. Les doses indiquées par M. Brocq, M. Fernet et Mlle Œttinger sont donc dangereuses. Les doses indiquées par M. Milian le sont également ; en particulier, il peut y avoir danger à injecter, comme le veut cet auteur, $0^{gr},30$ d'arsénobenzol à tout syphilitique pour pratiquer la réactivation de la réaction de Wassermann. Les doses indiquées par MM. Tissier et Blondin sont également dangereuses.

LA MÉTHODE DES DOSES FAIBLES EST IMPRÉCISE. — Les syphiligraphes qui se sont ralliés à cette méthode indiquent tous des chiffres différents, qui sont fixés d'une manière arbitraire. Quelles seront les doses employées par le médecin, le praticien, qui ne soigne pas des syphilitiques en grand nombre, et ne peut se faire, par suite, une opinion personnelle ? L'expérience nous le démontre : IL SE PASSERA POUR LE TRAITEMENT PAR L'ARSÉNOBENZOL EXACTEMENT CE QUI S'EST PASSÉ POUR LE TRAITEMENT MERCURIEL. Le praticien, redoutant les dangers d'un agent thérapeutique actif, plus encore que le spécialiste, emploiera toujours des doses inférieures à celles que conseille celui-ci. Et s'il combine, ce qui arrivera souvent, le traitement mercuriel au traitement par l'arsénobenzol, il emploiera habituellement le mercure et l'arsénobenzol *à doses quelconques.* Le résultat nécessaire sera que les syphilitiques seront seulement *blanchis* par de nouveaux moyens, par des méthodes plus modernes, plus élégantes que les anciennes, suivant la mode thérapeutique du jour.

Il existe, heureusement, de nombreux médecins qui obéissent à des considérations différentes, et pour qui la thérapeutique ne doit pas être seulement *apparente*.

LA MÉTHODES DES DOSES FAIBLES N'EST PAS CURATIVE EN SÉRIE. — Nous ne pouvons accepter la diminution systématique des doses d'arsénobenzol si on ne nous prouve pas en même temps que l'effet des injections thérapeutiques réitérées à doses faibles est égal à celui des injections à doses normales.

Certes, il importe peu que le traitement soit poursuivi pendant six semaines ou deux mois, au lieu de quinze ou vingt jours. Mais, si nous pensons que l'arsénobenzol doit être substitué au mercure chez un grand nombre de syphilitiques, c'est parce que nous connaissons les insuccès de celui-ci : les malades qui gardent une réaction de Wassermann positive après quatre ans de traitement bien fait, par injections, les échecs si fréquents, les récidives communes dans les lésions nerveuses, la difficulté de faire chez les tabétiques des périodes nombreuses de traitement mercuriel intensif, les effets incertains dans la paralysie générale. La syphilis, traitée par le mercure, un des plus précieux agents thérapeutiques que nous ayons en médecine, reste un fléau social, une cause de mortalité considérable. Nous découvrons chaque jour, depuis le séro-diagnostic, qu'elle intervient dans des cas où on ne la soupçonnait pas, parce qu'on ne la cherchait pas. On me dira que le traitement mercuriel est mal manié. Je suis de cet avis plus que personne. Ce n'est pas une raison pour mal manier l'arsénobenzol, plus actif, plus régulièrement actif, et qui permettra aux syphilitiques de guérir, d'une manière générale, plus vite qu'ils ne guérissaient autrefois. N'oublions pas qu'une des raisons pour lesquelles ils sont souvent mal soignés se trouve dans la longue durée du traitement, qui n'est pas acceptée par tous, et que tout médecin n'ose pas imposer aux malades.

Peut-être les médecins qui emploient l'arsénobenzol à doses

faibles sont-ils fondés à le faire, au point de vue thérapeutique.
Aujourd'hui, en matière de traitement antisyphilitique, nous pouvons
demander des preuves, avec documents à l'appui : effets d'une
méthode thérapeutique sur la séro-réaction, sur les affections syphilitiques rebelles, le tabes par exemple, effet préventif sur les
récidives. Ces documents ne nous sont pas donnés par nos collègues.

L'observation des syphilitiques soumis au traitement mercuriel
démontre qu'UN TRAITEMENT PROLONGÉ N'A JAMAIS LA VALEUR D'UN
TRAITEMENT ÉNERGIQUE. — L'erreur sur ce point est quotidienne,
elle a été et restera, à mon avis, la cause de la mort d'un nombre
illimité de syphilitiques. Ce qui l'explique, sans la justifier, c'est
la facilité avec laquelle on obtient, dans la syphilis, la guérison
apparente de nombreux accidents, des résultats qui paraissent excellents — la faute de méthode, fondamentale, qu'ont commise et
que renouvellent sans cesse les syphiligraphes, et, plus souvent
et plus malheureusement encore, les neurologistes, en voulant
régler le traitement des affections syphilitiques profondes sur celui
des lésions superficielles, d'observation banale et de guérison
facile.

Voici un exemple, qui montre l'importance des doses de mercure : les syphilides psoriasiformes de la paume des mains sont
souvent rebelles à cet agent thérapeutique. Elles cèdent dès qu'on
l'emploie à doses élevées (0^{gr},02 Hg par jour), ou traitement intensif discontinu sous forme d'injections de calomel à 0^{gr},10 par
semaine.

De même, l'infection syphilitique s'atténue par le mercure, à
doses élevées, beaucoup plus souvent et plus rapidement que le
mercure à *doses quelconques*.

L'association du mercure à doses faibles et de l'arsénobenzol à
doses faibles n'apporte aucune sécurité et ne permet pas de guérir
en série les lésions qui céderaient au mercure à doses élevées ou
à l'arsénobenzol à doses normales.

L'emploi de l'arsénobenzol, à doses faibles, expose à des échecs
fréquents, au point de vue des accidents comme au point de vue

de l'infection elle-même. C'est ce qu'on voit par exemple dans une observation de Jeanselme *où les résultats* IMMÉDIATS *parurent satisfaisants.* Cette observation concerne une femme atteinte d'un chancre de la lèvre supérieure qui reçut une injection inter-scapulaire de 0ᵍʳ,45 d'arsénobenzol. Les résultats immédiats furent ceux que l'on observe d'habitude. Quelques mois plus tard, paraissait une roséole de retour [1].

Chez certains syphilitiques, la réaction de Wassermann paraît irréductible, malgré un traitement prolongé.

Le fait est surtout relevé par des auteurs qui emploient l'arsénobenzol à doses faibles. Par exemple, le Dʳ Sicard déclarait récemment à la *Société médicale des hôpitaux* n'avoir pu atténuer la séro-réaction dans un cas où le signe d'Argyll seul manifestait l'existence d'une syphilis nerveuse, malgré 22 *injections* hebdomadaires d'arsénobenzol à la dose de 0ᵍʳ,20.

Plus remarquables encore sont les exemples qui nous sont fournis par les « neuro » ou « méningo-récidives ».

On désigne sous ce nom, depuis Benario, Bayet et d'autres auteurs, des troubles, d'observation fréquente, dus à des lésions des nerfs craniens, d'origine méningée, qui s'observent *quelques semaines* après les injections d'arsénobenzol, troubles auriculaires surtout, puis paralysies oculo-motrices, paralysie faciale, etc. Ces lésions sont des lésions spécifiques, et non d'origine toxique comme l'avait cru Finger. Elles se produisent exclusivement chez des syphilitiques soignés à doses faibles ; les médecins qui manient l'arséno-benzol aux doses normales ne les observent pas. *Je n'en ai jamais vu pour ma part, sur près de 200 malades.* Les neurorécidives guérissent par de nouvelles injections d'arsénobenzol ou un autre mode de traitement antisyphilitique.

Autre exemple encore. La question de l'efficacité de l'arsénobenzol dans le tabes est des plus discutées. Dans un travail récent, communiqué au Congrès de Dermatologie de Rome, j'ai publié l'observation de tous les malades, au nombre de quinze, atteints

---

1. Jeanselme. Discussion de la communication de Leredde et Kuenemann sur la stérilisation de la syphilis à la période primaire. *Soc. de Derm.*, janvier 1912.

de cette maladie, que j'ai soignés depuis quinze mois. Tous, sauf deux, sont en amélioration considérable, *évidente ;* un peut même être considéré comme guéri. Tous ces malades ont reçu des injections réitérées aux doses *normales* (0^{gr},60). Les résultats négatifs, publiés par de nombreux auteurs, dépendent *uniquement* des doses trop faibles qu'ils ont employées (0^{gr},20, 0^{gr},30 par injection), ou de l'emploi d'une dose unique [1].

Bref, employer systématiquement l'arsénobenzol à doses faibles, c'est faire une thérapeutique apparente, qui permet de guérir la plupart des lésions visibles, mais non toutes les lésions, qui expose aux méningo-récidives à la période secondaire et n'apporte aucune sécurité dans le traitement des syphilis profondes. Y a-t-il lieu de préférer l'arsénobenzol au mercure, si on emploie le sel d'Ehrlich de manière à ne réaliser aucun progrès dans le traitement des lésions rebelles, nerveuses ou vasculaires, des affections « parasyphilitiques », dans la stérilisation de la syphilis ?

L'arsénobenzol, comme je l'ai établi déjà dans plusieurs travaux, doit être manié *à doses progressives.*

*
* *

MÉTHODE DES DOSES PROGRESSIVES

La dose initiale, la dose d'essai, celle qui pourra être injectée d'emblée chez l'adulte de 60 kilogrammes et au-dessus, sera de 0^{gr},20, puisque cette quantité, chez un adulte de poids normal, n'a jamais déterminé d'accident en l'absence de contre-indications.

Les doses consécutives seront en principe de 0^{gr},40, 0^{gr},60 0^{gr},60 à huit jours d'intervalle. Mais cette technique sera modifiée dans les cas suivants :

a) Certains malades présentent une réaction thermique franche après la première injection. Dans la journée, quatre à six heures après l'injection, la température s'élève à 38° et au-dessus. Or la

---

1. Leredde. La question des affections « parasyphilitiques » en 1912. Action du salvarsan dans le tabes dorsal. *Congrès de Dermatologie,* Rome 1912.

fièvre, après l'injection d'arsénobenzol, faite au moyen d'eau stérilisée après distillation, traduit une réaction de l'organisme syphilitique, elle est surtout commune lorsqu'il existe des lésions nerveuses (Leredde et Kuenemann).

b) Chez d'autres malades ou chez les mêmes, on observe, après
l'injection, des symptômes qui révèlent des lésions latentes du système nerveux, céphalée, phénomènes névralgiques.

, Lorsque ces symptômes ou une réaction thermique franche se
produisent, il est prudent, surtout à la fin de la période primaire,
dans les premières années de la période secondaire et chez les
malades qui ont présenté des signes pouvant être dus à une infection syphilitique du système nerveux, ou qui sont atteints de syphilis du cerveau, du bulbe, de la moelle épinière, de ne pas faire la
seconde injection à dose plus forte que la première. Et de même,
s'ils surviennent après la deuxième injection, la troisième ne sera
pas faite à dose plus forte que la seconde. L'abaissement de la
température, d'injection en injection, indiquera la plus grande
tolérance de l'organisme.

Il existe un autre moyen de prévenir les réactions exagérées de
l'organisme, c'est d'espacer les injections, de les éloigner de dix ou
quinze jours, en élevant cependant les doses.

Rien n'est plus facile en somme que de graduer le traitement
par l'arsénobenzol *chez tous les malades*. La méthode des doses
progressives peut être adaptée à tous les cas ; en principe, il faut
tâcher d'arriver à la dose normale, à la fin de la première série de
traitement, dût-on, dans des cas particulièrement difficiles, faire
cinq ou six injections.

Deuxième série de traitement. — Les réactions thermiques, au
cours d'une série d'injections, sont normalement atténuées lorsqu'une série a été faite, à une époque peu éloignée (Leredde et
Kuenemann). Les réactions générales de l'organisme étant diminuées, la destruction d'un grand nombre de spirochètes accomplie,
les dangers que l'on pouvait craindre au moment de la première
période de traitement n'existent plus, lors d'une seconde, à condition, bien entendu, que l'intervalle entre celle-ci et la précédente

n'ait pas permis à de nouvelles lésions d'apparaître, à une méningite latente de se développer de nouveau. Par suite, on pourra faire trois injections à 0^{gr},40, 0^{gr},60, 0^{gr},60 ou même à 0^{gr},60, 0^{gr},60, 0^{gr},60, s'il n'y a pas eu de réaction fébrile nette, ni de symptômes nerveux au moment de la première série de traitement.

Somme toute, le traitement par l'arsénobenzol, chez les malades qui ne présentent pas de graves lésions cardio-vasculaires ou rénales, ou des lésions nerveuses extrêmement avancées et en fait incurables, paraît n'être dangereux qu'à son début aux doses normales. Les accidents graves ou mortels n'ont jamais été signalés chez des malades au cours d'une 3°, d'une 4°, d'une 5° injection, ou plus tard. Un grand nombre de malades, cependant, ont été soumis à un traitement prolongé par l'arsénobenzol.

Ce fait confirme bien l'opinion que les principaux dangers de cet agent thérapeutique, ceux qu'on ne peut pas prévoir chez un malade déterminé, sont dus à son action trop énergique sur les lésions syphilitiques. La même observation a été faite chez le nouveau-né ; en 1910, quand on a commencé à employer l'arsénobenzol, des cas de mort fréquents ont été relevés chez des nourrissons atteints de syphilis très virulente et traités d'*emblée* aux doses de 0^{gr},01 par kilogramme, ou à des doses supérieures.

Rien n'empêche de manier l'arsénobenzol, chez l'adulte, ni chez l'enfant, aux doses normales. Mais, au début du traitement, il faut l'employer à doses progressives pour éviter les accidents dus à la réaction de Herxheimer. La méthode des doses faibles doit être abandonnée d'une manière complète, elle est insuffisamment efficace ; nous devons croire, jusqu'à nouvel ordre, qu'elle ne permet pas d'obtenir régulièrement la stérilisation de la syphilis.

Elle doit être proscrite dans tous les cas, et en particulier dans la syphilis nerveuse, dont certaines formes font partie des manifestations les plus rebelles de la syphilis.

*
* *

J'ai donné à ce travail le titre : règles du traitement par l'arsénobenzol. Je n'ai pas la prétention de les avoir exposées d'une manière complète. Certaines questions restent à l'étude. Par exemple, à la méthode *discontinue* que j'ai indiquée dans mon étude s'oppose la méthode *continue* employée par mon ami le Dr Bayet. Nous ne savons encore quelle est la meilleure, celle qui permet d'atteindre dans les meilleures conditions la stérilisation *relative* de la syphilis, c'est-à-dire la suppression définitive (ou simplement prolongée) de la réaction de Wassermann.

Faut-il associer le mercure à l'arsénobenzol, employé à doses progressives, alterner les cures mercurielles, *bien faites*, et les périodes de traitement par l'arsénobenzol, ou, comme je le fais jusqu'ici, soumettre au traitement mercuriel seulement les malades dont l'infection est rebelle à l'arsénobenzol, comme il faut soumettre à l'arsénobenzol les infections rebelles au mercure ? Ces questions, d'autres encore, ne peuvent être résolues actuellement. Elles le seront peut-être avant peu, puisque nous avons, par une exception malheureusement rare en médecine, le moyen de contrôler avec précision les effets des diverses méthodes thérapeutiques dans la syphilis et de déterminer les meilleures.

VII

LA FIÈVRE DU SALVARSAN[1]

Depuis les travaux de Wechselmann sur la toxicité de l'eau distillée des pharmacies (*Deustche med. Woch.*, 27 avril 1911, *Münchener med. Woch.*, 11 juillet 1911), on sait que l'on ne doit plus employer en injection intraveineuse qu'une eau stérilisée et conservée stérile aussitôt après la distillation. Depuis que l'on emploie, pour les injections intra-veineuses de salvarsan, l'eau distillée stérilisée fraîche, les injections sont mieux supportées par les malades.

Dans le dernier des articles cités ci-dessus, Wechselmann dit avoir injecté à son domicile 150 malades sans observer aucune élévation thermique. Au contraire, il signale un abaissement de la température après l'injection et ses malades ont presque tous 36°5 au milieu de la journée, quatre heures après l'injection.

Joseph Herbsmann de Rostov (*München. med. Woch.*, 22 août 1911) constate également que, sur 50 malades injectés dans ces conditions, 2 seulement ont eu une température supérieure à 37°. Par contre, cet auteur n'aurait pas observé moins fréquemment la céphalée, les frissons, les vomissements, la diarrhée.

Contrairement aux auteurs précédents, nous avons observé, depuis que nous nous servons d'eau distillée stérilisée au moment de sa préparation, non pas la disparition de la fièvre, mais seulement la diminution de sa fréquence. Jusqu'au mois de septembre 1911, nous employions l'eau distillée commerciale. Les réactions fébriles étaient relativement fréquentes et souvent élevées. Depuis

1. En collabor. avec le Dr Kumenauss, *Soc. de Dermat.*, janvier 1912.

que nous employons l'eau distillée fraîche, les réactions thermiques sont moins fréquentes, moins élevées, et, en outre, on observe régulièrement le fait suivant : lorsqu'il y a réaction thermique au moment d'une première injection, la réaction qui suit la deuxième injection est moins forte, et celle qui suit la troisième injection moins forte encore. D'autre part, lorsqu'on fait, à deux mois d'in-

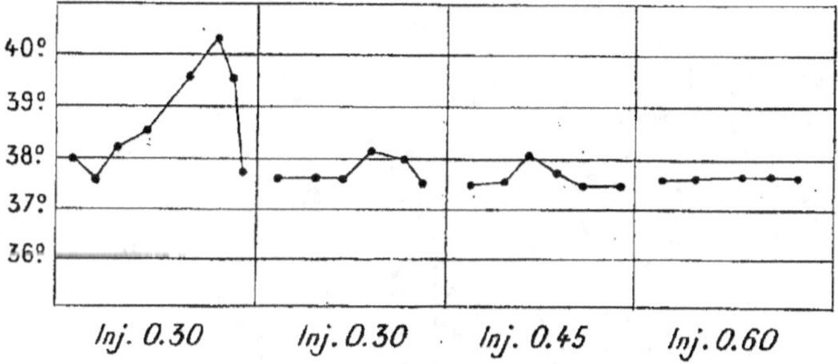

tervalle, deux séries de traitement à un malade déterminé, les réactions thermiques de la deuxième série sont normalement moins fortes que celles de la première.

Cette loi, qui souffre peu d'exceptions dont nous parlerons plus

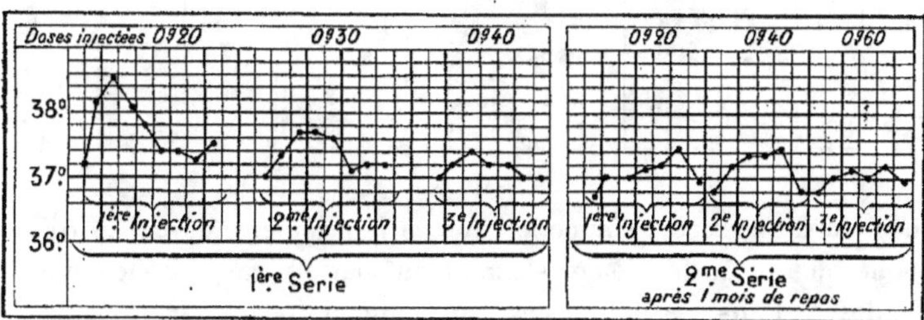

loin, se vérifie également chez les malades traités avec des solutions faites au moyen d'eau distillée du commerce, mais d'une manière moins évidente.

Les chiffres que nous avons relevés et qui sont résumés dans un tableau ci-joint nous conduisent à admettre :

1° Que l'action toxique de l'eau distillée commerciale, c'est-à-dire non stérilisée après sa préparation, est indiscutable et produit en particulier des effets d'ordre thermique, comme l'a établi Wechselmann.

2° Mais, d'autre part, il existe des réactions thermiques indépendantes, dues à l'action du salvarsan sur les spirochètes et les lésions syphilitiques.

Les cas dans lesquels la température peut être plus élevée au

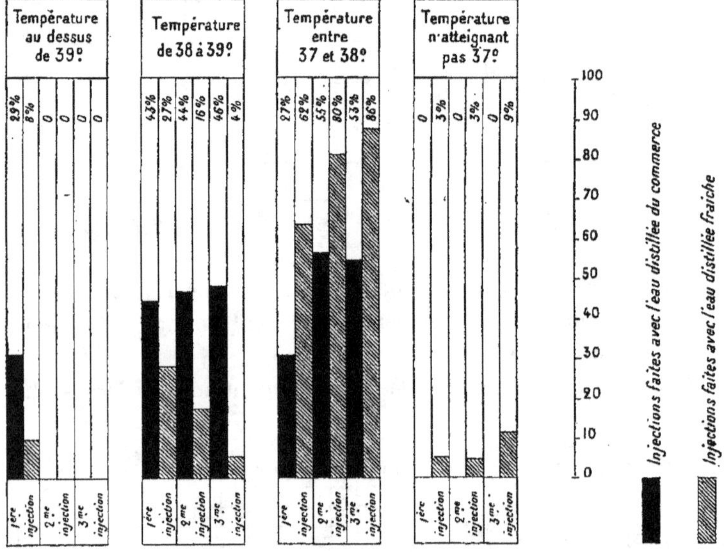

moment d'une seconde injection que de la première, ou de la troisième que de la deuxième, s'expliquent parfois par une élévation de doses. Dans les autres cas, une faute d'asepsie est probable. Ces fautes d'asepsie ont été des plus rares dans notre pratique, puisqu'une seule de nos malades a présenté une température plus élevée à la deuxième injection qu'à la première, bien que la dose de salvarsan n'ait pas été augmentée.

Quelques faits méritent encore d'être mis en lumière.

On sait que Wechselmann a signalé une hypothermie habituelle

dans les premières heures qui suivent l'injection. Cette hypothermie ne nous a pas paru très fréquente. Nous ne l'avons observée
que dans un tiers des cas environ.

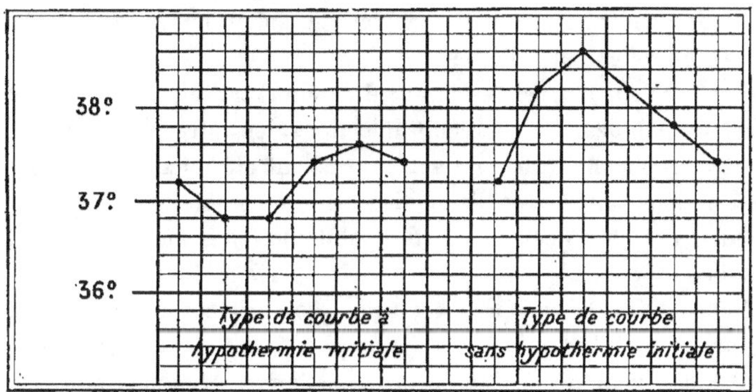

Les réactions fébriles nous ont paru plus communes chez des
malades présentant des lésions du système nerveux.

Le nombre des malades chez lesquels nous avons relevé la température de manière précise, après chaque injection, et chez lesquels les injections ont été faites au moyen d'eau distillée fraiche,
s'élève à 26.

Sur ces 26 malades, 11 ont présenté une réaction à 38° ou au-
dessus, soit après la première injection seulement, soit après la
première et les suivantes. Sur ces 11 malades, 5 sont atteints de
lésions nerveuses (paralysie générale, tabes, méningite).

Or nos 26 malades comprennent 6 malades atteints de lésions du
système nerveux et 20 indemnes. On peut donc penser que les
réactions thermiques sont nettement plus fréquentes lorsque le système nerveux est touché par la syphilis.

Deux malades, mari et femme, que nous avons laissés en dehors
de cette statistique, traités le même jour, eurent une réaction thermique beaucoup plus forte après la deuxième injection qu'après la
première. Tous les deux avaient fait un voyage en chemin de fer
de plusieurs heures la nuit qui avait précédé le traitement. Dans ce

cas, on ne peut accuser ni l'eau distillée, ni la réaction des lésions syphilitiques ou la destruction des spirochètes, ni la faute d'asepsie. On ne peut incriminer que la fatigue antérieure à l'injection, et ceci nous prouve qu'on ne saurait trop exagérer les recommandations de prudence auxquelles doivent se subordonner les malades avant le traitement et après [1].

Les faits sur lesquels est appuyé ce court travail ont été relevés chez 63 malades, 10 ont reçu 6 injections, les autres 3 seulement ; 37, traités avant le mois de septembre, ont été injectés au moyen de solutions faites avec l'eau distillée du commerce, 26, traités depuis, ont été injectés avec des solutions faites au moyen d'eau distillée fraîche.

Peut-on, de ce qui précède, tirer quelques conséquences pratiques ?

Il nous semble que l'étude des réactions thermiques doit être faite avec soin chez tous les malades soumis aux injections intra-veineuses. La température sera relevée toutes les deux heures à la suite de l'injection. Elle renseignera sur la qualité de l'eau distillée, sur l'état d'infection de l'organisme, sur les fautes d'asepsie qui peuvent être commises.

Dans les cas où la réaction thermique sera forte à la suite d'une première injection, il n'y aura pas lieu, de ce fait seul, de ne pas élever les doses au moment de la seconde, la stérilisation de l'organisme étant plus nécessaire dans ce cas que dans les cas ordinaires. Toutefois, lorsque le système nerveux sera touché, une réaction thermique forte sera une indication à la prudence.

---

1. Ces deux malades ont été suivis depuis la publication de ce travail. Chez le mari, la réaction de Wassermann est devenue rapidement négative. Chez la femme, au contraire, la séro-réaction s'est montrée rebelle, les réactions thermiques ont persisté pendant quelque temps ; d'autre part, des céphalées dont elle était atteinte ont disparu. L'hypothèse de syphilis nerveuse est des plus probables et je crois qu'il faut revenir sur l'interprétation donnée à la fièvre dans le travail ci-joint (avril 1913).

VIII

LA FIÈVRE DU SALVARSAN DANS LES AFFECTIONS SYPHILITIQUES DU SYSTÈME NERVEUX[1]

Les réactions thermiques qui suivent les injections de salvarsan peuvent être dues [2] :

1° A l'emploi d'une eau distillée, non stérilisée après distillation (Wechselmann) ;

2° A des fautes d'asepsie ;

3° Au sel marin, les solutions de salvarsan dans le sérum physiologique pouvant amener de la fièvre, alors que les solutions dans l'eau pure n'en amènent pas (Stümpke [3]) ;

4° *Peut-être* dans quelques cas à un surmenage antérieur à l'injection (Leredde).

Lorsque ces causes n'existent pas, la fièvre du salvarsan est due à la destruction des spirochètes. Elle obéit à la loi suivante (Leredde et Kuenemann) ; *les réactions diminuent d'injection en injection, même quand on élève les doses.*

La température doit être relevée toutes les deux heures après l'injection. Il ne suffit pas de prendre la température vespérale pour pouvoir affirmer qu'un malade injecté dans la matinée n'a pas eu de réaction thermique.

---

1. *Soc. de Dermat.*, 1912.

2. Leredde et Kuenemann. La fièvre du salvarsan. *Soc. de Derm.*, janvier 1912.

3. Stümpke. *Salvarsan und Fieber Deut. Med. Woch.*, 25 janvier 1912.
Un travail récent des Dr. Hort et Penfeld (A Critical study of experimental fever, *Proceedings of the Royal Society*, 14 janvier 1912), conteste l'existence de réactions thermiques chez le lapin, à la suite d'injections de solutions chlorurées sodiques faites dans l'eau distillée pure.

Peut-être, chez quelques malades, la température est-elle troublée non seulement le jour de l'injection, mais le lendemain. Sur ce point de nouvelles observations sont nécessaires.

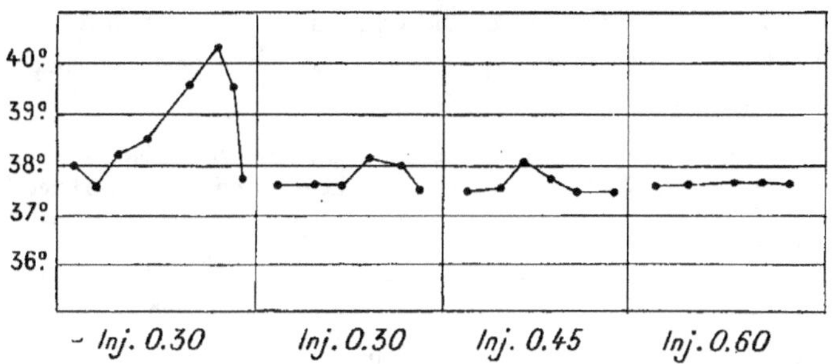

Dans le travail que j'ai présenté à la *Société de Dermatologie* en janvier 1912, avec mon chef de clinique regretté le Dr Kuenemann, on trouvera signalée la fréquence des réactions thermiques chez les malades atteints de syphilis du système nerveux. Onze de nos malades sur 26 avaient présenté une réaction thermique à 38° et au-dessus. De ces 11 syphilitiques, 5 étaient atteints de lésions nerveuses, tabes, paralysie générale, méningite.

Je puis donner à ce sujet des précisions nouvelles. Quelques malades atteints de syphilis nerveuse ne présentent pas de réactions thermiques après les injections de salvarsan (ou de néo-salvarsan) aux doses normales. Le fait est rare dans la syphilis nerveuse commune et le tabes ; je ne l'ai pas encore observé dans la paralysie générale[1]. *La présence de réactions thermiques est de règle lorsque le système nerveux est atteint, et quand on emploie le salvarsan aux doses nécessaires.*

Il en résulte que l'observation d'élévations thermiques chez les syphilitiques traités par le salvarsan, en dehors de la fin de la période primaire et au début de la période secondaire doit, *quand elles sont persistantes*, faire penser à l'existence de localisations nerveuses, et les faire rechercher chez les malades.

1. J'ai observé ce fait depuis quelques mois (avril 1913).

Observation :

M. Gen. 30 ans. Syphilis en 1904 (chancre, roséole, plaques). Pas d'accidents cutanés ni muqueux depuis.

Pendant un an, frictions, pilules.

1905-1910. Traitement régulier, chaque année, par pilules.

1911. Pendant deux mois, injections de benzoate de mercure et d'hectine.

```
    19, 10, 11. W. = + + + +  H.-W. (Hecht-Weinberg) = +
 3, 11, 11 inj. 606 à 0gr,60 (I.-V.).  ⎧ L'observation  porte : réactions
10, 11, 11      —        —      —       ⎨   fébriles légères, sans autre dé-
17, 11, 11      —        —      —       ⎩   tail.
     7, 2, 12. W. = + + + +  H.-W. = +
16, 2, 12 inj. 606 à 0gr,60 (I.-V.).  ⎰ Réaction fébrile, 38° le lendemain
                                       ⎱    de l'injection.
32, 2, 12       —        —      —        Pas de réaction fébrile.
 1, 3, 13       —        —      —        Pas de réaction fébrile.
     9, 5, 12. W. = + + + +  H.-W. = +
10, 5, 12 inj. 914 à 0gr,90 (I.-V.).    39° le jour de l'injection.
17, 5, 12       —        —      —        38°    —          —
24, 5, 12       —        —      —        Pas du réaction fébrile.
    24, 7, 12. W. = + + + +  H.-W. = +
```

Le malade présente le signe d'Argyll Robertson, il conserve ses réflexes patellaires, mais il a souffert, à plusieurs reprises de douleurs dans les jambes rappelant les douleurs fulgurantes. En somme, il est atteint d'un tabes fruste, qui ne s'est pas développé, grâce aux traitements qu'il a suivis [1].

*
* *

D'après la loi que j'ai établie avec Kuenemann, et que j'ai rappelée au début de ce travail, la température due à la destruction des spirochètes et à la mise en liberté de leurs endotoxines (fièvre endogène de Stümpke) décroît d'injection en injection même quand on élève les doses. Les exemples les plus remarquables s'observent à la fin de la période primaire, dès que la R. W. est devenue positive, pendant la roséole et dans les mois qui suivent.

Je puis établir aujourd'hui l'existence d'un type thermique abso-

---

1. Un autre signe de présomption de l'existence d'une syphilis nerveuse aurait pu se trouver dans le caractère rebelle de la R. W.

lument différent, que j'ai rencontré jusqu'ici exclusivement chez les malades atteints de syphilis nerveuse et plus souvent même que le type classique.

Ce type est le suivant : une première injection, faite comme il est de règle, à doses faibles, ne provoque pas de réaction, une injection à dose plus forte amène une réaction fébrile. Fait-on une nouvelle injection à doses égales, il n'y a plus de réaction. Nouvelle injection à doses plus fortes, la réaction se reproduit.

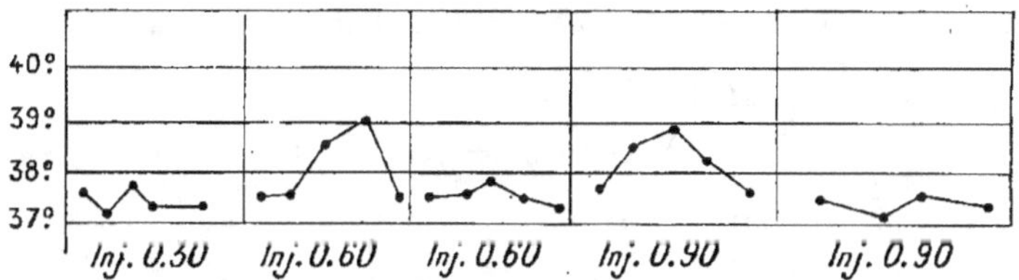

Exemples.

I. — M. V. *Paralysie générale ancienne.*

1ʳᵉ série d'injections.	27, 7, 12 inj. à 0ᵍʳ,30 (néosalvarsan).	R. therm. max. 38°2.
	1, 8, 12 — à 0ᵍʳ,45 —	Pas de r. therm. max. 36°9.
	6, 8, 12 — à 0ᵍʳ,60 —	R. therm. max. 38°.
	11, 8, 12 — à 0ᵍʳ,90 —	R. therm. max. 37°9.

II. — M. Prc. *Paralysie générale au début.*

1ʳᵒ série.	11, 1, 12 inj. à 0ᵍʳ.60 (salvarsan) . .	R. therm. max. 38°2.
	18, 1, 12 — à 0ᵍʳ,40 — . .	Pas de r. therm. max. 37°6.
	25, 1, 12 — à 0ᵍʳ 60 — . .	R. therm. max. 38°2.
	4, 2, 12 — à 0ᵍʳ,30 — . .	Pas de r. therm. max. 37°4.
	7, 2, 12 — à 0ᵍʳ,60 — . .	R. therm. max. 38°4.
2° série.	2, 4, 12 inj. à 0ᵍʳ,50 (salvarsan) . .	Pas de r. therm. max. 37°4.
	9, 4, 12 — à 0ᵍʳ,40 — . .	Pas de r. therm. max. 37°6.
	16, 4, 12 — à 0ᵍʳ,60 — . .	R. therm. max. 38°4.
3° série.	6, 7, 12 inj. à 0ᵍʳ,60 (néosalvarsan).	Pas de r. therm. max. 37°3.
	11, 7, 12 — à 0ᵍʳ,90 —	R. therm. max. 38°9.
	16, 7, 12 — à 0ᵍʳ,90 —	Pas de r. therm. max. 37°6.

III. — M. Pasch. *Tabes.*

10, 6, 12 inj. à 0^{gr},30 (néosalvarsan).		Pas de r. therm. max. 37°2.
14, 6, 12 — à 0^{gr},60	—	R. therm. max. 39°1.
19, 6, 12 — à 0^{gr},60	—	Pas de r. therm. max. 37°2.
24, 6, 12 — à 0^{gr},90	—	R. therm. max. 39°.
1, 7, 12 — à 0^{gr},90	—	Pas de r. therm. max. 37°6.

Ce cas est des plus typiques, 3 injections ont été faites en août à 0^{br},75, 0^{gr},90, 1^{gr},20, sans amener de réaction thermique.

IV. — M. V. *Tabes.*

3° série.
14, 5, 12 inj. à 0^{gr},60 (néosalvarsan).		Pas de r. therm. max. 37°8.
20, 5, 12 — à 0^{gr},90	—	R. therm. max. 38°2.
26, 5, 12 — à 0^{gr},90	—	Pas de r. therm. max. 37°2.

V. — M. Lep. *Paralysie générale.*

3° série.
21, 6, 12 inj. à 0^{gr},90 (néosalvarsan).		R. therm. max. 38°3.
26, 6, 12 — à 0^{gr},90	—	Pas de r. therm. max. 37°3.
1, 7, 12 — à 1^{gr},20	—	R. therm. max. 38°3.
6, 7, 12 — à 1^{gr},20	—	Pas de r. therm. max. 37°.

Ce cas est aussi remarquable que le III. Trois injections de néosalvarsan à 0^{gr},90, 1^{gr},20, 1^{gr},20 ont été faites en août sans amener de réaction fébrile.

Le malade paraît en voie de guérison

VI. — Mad. Lem. *Paralysie générale.*

1re série.
8, 6, 12 inj. à 0^{gr},30 (néosalvarsan).		Pas de r. therm. max. 37°6.
13, 6, 12 — à 0^{gr},45	—	R. therm. max. 38°2.
18, 6, 12 — à 0^{gr},60	—	R. therm. max. 39°.

2° série.
2, 7, 12 inj. à 0^{gr},45 (néosalvarsan).		R. therm. max. 38°2.
7, 7, 12 — à 0^{gr},45	—	Pas de r. therm. max. 37°3.
15, 7, 12 — à 0^{gr},60	—	R. therm. max. 38°.
21, 7, 12 — à 0^{gr},75	—	Pas de r. therm. max. 37°8.

VII. — M. Geo. *Paralysie générale.*

1re série.
- 21, 12, 11 inj. à 0gr,40 (salvarsan) . . Pas de r. therm. max. 37°8.
- 28, 12, 11 — à 0gr,50 — . . R. therm. max. 38°2.
- 9, 1, 12 — à 0gr,60 — . . Pas de r. therm. max. 37°2.

2e série.
- 14, 4, 12 inj. à 0gr,40 (salvarsan) . . . R. therm. max. 38°2.
- 26, 4, 12 — à 0gr,40 — . . Pas de r. therm. max. 37°4.
- 8, 5, 12 — à 0gr,50 — . . Pas de r. therm. max. 37°.

3° série.
- 3, 7, 12 inj. à 0gr,60 (néosalvarsan). Pas de r. therm. max. 37°6.
- 9, 7, 12 — à 0gr,90 — R. therm. max. 39°2.
- 17, 7, 12 — à 0gr,90 — Pas de r. therm. max. 37°2.
- 26, 7, 12 à 0gr,00 Pas de r. therm. max. 37°2.

VIII. — Mad. Fai. *Méningite syphilitique fruste, type céphalalgique.*

1re série.
- 25, 5, 12 inj. à 0gr,45 (néosalvarsan). Pas de r. therm. max. 37°5.
- 30, 5, 12 — à 0gr,60 — Pas de r. therm. max. 37°6.
- 4, 6, 12 — à 0gr,90 — R. therm. max. 38°2.
- 11, 6, 12 — à 0gr,75 — Pas de r. therm. max. 37°8.

2e série.
- 23, 7, 12 inj. à 0gr,45 (néosalvarsan). R. therm. max. 38°4.
- 5, 7, 12 — à 0gr,60 — R. therm. max. 38°2.
- 10, 7, 12 — à 0gr,90 — Pas de r. therm. max. 37°2.

IX. — M. Con. *Tabes.*

1re série.
- 31, 7, 12 inj. à 0gr,30 (néosalvarsan). Pas de r. therm. max. 37°5.
- 5, 8, 12 — à 0gr,60 — Pas de r. therm. max. 37°.
- 10, 8, 12 — à 0gr,90 — R. therm. max. 39°3.

Ce cas est remarquable par la netteté de la réaction qui a suivi la 3e injection.

X. — M. Dew. *Tabes*.

4, 7, 12 inj. à 0^{gr},30 (néosalvarsan). Pas de r. therm. max. 37°8.

9, 7, 12 — à 0^{gr},60   —   R. therm. max. 38°7.

11, 7, 12 — à 0^{gr},60   —   Pas de r. therm. max. 37°8.

XI. — Mad. Pie. *Syphilis paraissant banale. Douleurs lombaires par réaction de Herxheimer au cours des injections.*

23, 12, 11 inj. à 0^{gr},20 (salvarsan) . . Pas de r. therm. max. 37°8.

30, 12, 11 — à 0^{gr},40   —   . . R. therm. max. 38°6.

6, 1, 12 — à 0^{gr},40   —   . . R. therm. max. 38°2.

13, 1, 12 — à 0^{gr},60   —   . . Pas de r. therm. max. 37°6.

Les faits que je signale méritent l'attention des syphiligraphes, non seulement parce qu'ils permettent dans certains cas de soupçonner l'existence d'une syphilis nerveuse et conduisent à la rechercher, mais parce qu'ils fournissent un argument considérable en faveur de la technique que j'applique d'une manière systématique au traitement de la syphilis nerveuse par le salvarsan. J'ai écrit, j'ai répété que ce sel doit être manié chez tout syphilitique à la dose normale de 0^{gr}04 par kilogramme (le néo-salvarsan à la dose de 0^{gr}015). Chez les malades atteints de lésions nerveuses, le traitement ne doit pas être fait d'une manière plus timide, comme l'affirment encore tous les neurologistes et les syphiligraphes en France, mais d'une manière plus sévère, à doses égales, *et même, quand on est certain que le malade supporte d'une manière absolument parfaite les doses normales, à doses supérieures.*

Cette technique s'appuie sur le bon sens, la syphilis nerveuse, en dehors même de la paralysie générale et du tabes étant certainement plus rebelle que la syphilis banale ; *elle s'appuie sur les faits*, aucun syphiligraphe n'ayant publié jusqu'ici une série d'observations de tabétiques guéris ou en voie de guérison comparable à celle que j'ai publiée moi-même. Elle n'expose à aucun danger lorsque les doses sont élevées avec prudence, en observant de près les effets du traitement après chaque injection.

Si les réactions thermiques qu'on observe chez les syphilitiques soumis aux injections de salvarsan sont dues à la destruction des spirochètes (toute cause de réaction due à l'emploi d'une eau distillée commerciale, de sérum physiologique, à une faute d'asepsie, au surmenage antérieur à l'injection étant éliminée), le traitement ne peut être considéré comme suffisant tant qu'il n'a pas fait disparaître toute élévation de température consécutive aux injections.

Je reviendrai certainement sur ces faits ; la note que je remets aujourd'hui à la *Société de Dermatologie* a pour but de les exposer et non d'en tirer toutes les conséquences.

CONCLUSIONS

La fièvre « endogène » du salvarsan obéit à deux types : le premier s'observe dans la syphilis banale, il est rare chez les malades atteints de syphilis nerveuse (réactions décroissant d'injection en injection malgré l'élévation des doses). Le second s'observe chez des malades atteints de syphilis nerveuse (réactions persistantes, rebelles survenant à la suite d'injections à doses faibles ou normales disparaissant quand l'injection consécutive est faite à dose égale et se reproduisant quand on élève les doses).

L'existence de ce type thermique doit faire rechercher l'existence d'une syphilis nerveuse, quand on l'observe chez un malade, que l'on croit atteint d'une syphilis banale.

Le salvarsan doit être injecté chez les malades atteints de syphilis nerveuse à doses normales et même à doses plus élevées, la fièvre étant due à la destruction des spirochètes et les doses faibles qui ne déterminent pas de réaction thermique ne suffisant pas à amener cette destruction aussi complètement qu'il le faudrait.

IX

SUR LES ACCIDENTS MORTELS

ATTRIBUÉS AU 606[1]

On a parlé pendant quatre cents ans des dangers du mercure. Les craintes répandues au sujet de cet agent thérapeutique dans le grand public et dans le milieu médical ont eu une conséquence. Depuis l'époque où, grâce aux progrès de la technique, le traitement mercuriel pouvait être manié sous une forme précise, la plupart des médecins n'ont pas osé s'en servir avec l'énergie nécessaire. L'incurabilité d'un grand nombre d'accidents, la mort d'innombrables syphilitiques ont été dues, non seulement à un traitement trop tardif, mais aussi à l'emploi de doses insuffisantes dans les cas graves et rebelles.

On parle aujourd'hui des dangers du salvarsan, et les conséquences sont identiques, au moment même où les syphiligraphes apprennent que la syphilis est beaucoup plus fréquente qu'on ne l'a cru et beaucoup plus grave qu'ils ne l'ont dit.

Si le salvarsan peut déterminer des accidents graves et, en particulier, des accidents mortels sans que ces accidents puissent être expliqués et, par conséquent, prévenus, le sel d'Ehrlich est à classer parmi les médicaments dangereux et son emploi doit être restreint aux cas où on ne peut se servir d'autres moyens.

Mais, si les accidents sont explicables, par des causes que l'on peut déterminer, s'il suffit de connaître la technique, les indications et les contre-indications et d'adapter les doses à chaque cas

1. En collaboration avec le Dᵣ Kuenemann. *Soc. de l'Internat des hôpitaux de Paris*, décembre 1911.

particulier, le 606 n'est pas dangereux, ou bien il l'est comme la quinine, le salicylate de soude, l'opium, le mercure même, et tous les médicaments qui sont employés en thérapeutique médicale quand on veut la faire active.

Les adversaires du salvarsan l'accusent d'être un médicament toxique. Il faudrait s'entendre une fois pour toutes et définir mieux qu'on ne le fait de toutes parts un mot dont on se sert à tout propos pour jeter la confusion dans le grand public, et même, ce qui est plus grave, parmi les médecins. Tout médicament, à peu d'exceptions près, est un toxique, puisque, pris à certaines doses, il est capable d'amener la mort du malade. Pris à des doses moindres, il sera parfaitement supporté La toxicité dépend, non du médicament en soi, mais de la dose qu'on administre et du malade chez lequel on l'administre, et un médicament est surtout dangereux lorsque la dose thérapeutique et la dose toxique sont assez voisines l'une de l'autre pour que des accidents soient facilement possibles.

Or, le salvarsan est peut-être à ce point de vue le moins dangereux des médicaments actifs parce qu'il est déjà le mieux connu et le plus étudié. Pour aucun autre agent chimique, peut-être, on n'a déterminé avec autant de précision les doses thérapeutique et toxique, Ehrlich ayant montré que l'écart entre les deux était assez considérable pour qu'on puisse sans danger utiliser le nouveau remède d'une manière quotidienne, la dose toxique étant dix fois supérieure à la dose thérapeutique.

Nous prouverons dans ce travail que le salvarsan, quand on s'en sert convenablement, ne peut produire d'accidents graves.

C'est sottise de penser que les progrès de la science médicale n'amèneront pas, de plus en plus, l'usage de médicaments qui seront dangereux quand on s'en servira mal à propos, mais qui permettront, d'autre part, de guérir des affections que nous ne sommes pas en mesure de faire disparaître à l'heure présente.

Deux opinions règnent en France sur l'application du salvarsan au traitement de la syphilis. Les uns, affirmant ses dangers, insistant sur les récidives qui suivent *une injection*, déclarent que son emploi doit être exceptionnel et qu'il doit être réservé seulement aux cas dans lesquels le mercure n'agit pas.

Les autres, frappés de l'action merveilleuse que le 606 exerce sur les lésions visibles de la syphilis, sachant, ce que tout le monde devrait savoir, que les récidives sont exceptionnelles après deux ou trois injections à doses suffisantes, croyant pour la plupart que le 606 peut amener la guérison vraie, la stérilisation de la syphilis plus rapidement que le mercure, admettent que cet agent doit entrer largement dans la pratique quotidienne des syphiligraphes et des médecins.

Mais, parmi ces auteurs, un grand nombre, au moins en France, semblent admettre aujourd'hui que l'opinion exprimée par les adversaires du 606 sur les dangers de celui-ci est justifiée, et ont été conduits les uns après les autres à modifier la technique initiale.

Cette technique est fondée sur les expériences de Ehrlich et de Hata sur l'orchite et la kératite syphilitique du lapin. A la dose de $0^{gr},01$ par kilogramme, le 606 détruit le spirochète dans les lésions en vingt-quatre heures, d'une manière constante, *en série*. A des doses inférieures, son action est *inconstante*.

Les recherches faites chez l'homme, qui ont été moins précises, conduisent à des résultats analogues. Or un certain nombre de syphiligraphes français nous proposent actuellement des doses qui ne permettent pas de guérir en série les lésions de la syphilis. Ils sont par suite amenés à associer le traitement par le salvarsan et le traitement par le mercure et à combiner ainsi deux médications qu'il vaudrait mieux employer isolément d'une manière correcte et qu'il ne suffit pas de prescrire successivement pour amener la guérison si on les manie à doses insuffisantes[1].

---

1. Les deux observations rapportées par MM. Fage et Gendron à la *Société médicale des hôpitaux*, le 17 novembre 1911, sont des plus convaincantes à ce sujet. Les malades dont il s'agit ont reçu un traitement mixte par le salvarsan d'abord ($0,30 + 0^{gr},35$ dans un cas, $0,30 + 0^{gr},15$ dans l'autre), par le mercure ensuite ($0,18$ de cyanure chez l'un, $0,40$ de bichlorure en pilules chez l'autre). Cependant, au bout de vingt jours chez le premier, de six semaines chez le second, survenaient des récidives méningées, des lésions optiques. Dans les deux cas un nouveau traitement mercuriel amena la régression des symptômes, et c'est la

Au premier rang des adversaires systématiques du salvarsan se placent MM. Gaucher et Hallopeau qui, dès l'origine, ont affirmé leur antipathie pour ce remède et leurs craintes. M. Hallopeau, qui emploie habituellement un autre composé arsenical, l'hectine, a parlé à plusieurs reprises des dangers du 606 et lui attribue en particulier des cas de cécité. En remontant aux sources, il s'est trouvé que ces cas n'ont pas existé. (Voir séance de l'*Académie de Médecine*, 4 octobre 1910.) Nous verrons plus loin qu'il est arrivé tout récemment à M. Hallopeau d'attribuer au 606 un cas de mort dû en réalité à une méningite tuberculeuse (*Société de Dermatologie*, 7 décembre 1911).

Le professeur Gaucher, qui a fait récemment une leçon sensationnelle sur les accidents du 606, déclare que ce médicament est toxique sans définir ce terme et en particulier qu'il constitue un violent poison du système nerveux ; le salvarsan ne guérit pas la syphilis, c'est un simple cicatrisant dont l'emploi est habituellement suivi de récidives. Il faut limiter son emploi aux cas rebelles au mercure. Capable de faire disparaître les lésions externes, il serait incapable de guérir les lésions profondes et nerveuses. Il semble que l'attention du professeur Gaucher n'ait pas été suffisamment attirées sur les travaux expérimentaux qui ont démontré la destruction du spirochète dans les tissus vingt-quatre heures après l'injection, ni sur la régression totale qui suit normalement une injection, et sur l'absence de récidive après deux ou trois injections, *à doses suffisantes.* De même, il néglige les travaux qui ont été publiés sur la réaction de Herxheimer, dont nous parlons plus loin, et qui expliquent les accidents constatés chez les malades atteints de lésions nerveuses. M. Gaucher, d'une manière systématique, ne veut tenir compte que des résultats insuffisants et ne cherche jamais à les expliquer par la technique employée.

Personne ne saurait comprendre que le Salvarsan guérisse uniquement les lésions visibles de la syphilis sans guérir les autres et, du reste, les opinions du professeur Gaucher à ce sujet

preuve la meilleure de l'insuffisance du premier traitement malgré l'association des deux spécifiques.

sont contredites d'une manière universelle par les autres observateurs.

*
* *

Parmi les auteurs qui, en France, par crainte des dangers du
salvarsan emploient celui-ci à doses faibles, il convient de citer
les noms de MM. Emery, Ravaut et celui de M. Brocq. M. Milian
lui-même, d'après ses derniers travaux, se rallie à leur opinion.

Les opinions de M. Brocq ont été développées dans un travail
de ses élèves le Dr M. Fernet et Mlle Œttinger, publié dans le *Progrès Médical* du 14 octobre 1911. Ces auteurs pensent qu'en injec-
tant en deux fois et à huit jours d'intervalle 0^{gr}, 60 à 0^{gr}, 70 d'arséno-benzol (0^{gr}.30 + 0^{gr},40), on risque peu d'accidents : ces doses
ne doivent pas être dépassées. Comme ce traitement ne peut être
suffisant pour amener la « guérison » de la syphilis, les auteurs
considèrent qu'il faut faire à la suite dix à quinze injections
intra-veineuses quotidiennes de cyanure de mercure à la dose
de 0^{gr},01 [1].

Pour le Dr Emery (*la Clinique*, 3 novembre 1911), comme
pour M. Brocq, le 606 est un médicament dangereux. M. Emery
n'a eu aucun accident grave, même en employant des doses élevées. Il a, quoique rarement, observé des réactions fébriles importantes, de l'ictère chez un malade, des phénomènes d'intoxication
prolongée chez un autre, et a été conduit ainsi à diminuer les
doses et à ne jamais dépasser celle de 0^{gr},30. Chez les vieillards,

---

1. Nous relevons dans le travail de M. Fernet et de Mlle Œttinger quelques
erreurs qui doivent être signalées : en particulier que le 606 à lui seul ne peut
guérir la syphilis, et l'affirmation que le salvarsan, dans des cas nombreux,
lorsque l'infection est généralisée n'influence pas la réaction de Wassermann, à
moins d'injecter des doses considérables. Ces affirmations sont beaucoup trop
vagues pour pouvoir être discutées utilement. Il est certain que le 606 à lui seul
peut amener la guérison de la syphilis quel que soit le sens dans lequel on
prenne le mot guérison, aussi bien que le mercure à lui seul et qu'aux périodes
secondaire et tertiaire il peut faire disparaître la réaction de Wassermann aussi
bien, et sans doute mieux, que celui-ci. Mais il est encore impossible à l'heure
actuelle d'apporter des précisions absolues sur le temps pendant lequel on doit
employer le 606 aux périodes secondaire et tertiaire pour amener l'atténuation
définitive ou la guérison de l'infection. Le traitement mercuriel paraît exiger
quatre années.

les débilités, les cacheetiques, les tuberculeux avancés, les cardio-vasculaires, les albuminuriques et dans tous les cas de lésions nerveuses centrales, il abaisse les doses à $0^{gr},20$ et même à $0^{gr},10$. Les résultats thérapeutiques sont supérieurs, dit Emery, à ceux qu'on obtient par les fortes doses. On arrive ainsi à faire dix à quinze injections consécutives au malade, en l'espace de deux à trois mois et en deux ou trois séries. Il est exceptionnel qu'après la troisième série la séro-réaction ne soit pas négative. Emery ne dit pas si elle le reste. En somme, la technique d'Emery est analogue à celle d'Isaac à Berlin ; l'un et l'autre emploient le 606 à doses fractionnées comme le calomel, par crainte de ses dangers. Cette technique est tout à fait opposée à celle qui a été et reste préconisée par Ehrlich et nous ne savons quels résultats elle peut donner dans les cas sérieux de syphilis et en particulier dans les lésions profondes.

L'opinion du Dr Ravaut est particulièrement intéressante à connaître parce qu'il a soigné des malades ayant des lésions graves, nerveuses en particulier. Voici comme il décrit lui-même sa technique habituelle : « Après avoir constaté des accidents nerveux graves à la suite de la seconde injection de 606, je crois qu'il est prudent d'espacer chaque injection, d'en diminuer la dose et de séparer chacune d'elles par une série de piqûres mercurielles. Après une première injection de $0^{gr},20$ à $0^{gr},30$ de 606, je pratique quatre injections de sels mercuriels solubles, le plus actif étant le cyanure de mercure en injection intra-veineuse (?) ; je recommence trois autres fois cette série, de sorte qu'en quelques semaines le malade a reçu quatre injections de 606 et seize injections mercurielles. Cette cure par les injections rompues d'arsenic et de mercure sera espacée sur un nombre plus ou moins grand de jours selon que l'on voudra agir plus ou moins rapidement et selon la résistance du malade. » (*Tribune Médicale*, octobre 1911.)

Enfin M. Milian, à la séance de la *Société médicale des hôpitaux* du 23 novembre 1911, nous donne ses idées actuelles sur le traitement de la syphilis. Il reste toujours fidèle au salvarsan sans lui associer le traitement mercuriel, mais n'indique rien de précis sur la question des doses nécessaires pour prévenir les récidives, pour guérir la syphilis.

De sa communication, on retire l'impression que le salvarsan doit être employé aux doses de $0^{gr},30$ à $0^{gr},40$. M. Milian ne dit pas combien nous pouvons faire d'injections successives, c'est-à-dire quelle est la dose totale de salvarsan qu'il injecte en une période de traitement. Le médecin trouvera dans la communication une série de prescriptions, qui pourront prévenir les accidents. Il n'y trouvera pas les principes du traitement, destiné non seulement à blanchir le malade, mais à le guérir.

Ce qui manque d'une manière évidente à tous ces travaux, c'est une conception générale, un plan de traitement de l'infection syphilitique. A lire le travail de Fernet et Œttinger en particulier, on croirait vraiment que la syphilis est « guérie » après deux injections de salvarsan et douze injections de cyanure de mercure, ce qui est invraisemblable. Le mot guérison est toujours employé d'une manière imprécise. Quelques auteurs s'en servent lorsqu'il n'y a plus d'accidents apparents, d'autres lorsque la réaction de Wassermann devient négative. Mais une réaction de Wassermann négative à la suite d'un traitement peut redevenir positive un mois après. Personne ne donne de tableau, de statistique indiquant le nombre des cas traités, les périodes de la syphilis traitée, la date à laquelle ont été faits les examens hématologiques, le nombre de jours ou de mois pendant lesquels la réaction de Wassermann est demeurée négative. De sorte que le lecteur se trouve en présence d'affirmations qu'il ne peut discuter ni comparer entre elles.

Après avoir fait un nombre d'injections intra-veineuses inférieur peut-être à celui des auteurs qui disposent d'un service d'hôpital, mais qui s'élève maintenant à près de 600, en restant fidèle à la technique indiquée par Ehrlich de l'injection à dose moyenne de $0^{gr},01$ par kilogramme, et n'avoir jamais eu à regretter d'accident un peu important, nous considérons que le 606 doit être manié d'une manière systématique à cette dose, sous les réserves que nous indiquerons plus loin et ne doit pas être associé au mercure tant qu'on ne nous donnera pas de raisons précises en faveur de cette association thérapeutique.

Chez les individus dont le poids n'est pas inférieur à 60 kilogrammes, l'injection intra-veineuse pourra être faite à la dose de $0^{gr},60$ par kilogramme qu'il n'est pas nécessaire, du reste, de dépasser chez les individus d'un poids supérieur. Ajoutons qu'on peut réitérer les injections et en faire aux mêmes doses trois à huit jours d'intervalle [1].

Nous considérons, en effet, que les lésions de la syphilis qu'on ne voit pas doivent être traitées systématiquement comme les lésions les plus graves et les plus rebelles de la syphilis que l'on voit, que l'infection syphilitique est normalement rebelle dans la mesure où l'on peut en juger par la difficulté que l'on éprouve à faire disparaître la réaction de Wassermann par tout moyen, tout composé, mercuriel ou arsenical. Tout auteur d'un travail de thérapeutique se déclare toujours satisfait des résultats qu'il a obtenus par la technique qu'il préconise. Pour avoir le droit de renoncer à la technique indiquée par Ehrlich, il est nécessaire d'appuyer toute technique nouvelle sur des faits nombreux et positifs et non sur des résultats vagues. En particulier tout travail où l'on parle de modifications apportées à la réaction de Wassermann doit être appuyé d'un tableau indiquant le nombre des cas traités, la durée de la syphilis avant le traitement, les dates auxquelles les résultats ont été constatés. Sinon, on ne peut comparer les méthodes d'une manière scientifique et le jugement des lecteurs d'un article se fonde uniquement sur la confiance qu'ils ont dans les allégations de son auteur.

1. L'association du mercure et du salvarsan est acceptée par Ehrlich lui-même sur les indications de Neisser, mais elle n'est encore fondée sur aucun argument positif, c'est-à-dire sur des séries de malades dont le séro-diagnostic a été ramené à l'état négatif d'une manière plus rapide et plus prolongée que par le 606 seul. Les objections que nous avons à faire à cette technique sont d'ordre pratique. Nous sommes convaincus que les médecins qui manieront simultanément le salvarsan et le mercure, manieront l'un et l'autre à doses quelconques. ce qui est le plus grand danger auquel sont exposés les syphilitiques quand ils sont soignés (voir Leredde, Indications du Salvarsan et du mercure dans le traitement de la syphilis. *Journal des Praticiens,* 9 décembre 1911).

A l'origine, nous mettions entre les injections dix et quinze jours d'intervalle. Les recherches de Bayet nous ont conduit à abaisser ce temps à huit jours.

L'enquête que nous avons faite sur les accidents du 606 démontre
que les accidents mortels sont presque toujours explicables ; leurs
causes peuvent être bien déterminées et jusqu'à nouvel ordre, on
doit penser que les cas, extrêmement rares, dans lesquels une
explication n'est pas possible sont dus simplement à des fautes de
technique. Le 606 n'est pas dangereux aux doses indiquées par
Ehrlich chez les malades dont le cœur, les vaisseaux, les reins et
le système nerveux sont sains. Chez les autres, nous verrons qu'il
n'est pas dangereux lorsque les lésions organiques sont syphilitiques, s'il est employé suivant une autre technique.

CLASSIFICATION DES CAS MORTELS

On rapporte journellement, à l'Académie de Médecine et
ailleurs, des observations de malades morts à la suite d'injections
de 606. Le même cas, publié dans plusieurs sociétés scientifiques,
est reproduit plusieurs fois dans les journaux et il semble ainsi que
la liste des catastrophes s'allonge indéfiniment.

Nous avons voulu apporter un peu d'ordre dans ces observations,
relatées au jour le jour, voir si, en les rassemblant, on pourrait en
trouver qui soient comparables, et déterminer ainsi à quelles causes
sont dus les accidents. On peut ainsi se faire une opinion sur les
dangers que peut présenter l'emploi du 606 et arriver à manier ce
médicament avec toute la précision nécessaire pour qu'il soit inof-
fensif. Le tableau que nous publions plus loin résume nos
recherches et nous voulons seulement dans ces pages en présenter
le commentaire.

Nous avons été frappés tout d'abord de la facilité avec laquelle
certains auteurs se plaisent à grossir la liste des accidents. Tout
malade injecté et qui meurt par la suite, doit être mort du fait
même du 606.

La liste des cas faussement attribués au salvarsan est considérable. Sur 56 cas de morts survenues à la suite d'injections de 606,
23 fois la mort est certainement indépendante de l'injection. Ou
bien, il s'agissait de malades injectés *in extremis*, sur les instances

de la famille, ou bien de malades gravement atteints et dont l'autopsie démontra que seuls les progrès de l'affection première avaient amené la mort. La statistique des cas mortels que publia naguère M. Pelissier (*l'Encéphale*, juillet et août 1911) compte même à l'actif du salvarsan un cas de Willige dans lequel la mort survint le lendemain de l'injection, le malade ayant fait, au cours de son repas, une fausse route alimentaire. Pourquoi ne pas mentionner un autre cas rapporté par le même Willige à la suite du précédent (*München mediz. Woch.*, 1910, n° 46) dans lequel le malade se tua un mois après l'injection en tombant d'une fenêtre ? Nous devons ajouter, pour la défense de Willige, qu'il n'attribue pas le premier cas de mort au salvarsan ; nous avons voulu seulement en citer un qu'il ne nous semble pas plus ridicule de lui attribuer.

D'autres cas sont colportés sous le manteau et, le jour où l'on se décide à en parler publiquement, on s'aperçoit que souvent encore ceux qui ont lancé la nouvelle étaient fort mal renseignés. C'est ce qui arriva le 7 décembre dernier, à la *Société de Dermatologie*. M. Émery apprit de M. Hallopeau qu'on lui attribuait un accident mortel non publié, à la suite d'une injection de salvarsan à 0^{gr},12.

Or il s'agissait d'un malade, mort en effet quinze jours après l'injection, mais de méningite tuberculeuse typique. L'examen du liquide céphalo-rachidien démontra la présence du bacille de Koch.

Nous ne parlerons pas ici des accidents non suivis de mort survenus après les injections. Là aussi, là surtout les interprétations les plus fantaisistes sont faciles et l'absence d'autopsie ne permet pas dans bien des cas de les réfuter. Heureusement, d'autres moyens de contrôle sont souvent possibles. C'est ainsi que les prétendus accidents nerveux, cas de cécité, de surdité, paralysies faciales, ont toujours guéri lorsque, au lieu d'interrompre le traitement anti-syphilitique, on l'a repris à doses suffisantes. Des malades rendus aveugles, disait-on, par le salvarsan ont recouvré grâce au même salvarsan toute leur acuité visuelle et à l'heure actuelle aucune observation n'existe de lésions atrophiques du nerf optique créées par le salvarsan.

Dans tous les cas incriminés, il s'agit non de lésions analogues à celles que crée l'atoxyl, mais de lésions syphilitiques nouvelles qu'un nouveau traitement a fait disparaître [1].

* *

Les accidents mortels qui se sont produits du fait des injections de salvarsan sont dus à deux ordres de causes :

1° A des erreurs de technique ;

2° A des réactions inflammatoires ou à une intoxication dans un organisme malade.

1° LES ERREURS DE TECHNIQUE [2]. — Nous en avons relevé six cas dans notre tableau. Dans un cas (Fraenkel et Grouven), la solution du 606 était beaucoup trop concentrée. On avait dilué $0^{gr},40$ dans 15 centimètres cubes seulement de liquide. Dans un autre cas (Stern), la quantité de soude ajoutée était trop considérable. Dans le cas du docteur K., rapporté par Martius, il se fit une thrombose de la veine injectée et la malade mourut d'embolie pulmonaire trois jours après.

Dans le même chapitre, on doit compter encore les cas mortels survenus à la suite d'injections trop rapprochées ; un malade de de Beurmann est mort après avoir reçu à trois jours d'intervalle deux injections intra-veineuses de 60 centimètres cubes. Ravaut, de même, (*Société médicale des hôpitaux*, 17 novembre 1911) a observé des accidents moins graves après avoir injecté $1^{gr},80$ dans les veines dans l'espace de huit jours. Enfin si le médecin n'impose pas à son malade la diète et le repos absolu du lit pendant les vingt-quatre heures qui suivent l'injection, s'il le laisse notamment faire un voyage en chemin de fer pour retourner chez lui, il expose de ce fait le patient à des accidents graves. Salomon a rapporté au *Congrès de Carlsruhe* l'observation d'une malade morte dans ces

---

1. C'est ce qui ressort nettement de l'étude très compète qu'a publiée Benario. *Ueber Neurorezidive nach Salvarsan und Quecksilberbehandlung*, Munich, 1911.

2. Nous laissons de côté dans cet article les injections intramusculaires. Un cas de mort a été signalé par Willige à la suite d'une infection médullaire ascendante partie du point d'injection.

conditions, à la suite d'un voyage entrepris le jour même de l'injection. Le professeur Ehrlich nous a, depuis, communiqué personnellement un cas semblable survenu à Klausenburg, et qui ne figure pas sur notre tableau. Curt Mann (*Muenchener med. Woch.*, I, août 1911) enfin a publié l'observation d'un officier qui resta trois jours dans le coma, après s'être abominalement grisé après son injection. Ce malade, ayant guéri, ne figure pas non plus sur notre tableau.

Une autre cause d'accidents dont notre tableau ne parle pas non plus, c'est l'intoxication résultant de l'emploi d'une eau distillée ancienne. Wechselmann a montré que l'eau distillée des pharmacies, non protégée des souillures de l'air était, en réalité, un bouillon de culture où fleurissent par milliards les bactéries les plus diverses. Après stérilisation, les protéines résultant de la destruction de ces bactéries restent dans le liquide ; quand on les injecte à un malade, une réaction thermique plus ou moins violente se produit. Les chirurgiens ont déjà observé qu'un sérum artificiel fait avec l'eau distillée peut causer des accidents mortels et ils n'emploient que de l'eau de fontaine pour dissoudre le chlorure de sodium. Tous les médecins qui injectent le 606 savent maintenant qu'il ne faut injecter qu'une solution faite avec de l'eau fraîchement distillée et conservée à l'abri de toute souillure avant la stérilisation. Depuis que cette pratique se généralise, on observe de moins en moins de réactions fébriles après les injections. Il est très probable que l'intoxication par l'eau distillée a joué autrefois un grand rôle dans certains accidents mortels. Milian (*Société médicale des hôpitaux*, 30 novembre 1911) cite deux cas d'accidents graves dont un mortel dans lesquels ce facteur a certainement joué un grand rôle.

On voit combien variées sont les erreurs de technique qu'on peut commettre et combien il est probable qu'il faut attribuer, à des fautes semblables, les quatre ou cinq cas de mort dont le mécanisme n'a pu être déterminé.

La technique des injections de salvarsan est toujours délicate et elle reste difficile pour les médecins qui n'en ont pas l'expérience. Elle exige une stérilisation parfaite qui est confiée à un pharmacien ou à des aides. A l'hôpital, toutes les précautions ne sont pas toujours prises, en raison du nombre des malades. Un médecin qui a eu le malheur d'avoir un accident mortel ne saura pas toujours qu'une erreur de technique a été commise et, s'il le sait, il ne se décidera guère à l'avouer. Ce qui est curieux, c'est que, alors qu'aucun chirurgien n'oserait affirmer ne jamais voir commettre une faute contre l'asepsie dans sa pratique, des médecins, moins entraînés à la pratique de cette asepsie, secondés souvent par un personnel peu au courant de la stérilisation, semblent ne pas songer qu'un malade a pu mourir parce qu'on lui a fait une injection malpropre.

RÉACTIONS INFLAMMATOIRES ET INTOXICATION D'UN ORGANISME MALADE ANTÉRIEUREMENT A L'INJECTION. — *a) Réaction de Herxheimer.* — Les accidents mortels qui surviennent très peu de temps après l'injection de 606 sont dus habituellement à la réaction de Herxheimer. Sous ce nom on doit comprendre les réactions inflammatoires qui se produisent dans les lésions syphilitiques actives immédiatement après un traitement antisyphilitique. L'iodure de potassium peut les provoquer. Le mercure et le salvarsan peuvent agir de même, mais plus l'action de l'agent antisyphilitique est puissante, plus la réaction a de chances de se produire.

Le nom de réaction de Herxheimer a été appliqué, à l'origine, à l'apparition chez les syphilitiques en période secondaire, de taches cutanées au cours d'un traitement mercuriel. Ces éruptions sont beaucoup plus communes à la suite des injections de 606. Elles s'expliquent tout naturellement par la congestion qui se produit au niveau des foyers syphilitiques intra-dermiques latents.

Pareille réaction s'observe au niveau des lésions apparentes, par exemple au niveau du chancre induré, qui, quelques heures après une injection de salvarsan se tuméfie, suinte abondamment, devient sensible. Autour d'une gomme ulcérée avec suintement abondant ou d'une ulcération, on peut observer une tuméfaction et une rougeur considérable. Des réactions semblables se produisent évidemment partout où il y a des lésions syphilitiques. Au niveau du système nerveux, elles peuvent prendre une gravité particulière.

C'est ainsi que Westphal a publié le cas d'un malade atteint de tabes, de paralysie spinale et des nerfs craniens, qui mourut douze heures après une injection de 0ᵍʳ40 de 606 intra-fessière.

Un malade de Werther atteint de syphilis cérébrale et d'hémiplégie mourut en deux jours après une injection de 0ᵍʳ,40 intramusculaire.

Cette réaction est particulièrement à redouter chez les malades atteints de paralysie générale ou de tabes. Dès l'origine Ehrlich a déclaré que dans les cas avancés de ces maladies le 606 était contre-indiqué. Les faits signalés prouvent que ces contre-indications s'étendent peut-être à certains cas de syphilis secondaire. *A priori*, c'est dans les lésions limitées des centres nerveux, atteignant les régions bulbo-protubérantielles, les lésions de la base du cerveau et les cas de méningite diffuse à évolution subaiguë que la réaction de Herxheimer est le plus à craindre[1]. Elle peut s'observer peut-être dans des cas de syphilis du larynx. Le cas de mort observé par Jacquet peut s'expliquer par une réaction au niveau d'une gomme ulcérée de l'estomac avec hémorrhagies consécutives.

Il semble bien en tout cas qu'il faille lui attribuer un grand nombre de ces réactions nerveuses bénignes ou graves survenant le jour même de l'injection ou très rapidement après, réactions attribuées par Sicard au neurotropisme ou au méningotropisme, par Ravaut à l'anaphylaxie. Après une injection, la céphalée peut augmenter, les douleurs d'un tabétique peuvent s'exacerber pendant quelques jours, fait observé déjà à la suite d'un traitement mercuriel. Ehrlich au *Congrès de Carlsruhe* a montré l'importance de la réaction de Herxheimer, et nous découvrirons sans doute, par

---

1. Cette réaction de Herxheimer peut-elle se produire chez des malades en période secondaire, atteints simplement de méningite superficielle et de lymphocytose céphalo-rachidienne consécutive qui sont communes à cette période sans que des troubles nerveux, et en particulier des paralysies des nerfs périphériques, éveillent l'attention du médecin ? Le fait semble probable aujourd'hui et peut conduire à abaisser la dose initiale aux périodes secondaire et tertiaire.

la suite, qu'elle explique bien d'autres phénomènes, encore inexpliqués jusqu'ici. C'est ainsi qu'une réaction fébrile pourrait très bien survenir chez un malade en pleine poussée de Herxheimer, et nous croyons qu'on peut interpréter ainsi, dans certains cas, la température élevée qui survient encore parfois après une injection malgré toutes les précautions d'asepsie et l'emploi d'une eau distillée irréprochable (Loredde et Kuenemann).

b) Restent des cas d'un mécanisme complexe concernant les malades atteints de lésions viscérales importantes avant l'injection.

Certains cas ne peuvent être attribués à une autre cause.

On trouvera dans notre tableau 5 cas de ce genre en 1910 et 2 en 1911.

Dans 4 des cas de 1910, on trouve à l'autopsie des lésions myocardiques importantes, associées trois fois à des lésions rénales et dans 2 cas à des lésions de l'aorte et des coronaires. Les malades sont morts à la suite d'une injection à dose relativement faible, $0^{gr},30$, $0^{gr},35$, $0^{gr},40$. Le cas de v. K. de S. signalé par Martius doit être mis hors série. Il s'agit d'un malade atteint d'anévrysme aortique non diagnostiqué qui est mort au cours de l'injection et qui aurait succombé à une simple injection de sérum physiologique.

Dès l'origine, Ehrlich a cependant déclaré que les lésions cardiaques graves constituaient une contre-indication à l'emploi du 606.

Il est certain qu'on peut être amené à employer le salvarsan comme le mercure, chez des syphilitiques anciens atteints de lésions cardio-vasculaires et rénales profondes. Il est à se demander toutefois si les artério-scléreux, les malades dont les vaisseaux sont atteints de lésions *anciennes,* dont le myocarde est dégénéré, peuvent tirer un réel bénéfice d'un traitement antisyphilitique actif. Le cas chez ces malades est tout à fait différent de celui qui se présente chez ceux qui sont atteints de lésions syphilitiques nerveuses en évolution. Dans ce dernier cas, on doit employer le salvarsan ou un autre agent antisyphilitique pour sauver le malade, pour arrêter l'évolution de lésions progressives. Chez les malades, au contraire, dont le système cardio-vasculaire est atteint de lésions profondes, le traitement reste dangereux aux doses normales mais véritablement on ne peut espérer des résultats tels qu'il faille l'employer souvent malgré ses dangers.

Retenons, en tout cas, le fait d'accidents après des injections de $0^{gr},30$, ce qui prouve qu'il ne suffit pas de diminuer la dose du 606 pour éviter tout danger et que la technique à laquelle semble se rallier actuellement le plus grand nombre des auteurs français ne mettra pas les médecins à l'abri d'accidents mortels, s'ils l'emploient sans examen critique de l'état du sujet, de la localisation et de l'âge de l'infection.

Les deux cas de 1911 dus à Ravaut soulèvent un autre problème. Dans ces 2 cas, la néphrite semble avoir joué un rôle considérable dans l'issue fatale.

Nous avons cherché dans les observations publiées par les auteurs qui ont observé des accidents mortels dus au 606, si l'état du rein avait toujours été examiné avant l'injection et si, en particulier, la présence d'albumine avait toujours été recherchée dans l'urine. *Il n'en a pas été ainsi dans la majorité des cas.* Quoique l'existence de lésions rénales n'ait pas été signalée comme contre-indication par Ehrlich à l'origine, nous croyons qu'il y a lieu de l'ajouter à la liste qu'il en a donnée, non comme contre-indication absolue, loin de là, mais comme contre-indication à un traitement fait selon les règles communes. Que le 606 soit dangereux dans les cas de néphrite, ceci n'a rien de surprenant, et le mercure l'est au même degré. Chez tout malade auquel on doit faire une injection de 606, l'urine sera examinée au préalable, au moins pour constater la présence d'albumine. S'il y a albuminurie, des précautions particulières, dont nous parlerons plus loin, seront prises.

En dehors de ces faits où le mécanisme de la mort s'explique sans difficulté, il en existe quelques-uns dans lesquels l'accident mortel se comprend plus malaisément, bien que l'action du 606 semble devoir encore être mise en cause. Peut-être dans deux ou trois de ces cas, en particulier dans ceux de Hallopeau, de Spiethof et de Luque-Morata, une erreur de technique a-t-elle été commise. Aucune autopsie n'ayant été faite, toutes les explications peuvent être admises. Il faut remarquer que jamais un examen bactériologique complet n'a eu lieu.

Le cas d'Almkvist dans lequel il s'agissait d'un alcoolique, comme dans le fait d'Hallopeau, s'explique peut-être par une réaction de Herxheimer. Les vomissements, l'albuminurie, le coma, l'hémiparésie gauche peuvent faire croire à une méningite latente existant avant l'injection, et nous ne pouvons penser aujourd'hui que le 606 puisse déterminer une hémiparésie sans lésions cérébrales antérieures.

En dehors de ce cas, le seul bien étudié est celui d'Arno Hoffmann qui est très intéressant. Un garçon de quinze ans, hérédo-syphilitique, meurt d'ictère grave deux mois après un traitement consistant en deux injections intra-musculaires de 0^{gr},30 de salvarsan. L'autopsie montre une dégénérescence jaune aiguë du foie avec îlots de néoformation indiquant une réaction de défense remontant à quelques semaines ou quelques mois.

Le salvarsan est-il responsable de cette hépatite? La chose est possible et non certaine. L'état antérieur du foie n'est pas mentionné et le malade était suspect de tuberculose avant le traitement. Peut-être le salvarsan a-t-il été mis en contact avec un foie déjà malade? C'est encore une observation dans laquelle la cause de la mort n'est pas connue. On peut toujours supposer que, sur 100.000 cas traités, un cas de ce genre, dû à une lésion impossible à diagnostiquer pendant la vie, puisse se produire.

*
* *

Nous voudrions discuter, en terminant, trois théories actuellement en faveur et qui tendent à expliquer d'une façon, croyons-nous, inexacte, un certain nombre d'accidents observés. Les uns décrivent des accidents d'anaphylaxie consécutifs aux injections répétées, les autres parlent simplement d'intoxication arsenicale. M. Sicard, enfin, a créé les mots de neurotropisme et de ménin-

gotropisme pour expliquer certaines réactions nerveuses survenant
après les injections.

ANAPHYLAXIE. — On a rattaché aux phénomènes d'anaphylaxie
un certain nombre d'accidents observés au cours et à la suite des
injections de 606 et tout récemment, à la *Société médicale des
hôpitaux* (17 novembre 1911), M. Ravaut a publié les observations de neuf malades qui auraient présenté des accidents anaphylactiques plus ou moins nets. Sans vouloir contester la possibilité
de l'anaphylaxie envers le salvarsan, nous ferons seulement
observer que personne ne l'a encore prouvée expérimentalement,
que personne ne l'a étudiée chez l'animal comme on l'a fait pour
l'anaphylaxie à l'antipyrine ou à l'iodoforme. Tant que les preuves
nécessaires n'auront pas été apportées, nous ne pourrons parler
d'anaphylaxie qu'avec les plus grandes réserves et nous ne
devrons pas lui attribuer, comme on le fait trop souvent, aujour-
d'hui, tous les phénomènes dont le mécanisme ne semble pas parfaitement élucidé.

Si l'on rassemble les observations publiées, on s'aperçoit d'abord
que les phénomènes attribués aujourd'hui à l'anaphylaxie sont
très différents de ceux que les mêmes auteurs décrivaient il y a
quelques mois. Dans les premières observations publiées par
Ravaut, Hoffmann et Jaffé, Levens, les accidents (congestion de
la face, œdèmes, état syncopal) survenaient au cours même de l'injection ou immédiatement après, et se prolongeaient durant quelques heures, se terminant par la guérison. Ceux que publie aujour-
d'hui M. Ravaut sont tardifs, survenant de trois à cinq jours après
l'injection. Dans les sept observations qui ne lui sont pas personnelles, la mort est survenue dans tous les cas après une élévation
de température de 39° à 40°, avec des phénomènes de méningite
ou de congestion cérébrale aboutissant au coma terminal. Dans les
deux observations personnelles les phénomènes cutanés (érythème scarlatiniforme ou urticaire) prédominent et la guérison
survint en quelques jours.

Pour ce qui est des accidents immédiats, survenant au cours de l'injection, Galewsky en Allemagne et Brocq en France les ont observés lors de la première injection de 606, ce qui laisse à penser qu'on peut les observer en dehors de l'anaphylaxie. L'un de nous a montré qu'ils surviennent toujours dans des cas où l'alcalinité de la solution injectée est trop faible [1] et M. Lafay a donné l'explication chimique de ces faits (*Société de Dermatologie*, même séance). Depuis que nous avons modifié notre technique et que nous ajoutons la quantité de soude exactement suffisante à la saturation nous n'observons plus d'accidents semblables L'anaphylaxie ne doit pas être incriminée dans ces deux cas [2].

Les accidents plus tardifs rassemblés par Ravaut ne nous semblent pas davantage relever de l'anaphylaxie, et tout récemment encore, Milian (*Société médicale des hôpitaux*, 24 novembre 1911) a rapporté l'observation d'un malade qui présenta des phénomènes identiques à ceux signalés par Ravaut lors de sa première injection et reçut ensuite successivement quatre injections de $0^{gr},20$ et $0^{gr},30$ sans ressentir le moindre malaise.

Après une injection intra-veineuse, le choc anaphylactique devrait être net, précoce, un intervalle de trois à cinq jours placé entre l'injection et les accidents ne ressemble en rien à ce que l'on sait des manifestations si rapides de l'anaphylaxie. De plus, dans l'anaphylaxie expérimentale, la mort survient en hypothermie (35°) et dans presque tous les cas on signale seulement une élévation thermique initiale à 40°. Les lésions trouvées à l'autopsie et réunies par Ravaut ne sont pas plus probantes. Dans le cas n° 1 (observation de Fischer) cet auteur parle de « dégénérescence parenchymateuse de tous les organes », « d'ecchymoses des muqueuses de l'intestin et de l'estomac », « d'encéphalite aiguë hémorragique », mettant sur le même plan toutes ces lésions, comme si toutes étaient des lésions consécutives à l'injection. Si nous nous reportons à

---

1. Voir Leredde. *Société de Dermatologie*. 1er juin 1911. Sur quelques accidents produits par les injections intra-veineuses hypo-alcalines d'arséno-benzol.

2. Duhot, en Belgique, recommande l'injection acide. Nous ne pouvons savoir, étant donné le caractère menaçant des accidents survenant avec des solutions hypo-alcalines, si les solutions acides n'exposent pas, parfois, à des accidents très graves. Il nous semble que, dans le doute, il faut les proscrire absolument.

l'observation originale de Fischer, nous voyons que la dégénérescence de tous les organes se réduit à une cirrhose hépatique, probablement alcoolique, accompagnée de néphrite chronique, toutes deux également anciennes et sans rapports avec le salvarsan. La seule lésion aiguë récente est l'encéphalite et il ne semble pas que l'anaphylaxie ait pu créer cette réaction locale, à l'exclusion de ses lésions généralisées habituelles.

Dans l'observation V du travail de Ravaut (de Beurmann, rapportée par Gaucher) on trouve à l'autopsie une néphrite suraiguë sans plus. L'état antérieur des reins n'a pas été mentionné. Peut-on dire ici qu'il s'agit d'anaphylaxie et les phénomènes cliniques observés, convulsions épileptiformes et coma, ne s'expliquent-ils pas suffisamment par l'urémie terminale ?

Dans l'observation VII, M. Ravaut tient compte d'une autopsie faite sur un cadavre en état de putréfaction *très accentuée*. Et il nous décrit, comme pouvant relever de l'anaphylaxie, les lésions ecchymotiques qui sont la règle dans la putréfaction cadavérique.

Nous croyons, pour notre part, que, dans tous ces cas, un autre mécanisme que l'anaphylaxie est à invoquer. Dans l'observation de Fischer (observation n° 1) il s'agit probablement d'une réaction de Herxheimer développée au niveau de lésions cérébrales précoces. Des réactions analogues peuvent s'observer au cours de tout traitement antisyphilitique actif, et Fischer nous renvoie à un travail de Plötlz et Schüller (*Zeitschrift f. d. ges. Neurologie und Psych.*, t. III, p. 139, 1910) où sont rapportés de semblables cas d'encéphalites hémorragiques mortelles consécutives à un traitement mercuriel.

Dans les autres cas, le mécanisme de la mort se comprend mal, mais avant d'accepter l'hypothèse d'une réaction anaphylactique atypique, nous voudrions être sûrs qu'aucune faute de technique n'a été commise et que l'infection n'est pas en cause. Dans l'observation III (Hallopeau), l'injection avait été faite dans des conditions où il n'était peut-être pas possible de réaliser l'asepsie parfaite des solutions. De plus, le malade était un alcoolique. L'autopsie ne fut pas faite, ce qui ne permet pas d'établir avec certitude la cause de la mort. Dans l'observation VI, l'opérateur en était à ses débuts dans la pratique du salvarsan et n'avait peut-être pas encore suffisamment bien réglé sa technique.

Enfin, dans les deux observations personnelles de Ravaut, les malades ont présenté des réactions surtout cutanées, dans un cas, un érythème scarlatiniforme, dans l'autre un érythème ortié. Le premier de ces malades avait reçu deux injections de 0^{gr},60 à trois jours d'intervalle (la deuxième, il est vrai, intra-musculaire). Le deuxième avait reçu en sept jours trois injections intra-veineuses de 0^{gr},60 (observation de Beurmann-Gaucher, n° 48 du tableau), ce qui est une dose considérable. On sait, depuis le début du traitement par le salvarsan, que cet agent peut déterminer des érythèmes et de l'urticaire, tout comme l'iodure de potassium, l'antipyrine ou l'opium. Ravaut ne les a vus qu'après plusieurs injections, mais nous-mêmes nous avons observé chez une malade un érythème du type noueux, accompagné d'un état fébrile et d'arthralgies quatre jours après la première injection de 606. Il semble que, là encore, l'anaphylaxie n'est pas en cause. Il s'agit d'éruptions médicamenteuses banales dont le mécanisme n'est pas encore bien déterminé.

Nous dirons enfin que, s'il était prouvé que l'anaphylaxie au salvarsan soit une réalité, la technique nouvelle instituée par M. Ravaut ne mettrait nullement à l'abri de ces accidents. En réduisant les doses et en les espaçant, on n'en aura pas moins de réactions d'anaphylaxie et nous ne voyons pas comment le fait d'intercaler des injections mercurielles entre les injections de salvarsan pourrait « rompre l'effet nocif de l'arsenic ». C'est plutôt en s'inspirant des travaux de Besredka sur l'anti-anaphylaxie qu'on trouverait une solution convenable.

En résumé, les observations qu'on a publiées d'accidents anaphylactiques consécutifs aux injections du salvarsan ne sont pas concluantes. Avant d'admettre la possibilité de pareils accidents, avant surtout de les invoquer pour justifier des modifications de technique qui peuvent conduire à soigner les malades de façon insuffisante et sans méthode, on doit étudier les phénomènes sur l'animal et en donner la preuve expérimentale. Ce qu'on a fait pour l'iodoforme peut être refait pour le salvarsan. C'est aux auteurs qui affirment l'anaphylaxie qu'il appartient de nous en fournir la preuve.

NEUROTROPISME ET MÉNINGOTROPISME. — M. Sicard, ayant observé chez certains malades des accidents nerveux à la suite d'injections de 606, conclut à une action toxique élective du 606 pour les centres nerveux et les méninges. (*Société médicale des hôpitaux,* 7 juillet 1911, 27 octobre 1911, 17 novembre 1911.) Actuellement il distingue deux sortes de « méningotropisme » :

a. Le petit méningotropisme ou méningotropisme d'alarme, constitué par la persistance de céphalées, vertiges, bourdonnements d'oreilles, pendant quelques jours après l'injection.

b. Le grand méningotropisme. Les mêmes symptômes s'observent, avec, en plus, des paralysies isolées ou multiples des nerfs craniens (optique, moteurs oculaires, auditif, facial).

Si nous étudions les observations sur lesquelles M. Sicard base sa théorie, nous voyons que ces accidents surviennent chez des syphilitiques arrivés au troisième, quatrième ou cinquième mois de leur maladie, c'est-à-dire à la période où Mauriac a montré que les accidents nerveux syphilitiques sont particulièrement fréquents. De plus, le traitement mercuriel, le traitement par le 606 ($1^{gr}10$ en sept injections) guérit ces accidents. Il serait étonnant que le salvarsan puisse guérir les troubles qu'il a produits et il nous semble plus logique d'admettre qu'il s'agit seulement alors de troubles syphilitiques, de neuro-récidives. M. Sicard a beau prétendre que ses malades ne présentaient aucune lésion nerveuse avant l'injection, nous notons pourtant, dans son observation II du 27 octobre 1911, de la céphalée nocturne antérieure à l'injection ; il est probable que la ponction lombaire aurait, dès ce moment fait constater la réaction leucocytaire intense qu'il décrit comme caractéristique du méningotropisme, oubliant que des lésions méningées syphilitiques latentes peuvent être la cause unique de son apparition.

Intoxication arsenicale. — Une dernière accusation a été portée contre le salvarsan. On l'a accusé d'être toxique, non pas dans des conditions déterminées, chez des malades dont le cœur, les vaisseaux et le rein ne permettent pas l'élimination normale du 606, mais bien chez des malades quelconques, aux doses habituellement employées, et M. Gaucher a souvent déclaré (*Académie de Médecine*, 10 octobre 1911 et 21 novembre 1911. *Leçon clinique* du 5 novembre 1911) que l'arsénobenzol est un « violent poison du système nerveux », ce qui est contraire à tous les faits expérimentaux établis par Ehrlich et Hata.

Dans le tableau des accidents mortels que nous avons établi, il est des cas où manifestement l'action de l'arsenic a déterminé la mort du malade. Ces cas, Ehrlich les a prévus, il a mis les médecins en garde contre la possibilité de ces accidents. Il est bien évident que chez un malade dont le rein élimine imparfaitement, dont le myocarde et le foie sont en voie de dégénérescence graisseuse, les doses de 606 que supporte un sujet sain deviennent toxiques. C'est aller volontairement au-devant d'un accident que de négliger ces contre-indications et d'injecter chez ces malades le 606 aux doses normales. Mais nous ne pouvons prendre acte de ces faits pour déclarer le salvarsan toxique aux doses normales chez tout individu. De pareils malades ne supportent ni le mercure, ni l'opium, ni le bromure, ni le salicylate de soude, ni l'antipyrine, ni bien d'autres médicaments, sans que nous déclarions pour cela que chez un sujet sain les doses habituelles de ces médicaments sont dangereuses.

On n'a d'ailleurs jamais observé, à notre connaissance, chez les malades supportant mal le salvarsan, le tableau de l'intoxication arsenicale aiguë.

Le salvarsan n'agit alors qu'en aggravant une lésion préexistante, le malade meurt en asystolie ou dans une crise d'urémie, jamais avec le syndrome cholériforme de l'intoxication arsenicale vraie.

La conviction de M. Gaucher se base sur les phénomènes cliniques observés au cours de certains accidents mortels (céphalée, convulsions épileptiformes, coma). Les phénomènes cliniques sont si peu concluants que d'autres auteurs les interprètent tout différemment et les attribuent à une réaction d'anaphylaxie, tandis que nous les attribuons à la réaction de Herxheimer. Nous avons suffisamment discuté ces faits pour n'y plus revenir ici. Le seul argument scientifique qu'invoque M. Gaucher à l'appui de sa théorie nous est fourni par l'analyse qu'il a fait faire des viscères d'un tabétique injecté par M. Ravaut. Ce malade, injecté en pleine période cachectique, meurt en cinq jours après sa deuxième injection intraveineuse de $0^{gr},60$ de 606. Sans parler des lésions nerveuses tabétiques, il présentait une néphrite chronique et des gommes du foie. L'analyse décèle 19 milligrammes d'arsenic dans la totalité des viscères, dont 15 dans le foie. M. Gaucher trouve ce résultat concluant, prétend qu'en quatre jours tout l'arsenic aurait dû être éliminé et que les quantités retrouvées à l'analyse sont fixées par les tissus, donc toxiques. Nous ferons d'abord observer que personne n'a jamais dit que tout l'arsenic injecté dans les veines doit être éliminé en quatre jours. Stümpke et Siegfried, qui ont étudié cette élimination chez l'animal (*Deutsche med. Woch.*, 28 septembre 1911) ont montré que, pendant les quelques jours qui suivent l'injection, le foie renferme des quantités d'arsenic importantes et que, *pendant des semaines et des mois*, il en contient encore des traces infinitésimales.

On doit aussi faire observer à M. Gaucher que son malade avait une néphrite chronique, c'est-à-dire une raison capitale pour éliminer son arsenic moins rapidement qu'une homme normal.

Cet arsenic emmagasiné dans les viscères est-il toxique? C'est ce que M. Gaucher ne nous prouve pas. Le malade est mort ; il présente de l'arsenic dans le foie. Donc c'est l'arsenic qui l'a tué. Mais combien de gens ont de l'arsenic dans le foie qui n'en meurent pas, depuis combien d'années traite-t-on les malades par des doses d'arsenic plus ou moins fortes, sans qu'on ait jamais proscrit ce médicament sous le prétexte que l'organisme ne s'en débarrasse pas immédiatement? Nous pensons que les malades traités par l'hectine ou par tout autre sel arsenical ou arsenico-mercuriel ont de même, durant quelques jours, de l'arsenic dans le foie et les viscères ; il ne serait même pas utile d'injecter un médicament qui doit s'éliminer de suite, comme le simple bleu de méthylène. Le foie emmagasine l'arsenic, les métaux lourds comme le mercure, pour en régler peu à peu la consommation.

Nous rappelons encore que le malade dont parle M. Gaucher, était un tabétique cachectique, atteint de paralysies multiples, de néphrite chronique, d'emphysème, de sclérose thyroïde et surrénale. Ce n'était certes pas un malade chez lequel on pouvait injecter le salvarsan sans précaution, et Ehrlich n'eût pas volontiers consenti à le laisser traiter. Deux doses de $0^{gr},60$ à sept jours d'intervalle ont fort bien pu hâter sa fin de quelques jours, peut-être de quelques semaines. En tout cas nous ne pensons pas que ce soit sur de pareils sujets qu'on puisse démontrer la toxicité normale et en série du 606.

CONCLUSIONS

En résumé, nous voyons que les causes des accidents mortels survenus dans la pratique des injections de 606 peuvent être, à l'heure actuelle, nettement déterminées.

Ces accidents surviennent, soit à la suite d'une erreur de technique et nous avons vu qu'elles peuvent être nombreuses, soit parce qu'on n'a pas étudié suffisamment le malade avant l'injection, au point de vue des lésions nerveuses (réaction de Herxheimer), au point de vue de l'intégrité des viscères (action toxique sur un organisme malade).

Nous insistons tout particulièrement sur la nécessité qui s'impose de s'assurer de l'intégrité du rein. S'il est lésé, même légèrement, si l'on peut craindre qu'il n'assure pas une élimination normale du salvarsan, il faut se montrer extrêmement prudent.

Dans les cas où le rein, le cœur, les vaisseaux, le système nerveux seront sains, on restera fidèle à la technique indiquée par Ehrlich et aux doses qui, chez l'animal, amènent la destruction rapide et constante du spirochète dans les tissus, si l'on veut pour-

TABLEAU I. — Accidents mortels dus au salvarsan (Année 1910).

	NOM de l'auteur.	DATE de l'injection incriminée.	HISTOIRE clinique.	TRAITEMENTS antérieurs.	DOSE et mode d'injection du 606.	MORT après.	PHÉNOMÈNES cliniques après l'injection.	AUTOPSIE	INTERPRÉTATION de l'auteur.	OBSERVATIONS
	Accidents de technique.									
1	Frænkel et Groeven. *Münch. med. Woch.*, 23 août 1910.	5 août 1910.	Aphasique de 25 ans. W = +.	Non mentionnés.	0,40 606 intraveineuse. 15 cc. de liquide.	3 heures 1/2.	Intoxication aiguë.	Ancien ramollissement cérébral, lésions toxiques des viscères.	Faute de technique.	»
2	Willige. *Münch. med. Woch.*, 15 novembre 1910.	1910.	Homme.	Non mentionnés	0,80 606 intrafessière.	7 semaines.	Infection du foyer d'injection. Paraplégie et mort.	Infection ascendante vers la moelle.	Infection	»
3	Dr K. de K. (Martius). *Münch. med. Woch.*, 16 mai 1911.	1910.	Femme de 25 ans. Syphilis ancienne. Fausses couches. W = +.	0	0,10 606 intraveineuse.	3 jours.	Embolie pulmonaire.	Thrombose de la veine injectée, embolie de l'artère pulmonaire.	Conduite imprudente de la malade qui avait travaillé la terre le jour même de l'injection et s'était infectée.	»
	Lésions nerveuses. — Réaction de Herxheimer.									
4	Westphal. *Berl. klin. Woch.*, 29 mai 1911.	14 juil. 1910.	Tabes, paralysies spinales et craniennes diverses. W = +.	Non mentionnés.	0,40 606 intrafessière.	12 heures.	Paralysie du diaphragme.	Tabes ancien. Méningite spinale récente, surtout vers l'émergence des racines du phrénique.	Réaction de Herxheimer.	Cas de réaction de Herxheimer typique.
	Lésions viscérales en dehors du système nerveux.									
5	Willige. *Münch. med. Woch.*, 15 novembre 1910.	9 sept. 1910.	Homme de 44 ans. Syphilitique depuis 15 ans, diabétique depuis 8 ans.	0	0,85 606 sous-cutanée, sans alcool méthylique.	6 jours.	Coma diabétique. Acétonurie.	Œdème cérébral. Congestions viscérales. Myocardite, foie et reins anciennement touchés.	Coma déclanché par le 606.	Contre-indication suivant Ehrlich.
6	Spiethof. *Münch. med. Woch.*, 24 janvier 1911.	1910.	Crises gastriques. W = +. Insuffisance aortique bien compensée.	Non mentionnés.	0,30 606 sous-cutanée.	11 jours.	Collapsus cardiaque progressif à partir du 2e jour.	Aortite. Coronarite. Myocardite.	Toxicité du 606 pour les viscères dégénérés.	Contre-indication suivant Ehrlich.
7	Dr v. K. de S. (Martius). *Münch. med. Woch.*, 16 mai 1911.	1910.	Aortite syphilitique.	Non mentionnés.	?	Subite.	Mort subitement pendant l'injection.	Rupture d'anévrisme aortique ignoré.	Influence de l'injection.	Etude insuffisante du malade. Accident qui peut se produire avec toute injection intraveineuse.
8	Dr O. de B. (Martius). *Loc. cit.*	1910.	Hémiplégique de 35 ans.	Non mentionnés.	Dose inconnue intraveineuse.	4 heures.	Collapsus cardiaque progressif.	Hémorragie cérébrale. Myocardite. Cirrhose du foie. Néphrite. Artériosclérose.	Non attribuable au 606 pour Martius.	Contre-indication suivant Ehrlich.
9	Martius). *Loc. cit.*	Juin 1910.	Syphilis cérébrale. Insuffisance aortique bien compensée.	Non mentionnés.	0,40 606 intraveineuse. 260 cc. de liquide.	5 heures.	Vomissements. Coma.	Aortite. Coronarite. Myocardite. Œdème pulmonaire. Néphrite.	Action toxique sur le myocarde dégénéré.	Contre-indication suivant Ehrlich.

TABLEAU I. — **Accidents mortels** dus au salvarsan (Année 1910) (*suite*).

	NOM de l'auteur.	DATE de l'injection incriminée.	HISTOIRE clinique.	TRAITEMENTS antérieurs.	DOSE et mode d'injection du 606.	MORT après.	PHÉNOMÈNES cliniques après l'injection.	AUTOPSIE	INTERPRÉTATION de l'auteur.	OBSERVATIONS
					Mécanisme complexe ou indéterminé.					
10	Tcherno-Schwartz et Halpen. *Roussky-Vratch*, 12 mars 1911.	1910.	Typhus exanthématique.	»	0,35 606 intraveineuse. 250 cc. de liquide.	2 heures 45.	Convulsions épileptiformes. Collapsus cardiaque.	Congestion générale de tous les viscères.	Intoxication arsenicale aiguë.	A éliminer. Malade non syphilitique.
11	Spiethof. *Münch. med. Woch.*, 24 janvier 1911.	1910.	Femme de 28 ans. Syphilis laryngée ancienne avec brides cicatricielles.	Non mentionnés.	Dose normale dit Ehrlich, intramusculaire.	Quelques heures.	Mort subite.	Rien de caractérisé.	Ehrlich, consulté, parle d'un réflexe.	Cas obscur. L'iodure de potassium peut amener l'œdème de la glotte dans des cas de syphilis du larynx.
12	Jacquet. *Congrès de méd.* Paris, 1910.	17 sept. 1910.	Homme de 42 ans, alcoolique. Syphilome ulcéreux de la cuisse droite — W = +. Crises gastriques douloureuses depuis quelques années. Vomissements non sanglants.	0	0,50 centigrammes intramusculaire.	12 jours.	Douleurs vives au lieu d'injection. Cicatrisation de l'ulcération cutanée. Le 7e jour, vomissements noirs, melœna. Anémie rapide par hématémèse et mort.	Ulcère gastrique calleux. Sténose pylorique. Dilatation gastrique et périgastrite ancienne.	Le 606 a provoqué les hémorragies par son action vaso-dilatatrice.	Cas obscur. Réaction de Herxheimer (?)

TABLEAU II. — **Cas de mort dans lesquels** l'action du salvarsan est douteuse (Année 1910).

	NOM de l'auteur.	DATE de l'injection incriminée.	HISTOIRE clinique.	TRAITEMENTS antérieurs.	DOSE et mode d'injection du 606.	MORT après.	PHÉNOMÈNES cliniques après l'injection.	AUTOPSIE	INTERPRÉTATION de l'auteur.	OBSERVATIONS
13	Ehlers et Jörgensen. *Med. Klin.*, 5 mars 1911.	23 août 1910.	Homme de 40 ans. Syphilis de 11 ans. Paralysie générale et attaques apoplectiformes.	Mercure et iodure en 1908.	0,50 606 interscapulaire.	8 jours.	Au bout de 8 jours crises sudorales. Albumine et sucre. Mort en cyanose et dyspnée.	Démence paralytique. Rien aux méninges ni à la moelle. Congestion pulmonaire hypostatique. Légère aortite et myocardite, foie et reins légèrement gros.	Intoxication arsenicale.	Contre-indication suivant Ehrlich.
14	Pick. 4e congrès des neurologistes allemands, 9 octobre 1910.	1910.	Paralysie générale. Tabes. Néphrite optique.	Non mentionnés.	Non mentionnés.	»	Accidents psychopathiques.	Non mentionnée.	»	Contre-indication suivant Ehrlich.
15	Gaucher. *Acad. méd.*, 10 octobre 1910.	1910.	Non mentionnée.	Non mentionnés.	0,30 centigrammes.	»	Mort.	Non mentionnée.	Intoxication arsenicale.	Aucune conclusion possible en l'absence de tout renseignement.

TABLEAU III. — Cas de mort indépendants du salvarsan (Année 1910).

	NOM de l'auteur.	DATE de l'injection incriminée.	HISTOIRE clinique.	TRAITEMENTS antérieurs.	DOSE et mode d'injection du 606.	MORT après.	PHÉNOMÈNES cliniques après l'injection.	AUTOPSIE.	INTERPRÉTATION de l'auteur.	OBSERVATIONS.
					Malades injectés in extremis.					
16	Dr v. D. de M. (Martius). *Münch. med. Woch.*, 16 mai 1911.	1910.	Syphilis cérébrale. Malade mourant.	Non mentionnés.	0,60 606 intrafessier.	3 jours.	Collapsus cardiaque.	Grosses lésions cérébrales syphilitiques.	Malade injecté *in extremis*.	»
17	Blenn. *Korresp. Blatt für Schweiz. Aerzte*, 1911, n° 3.	1910	Cirrhose et myocardite, malade mourant.	Non mentionnés.	Non mentionnés.	»	Mort peu après l'injection.	Non mentionnée.	Malade injecté *in extremis*.	»
					Malades morts d'une affection intercurrente ou d'accidents.					
18	Dr H. de B. (Martius). *Loc. cit.*	1910.	Homme de 41 ans. Paralysie générale.	Non mentionnés.	Non mentionnés.	Quelques jours.	Pneumonie ayant entraîné la mort.	Circonvolutions cérébrales aplaties. Pneumonie fibrineuse des 2 bases. Cœur hypertrophié.	Mort de pneumonie.	Contre-indication suivant Ehrlich.
19	Jadassohn. *Deutsch. med. Woch.*, 22 décembre 1910.	1910.	Anévrisme de l'aorte.	Non mentionnés.	0,40 cent. méthode Michaelis.	8 jours.	Pneumonie aiguë.	Non mentionnée.	Mort de pneumonie.	Contre-indication suivant Ehrlich. L'état du rein et des vaisseaux en dehors de l'aorte n'est pas mentionné.
20	Willige. *Münch. med. Woch.*, 15 novembre 1910.	1910.	Paralytique.	Non mentionnés.	Intramusculaire.	1 jour.	Fausse route alimentaire. Asphyxie.	Non mentionnée.	Mort accidentelle.	»
21	Marcus. *Münch. med. Woch.*, 10 janvier 1911.	1910.	Non mentionnée.	Non mentionnés.	Non mentionnés.	1 mois.	Le malade tombe accidentellement par la fenêtre.	Non mentionnée.	Mort accidentelle.	»
					Malades morts de leur affection malgré le salvarsan.					
22	Guillain et Ravaut. *Soc. méd. hôp.*, 4 novembre 1910.	19 août 1910.	Hémiplégie secondaire grave avec escarre.	Biiodure de mercure 3 jours. bons résultats.	0,45 606 Intrafessier.	7 jours.	Hyperthermie les 3 derniers jours. Mort dans le coma. Aucune réaction d'intoxication.	Foyer de ramollissement cérébral sans hémorragie. Foie un peu gras.	Malade morte malgré le 606.	»
23	Marcus. *Münch. med. Woch.*, 10 janvier 1911.	26 août 1910.	Syphilis de 20 ans. Paralytique dément de 56 ans.	Non mentionnés.	0,40 606 Méthode Alt.	2 mois.	Amélioration après l'injection, puis rechute et mort par apoplexie cérébrale.	Non mentionnée.	Mort malgré le 606.	»
24	Martius. *Münch. med. Woch.*, 16 mai 1911.	1910.	Femme de 56 ans. Aortite. Angine de poitrine à crises fréquentes.	Frictions sans résultat.	0,50 606 Sous-cutancé.	18 jours.	Les crises d'angine cessent pendant 15 jours après l'injection. Malgré une nouvelle crise légère, le malade quitte l'hôpital. 2 jours après, mort subite.	Endomyocardite. Aortite, coronarite. Stase pulmonaire. Néphrite légère.	Nouvelle crise d'angine de poitrine.	»

TABLEAU III. — **Cas de mort indépendants du salvarsan (Année 1910)** (*suite*).

	NOM de l'auteur.	DATE de l'injection incriminée.	HISTOIRE clinique.	TRAITEMENTS antérieurs.	DOSE et mode d'injection du 606.	MORT après.	PHÉNOMÈNES cliniques après l'injection.	AUTOPSIE.	INTERPRÉTATION de l'auteur.	OBSERVATIONS.
25	Dʳ S. DE F. (MARTIUS). Loc. cit.	1910.	Paralysie générale, rapidement progressive depuis quelques mois.	Non mentionnés.	0.50 606	5 semaines.	Rétention d'urine passagère après l'injection. Mort de phénomènes paralytiques avec escarre infectée.	Lésions cérébrales non mentionnées. Aortite. Infection de tous les viscères.	Mort malgré le 606.	»
26	WILLIGE. Münch. med. Woch., 15 novembre 1910.	1910.	Paralysie générale.	Non mentionnés.	Non mentionnée.	»	Morte des progrès de sa P. G. peu après l'injection.	Non mentionnée.	Mort malgré le 606.	»
27	ORTH. Congrès de Königsberg. 20 septembre 1910.	1910.	Tabes.	Non mentionnés.	Intra-musculaire.	12 jours.	Non mentionnés.	Cas publiés uniquement au point de vue de l'étude de la nécrose du foyer d'injection.	Dans les 2 cas, mort sans rapport avec le 606.	»
28	ORTH. Loc. cit.	1910.	Carcinome pharyngo-laryngien.	Non mentionnés	Intra-musculaire.	»	Non mentionnés.			»
29	MARCUS. Münch. med. Woch., 10 janvier 1911.	1910.	Non mentionnée.	Non mentionnés.	Non mentionnés.	8 jours.	Non mentionnés.	Ramollissement et hémorragie préexistante de la protubérance.	Mort par affection préexistante.	»
30	MARCUS. Loc. cit.	1910.	Hémorragie cérébrale.	Non mentionnés.	Non mentionnés.	14 jours.	Non mentionnés.	Hémorragie cérébrale nouvelle.	Mort indépendante du 606.	»
31	MARCUS. Loc. cit.	1910.	Non mentionnée.	Non mentionnés	Non mentionnés	6 semaines.	Non mentionnés.	Tumeur cérébrale (gliome).	Mort indépendante du 606.	»
32	MARCUS. Loc. cit.	1910.	Tabes. Pyélo-cystite et diarrhée.	Non mentionnés.	Non mentionnés.	3 semaines.	Non mentionnés.	Non mentionnés.	Mort par progrès de l'affection primitive.	»
33	NEUHAUS. Münch. med. Woch., 2 mai 1911.	3 oct. 1910.	Paralysie générale en pleine poussée aiguë. Paraplégie. Cystite, escarre.	Non mentionnés.	0.60 606 intrafessier.	1 jour.	Collapsus cardiaque progressif.	Pyélo-néphrite très avancée, aucune lésion toxique.	Mort par pyélo-néphrite et infection.	Contre-indication, suivant Ehrlich.
34	MARTIUS. Münch. med. Woch., 16 mai 1911.	1910.	Homme de 48 ans. Tabes, claquement aortique.	Non mentionnés.	0.60 606 huileuse intra-fessière.	6 jours.	Aucun phénomène morbide après l'injection. Mort subite le 6ᵉ jour.	Myocardite, aortite, coronarite, artériosclérose. Hydropisie des ventricules cérébraux.	Toxicité du 606 sur un myocarde dégénéré.	Contre-indication, suivant Ehrlich.
35	JADASSOHN. Deutsche med. Woch., 22 décembre 1910.	1910.	Syphilis cérébro-spinale avec crises cardiaques graves.	Non mentionnés	0,10 centigr. Méthode Michaelis.	1 jour.	Non mentionnés.	Non mentionnés.	Mort malgré le 606.	»
36	DE LAPERSONNE et A. LÉRI. Arch. d'Opht., 1911, n° 1.	1910.	Tabes très avancé.	Non mentionnés	Non mentionnés	5 semaines.	Fièvre, délire.	Non mentionnés.	»	Contre-indication, suivant Ehrlich.
37	DE LAPERSONNE et A. LÉRI. Loc. cit.	1910.	Tabes avancé, pyélonéphrite.	Non mentionnés.	Non mentionnés.	3 semaines.	Cachexie.	Aucune lésion toxique.	»	Contre-indication, suivant Ehrlich.

TABLEAU IV. — Accidents mortels dus au salvarsan (Année 1911).

	NOM de l'auteur.	DATE de l'injection incriminée.	HISTOIRE clinique.	TRAITEMENTS antérieurs.	DOSE et mode d'injection du 606.	MORT après.	PHÉNOMÈNES cliniques après l'injection.	AUTOPSIE	INTERPRÉTATION de l'auteur.	OBSERVATIONS
					Accidents de technique.					
38	SALOMON. *Congrès de Karlsruhe,* 27 septembre 1911.	1911.	Femme.	Non mentionnés.	Non mentionnés.	»	La malade prend le train aussitôt après l'injection, arrive à la campagne loin de tout médecin et meurt très rapidement.	Non mentionnée.	Conduite imprudente de la malade.	»
39	STERN. *Congrès de Karlsruhe,* 27 septembre 1911.	1911.	Pas de renseignements.	Non mentionnés.	Injection avec une quantité de soude trop forte.	»	Mort.	Non mentionnée.	»	»
					Lésions nerveuses — Réaction de Herxheimer.					
40	FISCHER. *Münch. med. Woch.,* 22 août 1911.	7 mai 1911.	Chancre de la muqueuse nasale. Roséole. W = + chez un homme de 40 ans.	0	28 mars 0,40 intraveineuse. Mercure en avril. 7 mai 0,40 intraveineuse. 200 cc. de liquide.	4 jours.	Première injection bien supportée. 2 jours 1/2 après la deuxième, phénomènes méningitiques et coma.	Œdème cérébral aigu. Encéphalite hémorragique aiguë. Néphrite et cirrhose du foie.	Réaction de Herxheimer.	»
41	KANNENGIESSER. *Münch. med. Woch.,* 22 août 1911.	11 mai 1911.	Homme de 29 ans. Syphilis secondaire avec réaction du VII et du VIII gauches.	Salicylate de mercure (1re série).	Décembre 1910 606 sous-cutanée. 26 avril 1911. 0,50 intraveineuse. 10 jours de mercure (frictions). 11 mai, 0,50 intraveineuse.	5 jours.	Céphalée, attaques épileptiformes et coma.	Leptoméningite chronique diffuse. Ramollissement et hémorragies cérébrales multiples. Broncho-pneumonie bilatérale. Myocarde, foie et reins antérieurement touchés.	Herxheimer. Neurorécidive ou pneumonie.	»
42	WERTHER. *Münch. med. Woch.,* 7 mars 1911.	1911.	Homme de 60 ans. Syphilis cérébrale. Hémiplégie. Crises épileptiformes.	Non mentionnés.	0,40 606 intramusculaire.	2 jours.	Pas de renseignements.	Ramollissement cérébral, aortite, myocardite.	»	Réaction de Herxheimer probable.
					Lésions viscérales en dehors du système nerveux.					
43	RAVAUT. *Soc. de Derm.,* 1er juin 1911.	9 janv. 1911.	Néphrite chez un secondaire de 40 ans. Aggravation progressive.	Mercure et hectine sans résultat.	5 janvier 0,40 intraveineuse. 9 janvier 0,70 intramusculaire.	19 jours.	Urémie après insuffisance rénale progressive.	Pas d'autopsie.	606 non toléré par le rein.	Néphrite. Contre-indication à l'emploi d'emblée d'une dose forte.
44	RAVAUT. *Soc. de Derm.,* 1er juin 1911.	20 mars 1911.	Homme syphilitique depuis 10 ans. Tabes avancé cachectique. Paralysies crâniennes. Albumine : 0 gr. 15 par litre.	Mercure en 1905 et 1900.	13 mars 0,60 intraveineuse. 20 mars 0,60 intraveineuse.	5 jours.	Injections d'abord bien tolérées. Le 24 mars, crise brusque d'urémie.	Méningite et encéphalomyélite syphilitique. Gommes du foie. Emphysème. Néphrite chronique. Thyroïde et surrénales sclérosées. Congestion de tous les viscères.	Action toxique du 606 sur un organisme gravement lésé.	Même observation.

Tableau IV. — **Accidents mortels** dus au salvarsan (Année 1911) *(suite)*.

	NOM de l'auteur.	DATE de l'injection incriminée.	HISTOIRE clinique.	TRAITEMENTS antérieurs.	DOSE et mode d'injection du 606.	MORT après.	PHÉNOMÈNES cliniques après l'injection.	AUTOPSIE.	INTERPRÉTATION de l'auteur.	OBSERVATIONS.
					Mécanisme complexe	**ou indéterminé.**				
45	Luque Mobata. *Riv. espan. de Derm. y Syph.*, 1911, n° 148.	31 janv. 1911.	Homme de 21 ans. Syphilis de 2 ans rebelle au mercure. Cœur, reins, poumons intacts.	Frictions mercurielles et injections.	0,40 606 intraveineuse. 200 cc. de liquide.	3 jours.	Vomissements, diarrhée, anurie et coma.	Pas d'autopsie.	Toxicité du 606 pour le rein.	Cas obscur, faute de technique ou urémie.
46	Almkvist. *Münch. med. Woch.*, 22 août 1911.	16 fév. 1911.	Homme de 32 ans. Syphilis de 5 ans traitée. Accidents chancriformes en 1910 sans accidents depuis. Neurasthénie. Éthylisme.	3 ans 1/2 d'huile grise en 2 périodes.	0,60 606 intraveineuse.	8 jours.	Vomissements, albumine et coma avec hémiparésie gauche.	Encéphalite hémorragique aiguë sans lésions toxiques des viscères.	Peut-être réaction de Herxheimer.	Cas obscur. Réaction de Herxheimer probable.
47	Arno Hoffmann. *Münch. med. Woch.*, 15 août 1911.	21 et 27 février 1911.	Garçon de 15 ans. Hérédo-syphilis, iritis. W = +. État du foie et du rein non étudiés avant l'injection.	Traitement mercuriel infructueux.	21 février et 27 février chaque fois: 0,30 intra-musculaire.	2 mois et 10 jours.	L'iritis ne guérit qu'en avril. Mort d'ictère grave en mai.	Dégénérescence jaune aiguë du foie avec îlots de néoformation remontant à quelques mois.	Toxicité du 606 pour le foie.	Cas obscur, en raison de la mort 2 mois après l'injection. Coïncidence d'ictère grave d'autre origine? État du foie avant le traitement non mentionné.
48	Hallopeau. *Acad. de méd.*, 10 octobre 1911.	Juillet 1911.	Homme de 35 ans, éthylique. Syphilis de 9 ans. Psoriasis palmaire et plantaire récidivant.	Mercure et hectine.	0,30 606 intraveineuse. 6 jours après 0,40 intraveineuse.	4 jours.	Nausées. Vomissements. Convulsions, coma.	Pas d'autopsie.	Action du 606 sur le foie d'un éthylique.	Interprétation difficile en l'absence d'autopsie. Lésions nerveuses, hépatiques ou rénales latentes?
49	Ravaut. *Journ. méd. franç.*, 15 octobre 1911.	1911.	Femme de 18 ans, sans tares. Syphilis secondaire. Enceinte de 3 mois.	0	2 injections intraveineuses. (0,40 + 0,60) à cinq jours d'intervalle.	4 jours.	Le lendemain, agitation. congestion de la face, 3 jours après, brusquement 40°, crises épileptiformes, coma, stertor, mort en 14 heures. À aucun moment on ne constate d'albumine.	Congestion de tous les viscères. Hémorragies microscopiques des poumons et du tube digestif. Foie et rein *peu altérés* histologiquement.	Anaphylaxie.	Faute de technique? Lésions du foie et des reins non précisées.
50	Pévéniez (Amiens) d'après Gaucher. Leçon du 5 novembre 1911.	17 oct. 1911.	Homme de 21 ans, sans tares, pas d'albumine. Chancre du frein.	0	*Le 11 octobre* 0,50 606 intraveineux *Le 17 octobre* 0,60 606 intraveineux.	5 jours.	Symptômes de grande méningite ayant débuté le 3e jour. Mort.	Congestion généralisée de tous les organes. Hémorragies punctiformes des reins et de l'encéphale.	Intoxication arsenicale.	Aucun cas comparable. Faute de technique?
					Technique non	**employée jusqu'ici.**				
51	De Bachmann cité par Gaucher. *Acad. méd.*, 31 octobre 1911.	Non mentionnée.	Homme de 19 ans. Chancre. Adénopathie.	0	Deux injections intraveineuses de 0,60 606 à 3 *jours d'intervalle.*	2 jours.	Urémie.	Non mentionnée.	Toxicité du 606 pour le rein.	Injections trop rapprochées. Cf. cas non mortels avec érythème de Ravaut (*Soc. méd. Hôp.*, 17 nov. 1911).

TABLEAU V. — **Cas de mort dans lesquels l'action du 606 est douteuse (Année 1911).**

	NOM de l'auteur.	DATE de l'injection incriminée.	HISTOIRE clinique.	TRAITEMENTS antérieurs.	DOSE et mode d'injection, du 606.	MORT après.	PHÉNOMÈNES cliniques après l'injection.	AUTOPSIE	INTERPRÉTATION de l'auteur.	OBSERVATIONS
52	GAUCHER. Leçon du 5 novembre 1911.	Non mentionnée.	Quatre cas de néphrite syphilitique dans les hôpitaux de Paris	Pas de renseignements.	Pas de renseignements.	»	Pas de renseignements. Mort dans les 4 cas.	Non mentionnée.	Intoxication arsenicale.	Intoxication chez des malades atteints de néphrite traités sans doute à doses trop élevées d'emblée.
53	OLTRAMARE (Genève), d'après GAUCHER, Leçon du 5 novembre 1911.	Non mentionnée.	Homme de 48 ans. Syphilis de 17 ans.	Pas de renseignements.	Pas de renseignements.	5 jours.	Pas de renseignements. Mort.	Non mentionnée.	Intoxication arsenicale.	Réaction de Herxheimer possible.
54	RAVAUT, cité par GAUCHER. Leçon du 5 novembre 1911.	Non mentionnée.	Tabes.	Pas de renseignements.	Pas de renseignements.	6 jours.	Pas de renseignements. Mort.	19 milligr. As. dans les viscères au total. 15 milligr. as dans le foie seul. Aucun autre détail.	Intoxication arsenicale.	Interprétation impossible en l'absence de renseignements.
55	RAVAUT, cité par GAUCHER. Leçon du 5 novembre 1911.	Non mentionnée.	Femme de 48 ans. bien portante. Syphilis secondaire.	Pas de renseignements.	Pas de renseignements.	»	Pas de renseignements. Mort.	Non mentionnée.	Intoxication arsenicale.	Même observation.

TABLEAU VI. — **Cas de mort indépendants du salvarsan (Année 1911).**

	NOM de l'auteur.	DATE de l'injection incriminée.	HISTOIRE clinique.	TRAITEMENTS antérieurs.	DOSE et mode d'injection, du 606.	MORT après.	PHÉNOMÈNES cliniques après l'injection.	AUTOPSIE	INTERPRÉTATION de l'auteur.	OBSERVATIONS
56	RAVAUT. Soc. de Derm., 1er juin 1911.	20 mars 1911.	Homme de 45 ans. Syphilis ancienne. Récidive de cancer de la langue. Cachexie.	Non mentionnés.	13 mars : 0,60 606 Billon intraveineuse. 20 mars : 0,60 606 Billon intraveineuse.	15 jours.	Cachexie cancéreuse.	Cancer énorme. Aucune lésion toxique.	Mort par cancer.	»

suivre le but qui doit être atteint chez tout malade, c'est-à-dire la stérilisation de la syphilis, c'est-à-dire qu'on fera trois injections à $0^{gr},60$, ou bien pour plus de prudence, en dehors de la période primaire, quatre injections à $0^{gr},20$, $0^{gr},40$, $0^{gr},60$, $0^{gr},60$, c'est-à-dire qu'on dédoublera la première. Lorsque ces organes seront atteints, on devra suivre une autre technique et employer le salvarsan à doses progressives, en commençant par des doses faibles et même très faibles lorsque le rein est touché, lorsque le système nerveux central est atteint, lorsqu'il y a méningite diffuse, mais avec la volonté constante d'arriver graduellement aux doses nécessaires à la guérison en série des lésions syphilitiques ($0^{gr},01$ par kilogramme).

Dans certains cas difficiles, et en particulier dans les cas de néphrite où l'abstention thérapeutique peut causer la mort du malade s'il s'agit de syphilis et où l'intervention thérapeutique peut causer la mort s'il n'y a pas syphilis, le traitement sera fondé sur l'étude clinique minutieuse, sur les résultats que donnent les premiers essais de traitement, sur les petits accidents qui peuvent faire craindre des accidents plus graves.

Le traitement de la syphilis par le salvarsan à doses faibles doit être rejeté jusqu'à nouvel ordre. Il peut exposer à des dangers comme le traitement à doses normales lorsque l'étude du malade n'est pas faite au préalable. Il peut surtout ne pas conduire à la guérison. Toute modification apportée à la méthode initiale, à l'emploi des doses qui sont nécessaires dans le traitement de la syphilis expérimentale, doit être fondée sur des documents précis qui ne nous sont pas fournis à l'heure actuelle.

X

NOUVELLE ÉTUDE SUR LES ACCIDENTS MORTELS
ATTRIBUÉS AU SALVARSAN
LA RÉACTION FÉBRILE ET LA QUESTION DES DOSES

LES RÈGLES DU TRAITEMENT PAR LE SALVARSAN [1]

Nous avons présenté, il y a trois mois (8 novembre 1911), à la *Société de Dermatologie*, un Mémoire, sur les accidents du 606 et sur leurs causes, dans lequel nous cherchions à déterminer le mécanisme de ces accidents et à régler la technique qui permette de les éviter à l'avenir.

Depuis le mois de novembre, plusieurs auteurs ont rapporté de nouveaux cas de mort survenus après une ou plusieurs injections de salvarsan.

Ces observations, prises pour la plupart avec un soin plus grand que les observations anciennes, nous ont conduits à reprendre notre travail et à étudier quelques questions sur lesquelles nous n'avions pas insisté suffisamment peut-être.

*
* *

Depuis novembre 1911, 6 cas de mort ont été publiés, à notre connaissance [2].

Nous ne parlerons que pour mémoire du cas de M. Hallopeau

1. En collabor. avec le Dr Kuenemann, *Soc. de Dermat.* 1912.

2. M. Queyrat en décembre 1911, M. Balzer en janvier 1912 ont rapporté 2 cas de mort à la *Société de Dermatologie,* mais leurs communications n'ont pas paru à l'heure où nous remettons ce travail à l'impression. Le cas de M. Balzer est tout à fait comparable à ceux que nous étudions.

(Académie de Médecine, 10 octobre 1911). Le 31 octobre 1911, M. Gaucher rapportait à l'Académie de Médecine, au nom de M. de Beurmann, un autre cas dont nous avons donné dans notre premier travail un résumé incomplet et dont nous donnerons ici un résumé plus détaillé.

Le 24 novembre 1911, M. Gaucher communiquait à la même Société 2 cas nouveaux, l'un de MM. Caraven et Peugniez (d'Amiens), l'autre du professeur Oltramare (de Genève).

Le 17 novembre 1911, à la *Société médicale des hôpitaux*, M. Ravaut présentait, dans un groupe d'observations, un cas inédit étudié par le D^r Le Duigou (de Cherbourg).

Le 15 décembre 1911, toujours à la *Société médicale des hôpitaux*, le Dr Rouget (du Val-de-Grâce) communique un nouveau cas mortel.

Enfin, tout récemment Auguste Hoffmann (de Düsseldorf) publia, dans la *Münchener medizinische Wochenschrift* du 23 janvier 1912, un cas d'encéphalite hémorragique mortelle consécutive à une injection de 606.

Ce sont ces 6 observations que l'on trouvera réunies dans le tableau ci-joint.

Ces observations nouvelles sont en bien des points comparables entre elles. 5 malades sur 6 sont morts, les uns après la première injection, les autres après la deuxième seulement, *mais tous avec un syndrome clinique analogue* et à peu près dans le même laps de temps ; chez le malade de Hoffmann, seul les phénomènes d'encéphalo-méningite sont remplacés par un syndrome hémiplégique.

Prenons comme type le malade de Rouget (*Société médicale des hôpitaux*, 15 décembre 1911). Un jeune soldat de vingt-deux ans, sans aucune tare, a contracté la syphilis trois ans auparavant. A part son chancre et quelques plaques buccales, il n'a jamais eu aucun accident. Comme traitement, il n'a reçu que quelques frictions à l'occasion de ses plaques buccales. Sur sa demande, on entreprend une cure de salvarsan et, en avril 1911, on lui injecte d'emblée 0^{gr},60 en solution alcaline dans la veine.

L'injection est bien supportée. Pendant deux jours, le malade se sent bien. Le troisième, au moment de quitter l'hôpital, il est pris brusquement de frissons, de nausées et vomit un liquide « marc de café ». Les membres offrent une légère raideur, mais il n'y a pas de signe de Kernig. La température est à 37°. Dans la journée, les vomissements noirâtres reprennent dès que le malade quitte la position horizontale. Le liquide vomi contient de l'hémoglobine, mais pas d'hématies reconnaissables. Les selles sont supprimées, l'urine devient légèrement albumineuse.

Le lendemain matin, paraissent des crises épileptiformes qui se répètent de plus en plus souvent au cours de la journée. La température monte à 38°4, le malade meurt dans le coma à 11 heures du soir.

La ponction lombaire, faite quelques heures avant la mort, ramène un liquide albumineux, de pression normale. A l'examen cytologique, on trouve 10 lymphocytes par champ.

L'autopsie révéla une congestion intense de l'encéphale et deux petits foyers hémorragiques récents au plafond du ventricule latéral. La méningite révélée par la ponction lombaire n'était pas visible à l'examen microscopique.

Les reins et les poumons étaient également congestionnés. Aucune lésion tuberculeuse n'était visible en dehors de lésions des ganglions du médiastin. Aucune ulcération gastro-intestinale malgré les vomissements noirâtres. Légère insuffisance mitrale.

En somme, le malade est mort avec des symptômes de lésions encéphalo-méningées retrouvées à l'autopsie. Les autres altérations constatées semblent de moindre importance et ne se sont traduites pendant la vie que par l'albuminurie et des vomissements noirâtres.

Le malade d'Oltramare, syphilitique depuis quinze ans, n'a jamais eu d'accidents graves et l'examen des organes ne révèle rien d'anormal. La première injection de 0^{gr},60 est bien supportée les deux premiers jours, puis la céphalée survient, le coma avec élévation thermique s'installe, des crises convulsives paraissent et le malade meurt avec 40°5 le sixième jour. A l'autopsie, on trouve *des lésions chroniques des méninges* et de l'aorte, un cœur gras dégénéré, des lésions pulmonaires chroniques et récentes (broncho-pneumonie des deux bases).

Le malade de Caraven était tout à fait au début de la syphilis, puisque la roséole n'était pas encore apparue. Il supporte bien une première injection de $0^{gr},60$ de salvarsan, huit jours après on injecte encore une fois $0^{gr},60$. Les deux premiers jours, tout se passa bien. Le troisième et le quatrième jour, paraît une céphalée de plus en plus intense. Puis on constate le signe de Kernig, la raideur de la nuque ; des crises de contractures paraissent, le coma s'installe, la température monte graduellement et le malade meurt le cinquième jour avec $40°5$. Les urines renferment $2^{gr},30$ d'albumine par litre, la ponction lombaire ramène un liquide trouble, de pression normale ; les cultures qui sont faites de ce liquide ne donnent rien. A l'autopsie : encéphale et dure-mère très congestionnés, reins et poumons également congestionnés, hémorragies diffuses et ecchymoses au niveau de l'estomac. Foie normal.

Chez le malade de Le Duigou, syphilitique secondaire, c'est trois jours après la deuxième injection de $0^{gr},40$ que s'installent le délire, les crises épileptiformes aboutissant au coma et à la mort. A l'autopsie, congestion de tous les viscères, surtout du cerveau qui présente plusieurs ecchymoses.

Le malade de de Beurmann est cliniquement comparable aux précédents. Il vomit pendant deux jours et sa température monte à $38°6$. Puis les crises épileptiformes font leur apparition et il meurt dans le coma le matin du quatrième jour. A l'autopsie toutefois, le cerveau et les méninges paraissent intacts. Il n'existe qu'une néphrite suraiguë et le malade semble avoir succombé à une crise d'urémie avec accidents nerveux.

Le malade d'Auguste Hoffmann, paraplégique par myélite syphilitique transverse, présente seul un syndrome complètement différent. Dans la nuit qui suit l'injection se déclare une paralysie faciale inférieure et brachiale gauche avec stupeur. L'état s'aggrave peu à peu, la température s'élève et le huitième jour le malade meurt dans le coma. Il s'agit dans ce cas, non plus d'une congestion aiguë de l'encéphale ou des méninges, mais d'un foyer de ramollissement cérébral par oblitération inflammatoire probable d'une artère cérébrale malade antérieurement.

Parmi les malades de notre premier tableau, quelques-uns peuvent être rapprochés des précédents au point de vue de la symptomatologie des accidents. Les uns sont atteints de paralysie générale, de tabes avancé, de graves lésions nerveuses. Chez les autres, il n'existe pas d'accidents nerveux cliniquement reconnaissables avant le traitement. Dans tous les cas, les phénomènes cliniques après l'injection sont comparables. Les malades de Fischer, d'Almkvist, de Kannengiesser, d'Hallopeau meurent dans le coma après avoir présenté de la céphalée, des attaques épileptiformes, des vomissements. L'autopsie révèle toujours des lésions méningo-encéphaliques aiguës, surajoutées parfois à d'anciennes lésions de méningite ou d'artérite chronique.

*
* *

La plupart des accidents mortels dus au 606 s'expliquent par un autre mécanisme. Plusieurs malades (statistique de Martius) sont morts en asystolie [1].

D'autres sont morts dans le coma urémique ou diabétique, d'autres simplement parce qu'une faute de technique a été commise ou qu'ils se sont conduits de façon imprudente après l'injection.

Dans les derniers temps, ces accidents, qui étaient autrefois les plus fréquents, semblent devenus extrêmement rares. Il semble que les médecins, à mesure que de nouveaux cas de mort sont publiés, examinent mieux leurs malades avant de les soumettre au traitement par le salvarsan et respectent davantage les contre-indications posées par Ehrlich dès 1910.

Les accidents dont nous rapportons les observations ici sem-

1. On sait, depuis les travaux de Auer (Effets du salvarsan sur le cœur des chiens. Section de physiologie pharmacologique de l'institut Rockefeller, New-York, n° 3, septembre 1911) que si le salvarsan *en injection alcaline* n'a aucune action sur le cœur normal injecté à la dose de 0^{gr},02 à 0^{gr},04 par kilogramme d'animal), il peut déterminer en cas de lésions myocardiques ou même de fatigue exagérée du muscle cardiaque, la fibrillation et la mort rapide.

blent tous relever d'un même mécanisme sur lequel il faut bien revenir en détail, la plupart des auteurs français semblant encore l'ignorer à l'heure actuelle et parlant, sans donner de preuves, d'anaphylaxie ou d'intoxication arsenicale [1].

Il s'agit, en réalité, d'une réaction connue déjà au temps où le traitement mercuriel était seul employé *et qui se produit plus ou moins vive, chaque fois qu'un médicament anti-syphilitique actif est donné à doses suffisantes.* Elle n'est pas spéciale au 606 comme on l'a dit *et le jour où l'on trouvera un agent anti-syphilitique plus actif que le 606, elle se produira avec plus de facilité encore.*

Il s'agit de la réaction de Jarisch-Herxheimer, décrite pour la première fois très incomplètement par Jarisch (*Wiener medizinische Wochenschrift*, 1895, n° 17). « Il s'agit, dit-il, d'une sorte de réaction qui se manifeste dans les premiers jours du traitement mercuriel, chez des malades atteints de roséole syphilitique, par une augmentation de tous les signes caractéristiques de l'affection. Après deux à cinq injections ou frictions les taches isolées apparaissent très souvent bien plus nettement qu'auparavant et semblent, pour cette raison, avoir augmenté de nombre. »

Un peu plus tard Jadassohn (*Venerische Krankheiten. Ebstein et Schwalbe*, p. 180) complète ces remarques :

« En particulier dans la roséole, après la première injection de mercure, on observe souvent de la fièvre et l'érythème s'étend brusquement et devient plus rouge ; il s'agit d'une réaction *analogue à celle qui survient après les injections de tuberculine.* D'autres fois et particulièrement après la première injection, on observe seulement une élévation de température. »

Herxheimer enfin (*Ueber eine bei syph., vorkommende Quecksilberreaktion. Deut. mediz. Woch.*, 1906, n° 50) décrivit complètement la réaction qui porte son nom.

Cette réaction locale s'accompagne parfois d'une réaction générale. Dans un certain nombre de cas, on observe une élévation

---

1. A ce sujet, voir Leredde et Kuenemann. Sur les accidents mortels attribués au 606. *Bull. de la Soc. de l'Internat.*, 1911, n° 6 (novembre-décembre).

de température pouvant dépasser 38°. Enfin quelques faits plus
rares, signalés par Herxheimer, nous indiquent que la réaction
peut survenir également au niveau des foyers profonds. Dans un
cas, une réaction ganglionnaire survint parallèlement à la réaction
cutanée. Une autre fois, il signale au début du traitement une
exaspération atroce de la céphalée bientôt suivie de sa disparition
complète. Une autre fois, des douleurs cervicales apparurent pour
vingt-quatre heures.

Herxheimer observa cette réaction exclusivement après la première dose de mercure, jamais plus tard, même lorsqu'il augmen-
tait l'intensité du traitement par la suite. Il n'observa jamais non
plus cette réaction en dehors des cas de syphilis généralisée
secondaire. Il ne vit jamais réagir les syphilides localisées, primaires ou tertiaires, chancres ou gommes.

Ce n'est pas, dit-il, un exanthème mercuriel, car ces exan-
thèmes épargnent précisément les lésions syphilitiques cutanées
et ne se développent qu'en dehors de celles-ci. Herxheimer a bien
vu et dit qu'il s'agit d'une réaction de foyer analogue à la réaction
produite au niveau des foyers tuberculeux par les injections de
tuberculine.

*
* *

Ces réactions, que l'on observait de temps en temps au début
d'un traitement mercuriel, sont devenues, depuis l'emploi du salvarsan, beaucoup plus fréquentes et il nous a été donné personnellement d'en constater des cas très nets chez nos malades.

Chez plusieurs malades atteints de roséole, la réaction cutanée
typique s'est produite, telle que l'a décrite Herxheimer, pour disparaître, comme il l'a observé, dès le lendemain.

Chez plusieurs malades atteints de méningite chronique se traduisant par une céphalée plus ou moins vive, nous avons observé,
quelques heures après la première injection, une exacerbation des
douleurs suivie, au bout d'un jour ou deux, de leur disparition
complète. Le même phénomène se produisit chez plusieurs tabétiques tourmentés depuis des mois par des douleurs fulgurantes.

11

Mais ce que Herxheimer n'avait pas vu avec le traitement mercuriel et ce qu'on observe avec le salvarsan, c'est une réaction de même nature au niveau des lésions isolées, en dehors de la période secondaire. Les chancres, les gommes se tuméfient pour vingt-quatre heures après la première injection, parfois encore après les injections suivantes. Certains accidents même, latents jusqu'à ce moment, sont ainsi mis en évidence.

Une de nos malades atteinte de périostite gommeuse du cubital droit et de la branche montante du maxillaire gauche fit, après une première injection de $0^{gr},20$, une tuméfaction douloureuse de ses deux foyers gommeux. De plus, une troisième tumeur parut sur la voûte palatine et quelques fissurations linguales s'ouvrirent. Au bout de huit jours, les lésions avaient repris leur aspect primitif, mais une deuxième injection plus forte, à $0^{gr},40$, fit reparaître la réaction sur tous les points pour deux ou trois jours. Une troisième injection à $0^{gr},40$ ne fut plus suivie que d'une réaction insignifiante et les lésions guérirent rapidement.

*
* *

D'autres auteurs ont vu des réactions semblables tout en les rapportant parfois à des mécanismes divers. Nous avons montré, dans notre travail présenté à la *Société de l'Internat* (décembre 1911), que le méningotropisme de Sicard, qui survient dans les jours qui suivent l'injection de salvarsan, est une réaction au niveau de foyers syphilitiques nerveux préexistants qui cesse le plus souvent spontanément au bout de quelques jours. Ce sont ces mêmes accidents que Ehrlich et Benario ont décrit sous le nom de neuro-récidives précoces et qu'il faut appeler franchement à l'heure actuelle *réaction de Herxheimer*. Entre la simple tuméfaction passagère d'une éruption cutanée secondaire et les encéphalites mortelles qui font le sujet de notre travail, on trouve tous les intermédiaires.

La réaction de Herxheimer peut se produire plus ou moins violente au niveau de tout foyer de syphilis. Les accidents qui la traduisent sont le plus souvent bénins, spontanément et rapidement curables, mais on conçoit qu'elle puisse déterminer, lorsqu'elle se produit au niveau d'un foyer méningé ou encéphalique, des accidents très graves entraînant souvent la mort.

Cette réaction est due à l'efficacité même de l'agent anti-syphilitique. Si, avec le mercure et l'iodure on l'observe plus rarement qu'avec le salvarsan, c'est que ces médicaments ont une action moindre sur les lésions syphilitiques. A mesure que nous découvrirons des agents antisyphilitiques plus actifs, ces réactions se produiront de plus en plus fréquentes et le médecin devra savoir, pour chaque malade, régler les doses de façon à éviter les réactions violentes et à prévenir les accidents, tout en agissant sur l'infection d'une façon énergique.

Chez les malades dont nous rapportons les observations et qui sont morts à la suite d'une injection de salvarsan, la réaction de Herxheimer explique l'issue fatale dans tous les cas, sauf peut-être dans celui de de Beurmann où le mécanisme est plus obscur que dans les autres.

Trois de ces malades sont morts après la deuxième injection, trois après la première. La première injection n'avait paru bien supportée que par le malade de Caraven. Chez celui de Le Duigou et chez celui de de Beurmann, la première injection avait été suivie d'une réaction gastro-intestinale avec fièvre ; malgré cette réaction, le malade de de Beurmann fut réinjecté au bout de trois jours [1].

C'est peut-être à ces injections subintrantes que ce dernier malade a dû de commencer sa réaction mortelle le jour même de la deuxième injection et de mourir en trois jours.

Chez les malades de Le Duigou et de Hoffmann, les phénomènes morbides firent également leur apparition aussitôt après l'injection.

---

1. Dans le cas de Le Duigou, la température n'est pas exactement notée. Dans le cas de de Beurmann, elle fut de 38°2 le soir, mais pour bien juger la réaction thermique consécutive au salvarsan, la température doit être relevée toutes les deux heures. (Voir notre travail de la *Société de Dermatologie*, 4 janvier 1912).

NOM de l'auteur.	DATE de l'injection incriminée.	HISTOIRE clinique.	TRAITEMENTS antérieurs.	DOSE et mode d'injection de 606.	MORT après.	PHÉNOMÈNES CLINIQUES après l'injection.	AUTOPSIE.	INTERPRÉTATION de l'auteur.	INTERPRÉTATION personnelle.
Le Dumot (Cherbourg) rapp. par Ravaut. *Soc. méd. des hôp.*, 17 novembre 1911.	?	Syphilitique secondaire de 20 ans, sans tares.	1 cure d'hectargyre, 5 injections d'huile grise, la dernière datant de 15 jours.	*1re injection* : 0,40 *606* intraveineuse. 7 jours de repos. *2e injection* : 0,40 *606* intraveineuse.	4 jours	Après la 1re injection malaise et fièvre pendant 24 heures. *Immédiatement* après la 2e malaise. Le 3e jour délire, vomissements noirâtres, convulsions épileptiformes. Collapsus et mort le 4e j. Tempér. non mentionnée.	*Putréfaction cadavérique.* Congestion du cerveau avec piqueté hémorragique et ecchymoses. Congestion du tube digestif, du poumon, de la rate, des reins.	Pour Ravaut, anaphylaxie.	Eau distillée et température non mentionnée. Réaction de Herxheimer probable.
Auguste Hoffmann (Düsseldorf). *Münchener medizinische Wochenschrift*, 28 janvier 1912.	3 mars 1911.	Homme syphilit. depuis 5 ans 1/2. Depuis 4 semaines myélite syphilit. transverse à la partie sup. de la moelle dorsale. Troubles paraplégiques bilatér., sensibil. sous-ombil. affaiblie à tous les modes. Réflexes du memb. inf. exagérés, troubles des sphincters, lymphocytose céphalo-rachid. (W = +. sang et liquide céphalo-rachid.).	Quelques frictions mercurielles au début, iodure de temps en temps.	*1 seule injection* : 0,60 *606*, 300 cc. liquide intraveineux. *Eau distillée fraîche.*	9 jours.	1 heure après l'injection 39°,7. 12 heures après température normale, paralysie faciale inférieure et brachiale gauches, incontinence, stupeur. Amélioration passagère des phénomènes le 2e jour, puis aggravation progressive, ascension thermique progressive, mort le 9e jour.	Ramollissement récent de la capsule interne droite avec artérite cérébrale syphilitique ancienne. Gomme de la moelle avec dégénérescence ascendante et descendante. Leptoméningite syphilitique chronique, cœur et foie atrophiés. Congestion banale des viscères.	Ramollissement cérébral par réaction de Herxheimer.	Réaction de Herxheimer.
Rouget (Val-de-Grâce). *Soc. méd. des hôp.*, 15 décembre 1911.	Avril 1911.	Soldat de 27 ans, syphilitique depuis 3 ans sans lésions actuelles.	Quelques frictions au début.	*1 seule injection* : 0,60 *606* injection intraveineuse alcaline.	4 jours.	Aucun malaise pendant 2 j. 3e j., vomissements marc de café, constip., raideur des membres, albumine. 4e jour. crises épileptiformes fréquentes, 38°4. Lymphocytose céphalo-rachid. sans hypertension. Coma. mort.	Congestion de l'encéphale avec 2 hémorragies cérébrales récentes. Réaction méningée macroscopiquement non visible. Congestion gastro-intestinale, rénale et pulmonaire. Très peu d'arsenic dans les viscères (5 mgr. dans le foie).	Sensibilité particulière des viscères envers l'arsenic.	Réaction de Herxheimer. À noter que l'élimination de l'arsenic avait été normale.
Oltramare (Genève). *Annales des maladies vénériennes*, décembre 1911.	17 août 1911.	Homme de 48 ans, syphilitique depuis 15 ans. Aucune lésion viscérale perceptible, sauf une légère trachéo-bronchite (fumeur).	Rien pendant 13 ans. Quelques injections mercurielles en 1909 et 1910.	*1 seule injection* : 0,60 *606* intraveineuse alcaline. 300 cc. liquide.	6 jours.	Rien d'anormal pendant 2 jours. Puis céphalée, perte de connaissance, fièvre, crises convulsives. incontinence. Mort dans le coma avec 40°5.	Leptoméningite chron. adhésive. Obés. générale. Cœur en dégénéresc. graisseuse. Cicatr. de l'aorte ascend. Bronch. chron. purulente et emphysème. Broncho-pneumonie aiguë des bases.	Réact. inflam. au niveau de foyers syphil. anciens. Des faits semblables se sont produits avec le merc. et l'iod.	Réaction de Herxheimer comme le pense l'auteur.
De Brumann (Paris) rapportée par Gaucher, *Académie de médecine*, 31 octobre 1911.	21 sept. 1911.	Jeune homme, 19 ans, chancre datant de 1 mois, pas de roséole, aucune tare viscérale. *Urines normales.*	0	*1re injection* : intraveineuse alcaline 0,50. *3 jours après. 2e injection* : intraveineuse alcaline 0,60.	3 jours.	Fièvre et vomissements pendant 24 h. après la 1re inj. (38°2 le soir). *Après la 2e inj.* 38°6 et vomissements le jour même et le 2e jour. Le 3e jour crises épileptif. Coma. mort avec 37°3.	Tous les viscères normaux même le cerveau et les méninges. *Néphrite suraiguë* épithéliale avec éclatement tubulaire.	Intoxication arsenicale suraiguë (M. Gaucher).	Interprétation difficile. Intoxication possible due à 2 injections à 3 jours d'intervalle. Réaction de Herxheimer??
Caraven (Amiens). *Annales des maladies vénériennes*, décembre 1911.	18 oct. 1911.	Homme de 21 ans, robuste, sans lésions organiques. Chancre depuis 3 semaines. *Urines normales.*	0	*1re injection* : intraveineuse alcaline 0,60 *606*. *7 jours après. 2e injection* : intraveineuse alcaline 0,60 *606*.	5 jours.	1re injection bien supportée, sans fièvre mentionnée. *Après la 2e inj.*, rien d'anormal pendant 2 j., puis céphalée. gr. méning. (Kernig, contract.), coma. Cheyne-Stokes. Liquide céphalo-rachid. trouble, urines = 2gr,30, *albumine* par litre. Température monte à 40°2. Mort.	Congestion cérébrale intense généralisée. Reins très rouges et mous. Poumons congestionnés. Hémorragies gastriques diffuses. *Foie normal.*	0	Ehrlich considère que la réaction de Herxheimer est possible dès la fin de la période primaire. Benario a décrit des neuro-récidives survenues dès cette période

Chez les trois autres malades, il y eut entre l'injection et le début des phénomènes morbides un intervalle de deux ou trois jours pendant lesquels, les auteurs le notent très nettement, le malade se trouve en bon état.

*
* *

De quelle manière peut-on éviter ces réactions mortelles, à l'avenir ?

La réaction de Herxheimer est nécessairement moins intense dans les cas où la dose de l'agent antisyphilitique est peu élevée que dans les autres, puisqu'elle résulte directement de l'action de cet agent sur les parasites et les lésions qu'elles ont provoquées. Il y a donc lieu de commencer le traitement par le salvarsan par des doses faibles. Celle de $0^{gr},30$ ayant déterminé quelquefois des accidents, il faut adopter, pensons-nous, la dose initiale de $0^{gr},20$. (Nous parlons, bien entendu, des malades qui ne présentent aucune lésion viscérale ni aucune lésion syphilitique importante *connue* du système nerveux.) Exception sera faite seulement pour les malades atteints de chancres et n'ayant pas encore une séro-réaction positive.

XI

LES ACCIDENTS DU NÉO-SALVARSAN
TECHNIQUE ET DOSAGE DES INJECTIONS[1]

Grâce à la découverte du salvarsan, notre génération revient sur l'erreur qui a été et reste celle des syphiligraphes de la génération ancienne. Déclarer aux syphilitiques que l'infection dont ils sont atteints est une affection grave, qu'elle les expose à des complications mortelles et aux infirmités les plus graves, et la combattre par des armes insuffisantes et maniées sans énergie, d'une façon à la fois déraisonnable et contradictoire.

Le procès du salvarsan est aujourd'hui à peu près terminé. Il a été démontré, d'une manière surabondante, que la plupart des accidents dont on l'a accusé lui ont été attribués à tort, ou bien qu'ils ont été dus soit à des fautes de technique, soit à l'oubli de contre-indications formelles. Sur une centaine d'accidents mortels, rassemblées dans une thèse publiée à Genève par le Dr Yvan Dreyfus[2], 90 doivent être éliminés, une dizaine s'expliquent par une réaction méningitique qui aurait pu être évitée, si le traitement avait été fait à doses faibles, au début, et non à doses élevées d'emblée[3]. Parmi les cas *bien étudiés,* deux ou trois au plus restent d'un mécanisme obscur, celui de Queyrat par exemple.

---

1. *Soc. franç. de derm.. et de syphilig.,* 1912.

2. Voir Leredde. Préparation des injections de Salvarsan et réaction de Herxheimer. Nouvelle note sur les accidents du 606. *Soc. de Derm.,* 6 juin 1912.

Voir aussi Leredde et Kuenemann. Sur les accidents mortels attribués au 606. *Soc. de l'Internat.,* décembre 1911.

3. Cette précaution, dont les travaux français ont montré l'importance et qui est recommandée de la manière la plus instante par Ehrlich est encore négligée

Dangereux comme les autres médicaments actifs employés en médecine, le salvarsan n'est guère dangereux qu'entre les mains des médecins qui s'en servent sans avoir appris à s'en servir, le nombre de ces médecins diminuera de plus en plus, tandis que les règles du traitement deviendront plus simples, plus nettes et plus précises.

La technique des injections est aujourd'hui réglée. La question des doses reste à l'étude, les syphiligraphes ne semblent pas encore comprendre malgré mes efforts l'importance considérable qu'elle présente et la nécessité de traiter les malades chez lesquels on poursuit la stérilisation graduelle de la syphilis par le salvarsan d'une manière précise, progressive et en arrivant peu à peu aux doses normales. Restent aussi quelques contre-indications à préciser. Une observation récente de Zelenev, confirmant une observation ancienne de Jacquet, démontre qu'il faut être très prudent dans le traitement par le 606 de malades atteints d'ulcères simples de l'estomac ou du duodénum, ces ulcères pouvant être syphilitiques et la réaction de Herxheimer pouvant amener la mort dans ce cas, à la suite d'un traitement trop énergique d'emblée, comme elle le fait de temps en temps chez des malades atteints de syphilis latente [1]. En résumé, le salvarsan devient l'arme principale du traitement antisyphilitique, entre les mains des médecins qui ne se contentent pas d'une thérapeutique routinière et apparente. De nombreux auteurs associent encore le mercure au sel d'Ehrlich; mon avis personnel est qu'ils seront amenés peu à peu à employer le mercure seulement dans les cas ou soit les accidents, soit l'inection sont rebelles au salvarsan, et ces cas, *lorsque le salvarsan est bien manié*, sont d'une rareté extraordinaire.

par de nombreux médecins. Un cas de mort de Troisfontaines (*Soc. de Derm.*, 4 juillet 1912) concerne, par exemple, une jeune femme de vingt-quatre ans atteinte de syphilis récente qui mourut avec des phénomènes méningés, peu après une injection de Novarsan-Ducatte (salvarsan) à $0^{gr},50$ (une injection antérieure avait déjà eu lieu à cette dose).

1. Zelenev (Anal. *in Ann. des mal. vén.*), octobre 1912.

2. Même danger à l'emploi de doses élevées dans les lésions ulcéreuses du larynx (Spiethof, Wechselbaum). Voir Leredde. Préparation des injections de salvarsan, etc. (*Soc. de Derm.*, juin 1912).

*
* *

Devons-nous substituer le néo-salvarsan au salvarsan dans le traitement de la syphilis ? la préparation des injections est plus facile : comme le fait remarquer Bayet, quelques causes d'accidents disparaissent par là même. En outre, des doses de $1^{gr},50$ ont pu être injectées dans les veines, à plusieurs reprises chez les malades sans provoquer aucun accident : ces doses correspondent à des doses de salvarsan qu'on n'a pas osé employer jusqu'ici et nous fourniront peut-être une ressource précieuse pour le traitement des formes de syphilis rebelles du système nerveux déclarées encore parasyphilitiques par les auteurs qui n'osent pas ou ne savent pas les traiter.

Mais, depuis qu'on se sert du néo-salvarsan, des accidents, parfois des plus graves, ont été observés qu'on ignorait dans la première période de la salvarsanothérapie. Ces accidents ont conduit un certain nombre de nos collègues allemands, et en Belgique le Dr Bayet, à renoncer au néo-salvarsan qu'ils considèrent comme dangereux et à revenir au 606. Je ne suis pas, après expérience personnelle et jusqu'à nouvel ordre de leur avis ; je pense qu'on devrait renoncer au néo-salvarsan, si des accidents graves continuent à se produire, *malgré une technique correcte*. Jusqu'à nouvel ordre on peut comme je le fais depuis six mois, l'employer de préférence au salvarsan.

Deux sortes d'erreurs peuvent être commises avec facilité dans le traitement par le néo-salvarsan.

A. — INJECTIONS TROP RAPPROCHÉES, FAITES A DEUX OU TROIS JOURS D'INTERVALLE.

La technique initiale de Schreiber[1] sur laquelle cet auteur est revenu dans un travail récent diffère de celle qui est suivie actuellement par les injections de salvarsan.

1° *Par l'élévation des doses*. Schreiber, Stühmer[2], sans tenir

1. Schreiber. Ueber Neo-salvarsan (*Münch. med. Woch.*, 23 avril 1912).
2. Stühmer. Klinische Erfahrungen ùnt Neo-salvarsan (*Deut. med. Woch.*, 23 mai 1912.

compte du poids des malades injectent 1 gramme, 1ᵍʳ,20, 1ᵇʳ,50 de
néo-salvarsan correspondant à 0ᵍʳ,60, 0ᵍʳ,80 de salvarsan. Or la
plupart des syphiligraphes, au moins en France, partisans des doses
faibles ne dépassent guère en ce moment 0ᵍʳ,30, 0ᵍʳ,40 de salvarsan. Personnellement je fais toujours les injections de salvarsan
aux doses de 0ᵍʳ,60 chez des malades de 60 kilogrammes, et au ·
dessus, après injection d'essai à la dose de 0ᵍʳ,0033, 0ᵍʳ,0066 par
kilogramme, mais je n'ai dépassé ces doses que d'une manière
exceptionnelle.

2° *Le danger principal de la technique de Schreiber ne se
trouve pas dans l'élévation des doses, mais dans l'intervalle
insuffisant laissé entre les injections.* Cet intervalle est de deux
jours. Or, l'intervalle laissé habituellement entre les injections de
COG est de huit jours. De nombreux malades ont reçu 6 grammes
de néo-salvarsan, correspondant à 4 grammes de salvarsan en huit
jours : des paralysies arsenicales ont été observées quelquefois à la
suite de ce traitement.

Mais ces paralysies ont été observées aussi par des auteurs qui
ont employé des doses inférieures à celles indiquées par Schreiber
en continuant à rapprocher les injections. Bayet, par exemple, a
observé un cas de névrite arsenicale chez une malade à la suite de
cinq injections faites en quatorze jours ; la quantité de néo salvarsan introduite dans l'organisme ayant été seulement de 2ᵍʳ,50.

Les paralysies périphériques, et d'autres accidents n'ont pas été
observés jusqu'ici par des syphiligraphes qui ont employé des doses
plus fortes, en laissant entre les injections un laps de cinq, six
jours et plus, réserve faite pour un cas de Bayet dont nous parlerons plus loin.

B. — INJECTIONS DE SOLUTIONS ALTÉRÉES.

La préparation des injections de salvarsan exige des précautions
minutieuses. Elles doivent être faites d'une manière aseptique, les
appareils à injection doivent avoir été stérilisés à sec ou sortir d'une
eau *distillée* portée à l'ébullition. Les solutions, alcalinisées d'une
manière exacte, pour éviter les crises nitritoïdes, ne peuvent être

conservées longtemps sans être injectées, et peut-être certains accidents ont-ils été la conséquence de l'injection de solutions préparées une ou deux heures à l'avance.

L'erreur de technique la plus commune, et qu'on n'a pu éviter jusqu'aux recherches de Wechselmann, se trouve dans l'emploi d'une eau distillée, non stérilisée immédiatement après distillation. Peut-être Ehrlich a-t-il tort d'accuser trop souvent les « Wasserfehler » des accidents qui sont survenus après les injections de salvarsan. Ce qui est certain, c'est qu'elles ont déterminé de nombreux accidents, en dehors même de la fièvre et je suis surpris de constater que certains de nos collègues, insuffisamment documentés, ne leur accordent pas d'importance. Il n'est pas nécessaire à tout médecin qui fait des injections de salvarsan, de posséder un appareil à distillation en verre d'Iéna ! mais il est nécessaire qu'il emploie *exclusivement* une eau distillée, qui a été stérilisée après distillation par un pharmacien dans des appareils non métalliques, en verre dur, ne contenant pas de métal qui puisse être attaqué par l'eau distillée[1].

Toutes les fois qu'il se produit une réaction thermique plus forte après une deuxième injection de salvarsan qu'après une première, ou après une troisième qu'après une seconde, la température étant prise toutes les deux heures après l'injection, *le praticien doit penser, soit à une faute d'asepsie, soit, plus souvent qu'il s'est servi d'une eau distillée de mauvaise qualité*, à moins que le malade soit atteint d'une syphilis nerveuse. Encore concluera-t-on à des « Wasserfehler » probables ou à une faute d'asepsie lorsque la réaction thermique se produira après une injection qui n'a pas été faite à dose plus élevée que l'injection antérieure[2].

1. Emery a montré que des phénomènes toxiques peuvent survenir à la suite de l'injection de solutions faites au moyen d'une eau distillée préparée dans des appareils en verre contenant du plomb. Il faut également éviter l'usage d'appareils en cuivre. Des accidents dus à l'emploi d'une eau distillée de mauvaise qualité doivent être déjà signalés après les injections de néo-salvarsan. Darier et Libert interprètent ainsi ceux qu'ils ont rencontrés *chez huit malades injectés le même jour.*

2. Sur cette question fondamentale. V. Leredde. La fièvre du salvarsan dans les affections syphilitiques du système nerveux. *Soc. de Derm.*, novembre 1912.

Quand on emploie le néo-salvarsan, les précautions d'asepsie restent de rigueur, ainsi que l'emploi d'une eau distillée stérilisée immédiatement après distillation. J'ai lu avec étonnement dans certains travaux, par exemple dans un travail récent du Dr Carle[1], que l'on peut employer un sérum chloruré préparé par les pharmaciens sans précautions spéciales. Si l'emploi d'une eau distillée qui a pu servir pendant des mois de milieu de culture aux germes de l'air n'expose pas *toujours* à des accidents, il est *démontré* qu'elle expose *parfois* à des accidents et le Dr Carle sera certainement des premiers à revenir sur l'opinion qu'il a exprimée quand il aura étudié la question d'une manière plus complète.

Avec le néo-salvarsan il n'est plus question d'alcalinisation, ni des accidents dus à une alcalinisation insuffisante des solutions de 606, accidents que les auteurs allemands attribuent encore à tort à l'anaphylaxie[2]. Mais des précautions sont nécessaires pour éviter un précipité (la solution doit être faite dans l'eau froide ou du sérum physiologique d'un titre inférieur à 4 p. 1.000) et surtout pour éviter toute oxydation due au contact un peu prolongé avec l'air, l'*oxydation du néo-salvarsan étant beaucoup plus rapide que celle du 606* et l'oxydation amenant la formation d'un oxyaminoarsenoxyde, très toxique.

Le néo-salvarsan se dissout avec une extrême facilité. *La solution sera faite à froid. On agitera énergiquement le liquide dans lequel on l'a versé.* De plus la solution sera injectée dans les veines *dès qu'elle aura été préparée.*

Il existe des cas où la pénétration de l'aiguille à injection dans une veine est difficile, où il faut traverser la peau à plusieurs reprises : si les manœuvres se prolongent, il est prudent de jeter la solution déjà faite et d'en préparer une nouvelle malgré les frais qu'entraîne la perte de la première.

A l'hôpital, et toutes les fois que plusieurs malades doivent être traités successivement, *on aura toujours soin de préparer la*

---

1. Carle. Le néo-salvarsan. *Lyon médical*, 20 septembre 1912.
2. Voir en particulier Gennerich. Die Praxis der Salvarsanbehandlung. Berlin, 1912.

solution à nouveau avant chaque injection. Les observations d'accidents dus au néo-salvarsan publiées jusqu'ici sont muettes sur ce point qui est essentiel. Parmi ceux qui ont été signalés quelques-uns s'expliquent certainement par l'injection d'une solution en voie d'oxydation et de produits arsenicaux plus toxiques que le néo-salvarsan.

Bref, la technique au point de vue de la préparation des solutions est plus simple que celle des injections de salvarsan, elle reste délicate, et exige les plus grands soins sous peine de dangers graves pour les malades.

** **

Les accidents qu'on a signalés après les injections de néo-salvarsan sont de plusieurs ordres. *Les névrites arsenicales* étaient inconnues dans la première période de la salvarsanothérapie. Plusieurs cas de *paraplégie*, dont un mortel ont été publiés. Des *réactions fébriles*, des *erythèmes* ont été observés par quelques auteurs beaucoup plus souvent qu'après les injections de 606. Enfin il existe déjà quelques cas de mort, en dehors de celui auquel j'ai fait allusion tout à l'heure, que nous devons chercher à interpréter.

NÉVRITES ARSENICALES

Duhot qui a le premier signalé les névrites dues au néo-salvarsan les décrit de la manière suivante [1] :

Quinze à vingt jours après la fin de la cure surviennent des fourmillements, puis des douleurs dans les pieds et les mollets, accompagnées d'une sensation de froid et d'engourdissement. Parfois la peau se tuméfie, elle devient rouge sèche, squameuse. Lorsque les accidents s'aggravent, des crampes et des phénomènes paralytiques surviennent, les réflexes tendineux sont supprimés, la vessie, le rectum sont respectés.

Des accidents semblables, mais moins intenses, peüvent surve-

---

1. Duhot. Étude préliminaire et expérimentale sur le néo-salvarsan. *Revue belge d'Urologie et de Dermatosyphiligraphie*, n° 2, 1912.

nir au niveau des mains, la force musculaire diminue, le malade laisse tomber les objets qu'il a saisis entre les doigts.

Ce tableau reproduit le tableau classique des paralysies arsenicales. Comme je l'ai dit, ces névrites ont été observées par des auteurs qui ont employé des doses inférieures à celles de Schreiber. Bayet (*loco citato*) a publié un cas de paralysie incomplète des avant-bras, des mains et des doigts, avec paresthésie et atrophie d'un interosseux, sensibilité des nerfs à la pression, tuméfaction du médian chez une jeune femme atteinte de roséole qui avait reçu en cinq injections, 2^{gr},50 de néo-salvarsan, seulement, *mais en quatorze jours*.

Dans ce cas comme dans ceux de Duhot, les injections ont été faites à deux ou trois jours au plus d'intervalle. Il n'existe pas jusqu'ici d'observation rapportant un fait de névrite périphérique après des injections de néo-salvarsan à la dose normale[1] de 0^{gr},015 par kilogramme ou au-dessous, séparées par un intervalle plus étendu.

Si des névrites périphériques surviennent lorsque les injections sont faites à deux ou trois jours d'intervalle et ne surviennent pas à doses égales ou même supérieures, lorsque les injections sont plus espacées, il faut, de toute nécessité, conclure que l'élimination du néo-salvarsan exige au moins trois ou quatre jours pour être complète.

Les résultats de mon expérience personnelle confirment cette conclusion : ils ont une valeur certaine, *parce qu'ils portent sur un nombre d'injections déjà élevé et parce que la méthode de traitement a été identique chez tous les malades*.

Du 16 avril au 22 octobre 1912 j'ai fait, chez 168 malades, 571 injections intra-veineuses de néo-salvarsan, par séries de 4, quand il s'agissait de malades non encore traités, de 3 dans le cas contraire. Les séries de 4 injections ont été faites aux doses de

---

1. Le mot « dose normale » doit être appliqué (Leredde) à la dose nécessaire pour détruire *en série* le spirochète dans les lésions syphilitiques du lapin. Cette dose est de 0^{gr},01, par kilogramme (Ehrlich et Hata). Le salvarsan contenant 31 p. 100 d'arsenic et le néo-salvarsan 21 p. 100 seulement, la dose normale de néo-salvarsan peut être fixée à 0^{gr},15 par kilogramme.

$0^{gr},30 + 0^{gr},60 + (0^{gr},90)$ 2, celles de 3 aux doses $0^{gr},60 + (0^{gr},90)$ 2 ou de $(0^{gr},90)$ 3. Chez quelques malades, tabétiques, ou paralytiques généraux, la dernière injection d'une série a été faite à $1^{gr},20$, j'ai même fait à un paralytique général une série à $0^{gr},90$, $1^{gr},20$, $1^{gr},50$.

Les intervalles ont été habituellement de cinq jours, rarement plus, *jamais moins. Je n'ai constaté chez aucun malade le moindre signe de névrite périphérique.*

Jusqu'à nouvel ordre on peut donc déclarer que les injections de néo-salvarsan ne provoquent pas de névrites périphériques lorsqu'on les fait à doses normales et à une distance de cinq jours au plus, bien entendu, lorsque l'injection est faite d'une manière aseptique, au moyen d'eau distillée, stérilisée après distillation, et d'une solution injectée immédiatement après sa préparation.

ÉRYTHÈMES

Comme le mercure, l'antipyrine et d'autres agents chimiques, le salvarsan peut provoquer des érythèmes ortiés, rubéoliformes, scarlatiniformes, etc. Ces érythèmes sont assez rares, surtout quand on emploie comme véhicule non l'eau distillée commerciale, mais l'eau distillée stérilisée après distillation.

Après les injections de néo-salvarsan, faites à deux ou trois jours d'intervalle, quelques auteurs, qui paraissent s'être servi en général d'une eau distillée de bonne qualité, ont observé des éruptions cutanées avec une grande fréquence. On a signalé l'urticaire, l'herpès, le zona, des érythèmes morbiliformes, scarlatiniformes, parfois un œdème passager de la face et des extrémités. D'après Duhot, les muqueuses elles-mêmes peuvent être intéressées.

Hudelo, Montlaur et Bodineau (*Société de Dermatologie* juin 1912) ont observé des éruptions six fois sur un total de 21 malades traités à deux jours d'intervalle (doses $0^{gr},30$, $0^{gr},45$, $0^{gr},60$, $0^{gr},70$). trois fois l'érythème présenta le type ortié, une fois le type bulleux, une fois le type scarlatiniforme, un malade fut atteint d'un zona fessier.

Cependant Jacqué et Sluys dans le service de Bayet n'ont rencontré que rarement des érythèmes chez des malades traités à deux ou trois jours d'intervalle, à des doses moins fortes que celles de Schreiber, mais un peu plus élevées que celles de Hudelo. Personnellement je n'ai observé d'éruptions néo-salvarsaniques que d'une manière exceptionnelle. Elles ne sont pas d'après mon expérience, plus communes que celles du salvarsan. Chez 2 ou 3 malades, j'ai observé des éruptions morbilliformes ou de l'urticaire. Chez une malade, une injection à $0^{gr},60$ a été suivie d'un érythème papuleux généralisé, prolongé, accompagné d'ictère — la même malade avait présenté des accidents identiques après une injection antérieure de salvarsan — il fallut renoncer à l'emploi des sels d'Ehrlich et la soumettre au traitement mercuriel.

FIÈVRE

Comme les névrites périphériques, les réactions fébriles permettent de mettre en évidence le danger qu'on fait courir aux malades en rapprochant les injections d'une manière exagérée. Sur 20 malades, traités à doses faibles ($0^{gr},40$, $0^{gr},60$) *mais tous les deux jours*, Bernheim a rencontré quatre fois des réactions thermiques à 39°-40° pouvant se prolonger pendant plusieurs jours, *non après une première, mais après une troisième ou une quatrième injection*.

En revanche, Émery n'a vu de fièvre que trois fois sur 600 injections. Bayet déclare que la fièvre après l'injection de néo-salvarsan est plus rare que celle qui suit les injections de salvarsan.

Ceci prouve seulement que Bayet, Emery, ne suivent pas la règle que je suis moi-même qui consiste à prendre la température des malades toutes les deux heures après l'injection. Ils auraient pu constater comme je l'ai fait que les élévations thermiques consécutives aux injections de néo-salvarsan, sont *exactement* aussi fréquentes que celles qui suivent les injections de salvarsan, quand on se sert d'eau distillée stérilisée après distillation et quand les injections sont faites à cinq jours au moins d'intervalle. Ces réac-

tions sont dues à la destruction des spirochètes et surviennent
après la première injection à la fin de la période primaire et au
début de la période secondaire, et au cours du traitement, dans la
syphilis nerveuse quand on élève les doses (Leredde). Mais je n'ai
jamais observé de réactions thermiques dans les conditions où les a
signalées Bernheim.

PARAPLÉGIES

Les névrites arsenicales, consécutives aux injections de néo-
salvarsan peuvent être évitées, on l'a vu, d'une manière qui paraît
certaine — les érythèmes, la fièvre n'ont pas de gravité, et leur
fréquence peut être réduite quand on se conforme à certaines
règles, mais il existe des accidents graves, qui méritent une attention extrême de la part des syphiligraphes et des praticiens, malgré
leur rareté, et dont le mécanisme doit être étudié de très près si
l'on veut les prévenir comme il est indispensable de le faire. On
connaît actuellement 2 cas de paraplégie consécutive aux injections
de néo-salvarsan (Wolf et Mulzer, Bayet) — l'un de ces cas
(Bayet) s'est terminé par la mort.

Le cas de Wolf et Mulzer, (*Münch. med. Woch. : Kasuistik
der Behandlung der Syphilis mit Neo-salvarsan*, 1912, concerne
une jeune femme syphilitique de trois mois, présentant au niveau de
la vulve des papules érosives et les restes d'un chancre induré —
W = +++ +. Urines normales ; cœur et poumons sains. Le
1er juin, injection de 0^{gr},70 néo-salvarsan ; le 4 injection de 1^{gr},2 —
les 2 injections sont parfaitement supportées, *mais les papules ne
se modifient pas* ; le 8, 1^{gr},4 ; le 9, pas de fièvre, mais vomissements presque incoercibles qui se prolongent pendant plusieurs
jours ; le 13, rétention d'urine, parésie des extrémités inférieures ;
le 17, cystite, albuminurie, cylindrurie, *papules peu modifiées*,
paralysie totale des membres inférieurs avec anesthésies et pares-
thésies ; le 19, hématuries, eschare sacrée, les papules sont épi-
dermisées, mais restent infiltrées.

Un mois après, l'état est peu modifié, la paraplégie et l'eschare sont un peu améliorées, mais la rétention d'urine et les signes de néphrite persistent.

Le cas de Bayet[1] concerne également un malade atteint de syphilis récente qui reçut peu après le début de la roséole, au milieu d'août une injection de néo salvarsan de 0gr,70 qui provoqua un léger malaise dont il ne jugea pas utile de prévenir son médecin. Le 26 août, deuxième injection à 0gr,80. Cette injection fut suivie de fièvre, d'un érythème scarlatiniforme généralisé, de vomissements sans céphalée qui se prolongèrent pendant deux jours. La fièvre qui avait atteint 39°4, deux jours après l'injection tomba le 29 août. Le 1er septembre, paralysie des membres inférieurs. Le 2, cette paralysie est complète, elle s'accompagne de paralysie viscérale et rectale, la verge est en semi-érection. Diminution de la sensibilité au contact et à la douleur, suppression de la sensibilité thermique, suppression des réflexes tendineux.

Le liquide céphalo-rachidien extrait par ponction lombaire est normal. Pas de douleurs à la pression des troncs nerveux.

Le malade est mort depuis, d'après ce que m'a écrit l'auteur.

Toutefois, ces paraplégies, ces accidents de myélite ne sont pas exclusifs au néo-salvarsan, le salvarsan peut les produire : une observation, publiée par Péchin, le démontre[2].

Si les névrites périplégiques peuvent être évitées d'une manière qui me paraît certaine, si les érythèmes peuvent devenir rares, si les réactions fébriles ne doivent pas être observées, en dehors de celles qui sont dues à la destruction des spirochètes, les cas de paraplégie restent des plus inquiétants ; s'il s'en produisait de

1. Bayet. Le Neosalvarsan, *loco cilato*.
2. Péchin. Traitement de la syphilis par le salvarsan. Paraplégie consécutive. *La Quinzaine thérapeutique*, 1912. Cette observation concerne une jeune fille de quinze ans soignée depuis l'âge de six ans, pour une kératite parenchymateuse hérédo-syphilitique. Une injection de 0gr,20 de salvarsan, faite le 15 mai, est suivie, le 20 mai, de céphalée, courbature, douleur dans la région dorso-lombaire et le pied droit, de fièvre. Le 21 mai, paraplégie flasque, avec abolition des réflexes tendineux, sans troubles de sensibilité, troubles vésicaux fugaces. Cette paraplégie, en raison de sa date, paraît s'expliquer par une réaction de Herxheimer. Peut-être la dose initiale de 0gr,20 était-elle un peu élevée (le poids de la malade n'est pas noté).

nouveaux, dans des conditions où une faute de technique ne peut être incriminée et où la réaction de Herxheimer ne peut être mise en cause, nous devrions certainement renoncer à l'emploi du néo-salvarsan.

Dans le cas de Wolf et Mulzer, la technique, inspirée de celle de Schreiber, peut être incriminée, à bon droit. Il est évident aujourd'hui qu'il est dangereux d'injecter à deux, trois jours d'intervalle $0^{gr},70$, $1^{gr},20$, $1^{gr},40$ de néo-salvarsan. D'autre part, l'observation met en relief un détail des plus importants. La non-guérison, la modification à peine appréciable de lésions secondaires à la suite d'un traitement par les dérivés du dioxydiamidoarsenobenzol constituent un fait extraordinaire, que je n'ai *jamais* observé pour ma part et que n'ont pas observé, j'en suis convaincu, de nombreux syphiligraphes, parmi ceux qui emploient le salvarsan d'une manière quotidienne. Le développement d'une néphrite (on sait que la tolérance du rein normal à l'égard du salvarsan et du néo-salvarsan est extrême) fait penser que l'élimination arsenicale fut imparfaite. Il est certainement à désirer que nous possédions un moyen simple et pratique de contrôler l'élimination urinaire de l'arsenic chez les malades traités par le salvarsan ou le néo-salvarsan ; peut-être des accidents comme celui qu'a signalé le professeur Wolf ne s'observeraient-ils plus si une réinjection n'avait jamais lieu quand l'excrétion arsenicale a été irrégulière après une injection antérieure.

La technique dans l'observation de Wolf et Mulzer peut être critiquée, non seulement parce qu'elle a été imitée de celle de Schreiber, mais parce que les précautions qui sont actuellement suivies en France chez les syphilitiques, au début d'un traitement par le salvarsan, surtout au début de la période secondaire, n'ont pas été suivies. Elles semblent du reste à peu près ignorées en Allemagne et en Belgique, comme le prouve une observation récente de Troisfontaines[1].

Les méningites suraiguës, les œdèmes cérébraux mortels (Hirns-

<hr>

1. Troisfontaines. *Soc. de Derm.*, février 1912. Cas de mort après injections intra-veineuses de salvarsan.

chwellungen) qui ont été observés à la fin de la période primaire et au début de la période secondaire, ou chez des malades atteints de lésions du système nerveux (Fischer, Kannengiesser, Almkvist, Hoffmann, Oltramare, Peugniez, Caraven.....) quelques jours après une injection de salvarsan s'expliquent par la réaction de lésions syphilitiques sous l'influence d'un traitement fait d'emblée à doses trop élevées (Ehrlich, Leredde, Pinkus). Il est *dangereux*, au début du traitement par le salvarsan d'employer une dose supérieure à $0^{gr},20$ ($0^{gr},003$ par kilogramme) chez l'adulte, sauf à la période primaire tant que la réaction de Wassermann n'est pas positive. Faire d'emblée, comme l'a proposé Schreiber, des injections de néo-salvarsan aux doses de $0^{gr},80$ ou 1 gramme, c'est exposer les malades à tous les dangers de la réaction de Herxheimer. Peut-être dans le cas de Wolf et Mulzer, cette réaction de Herxheimer s'est-elle produite au niveau du rein, après la première injection à $0^{gr},70$ ($0^{gr},45$ de salvarsan) peut-être a-t-elle été aggravée par les injections ultérieures et a-t-elle été l'origine de la néphrite et de la non-élimination arsenicale. Ce ne sont là que des hypothèses, mais on est en droit de les émettre pour expliquer un accident exceptionnel et de chercher, *comme il faut toujours le faire*, l'origine de cet accident dans la technique plutôt que dans « l'idiosyncrasie » du malade qui n'explique rien.

La réaction de Herxheimer est-elle intervenue dans le cas de Bayet ? Il s'agit, comme dans l'observation de Wolf, d'une syphilis récente et la première injection a été faite à la dose de $0^{gr},70$ c'est-à-dire à une dose deux fois trop forte, mais la seconde injection eut lieu huit ou dix jours seulement après la première.

Il n'est pas question de néphrite. L'intégrité du liquide céphalorachidien semble démontrer que le système nerveux était normal avant l'injection [1]. Ce cas est beaucoup plus embarrassant que

1. J'ai publié à la *Société de Dermatologie* en avril 1912 une observation qui démontre que la réaction de Herxheimer peut, dans des cas exceptionnels, se produire au niveau du système nerveux, sans lymphocytose céphalo-rachidienne. Elle concerne une jeune femme qui présenta une hémiplégie passagère quelques jours après une injection de salvarsan à $0^{gr},60$ (une injection antérieure à $0^{gr},40$ avait été bien tolérée.) Ce cas s'explique naturellement par la rupture d'une artériole du cerveau sous l'influence du traitement (Leredde et Kuenemann.

celui de Wolf. S'il pouvait être démontré que la solution de néo-salvarsan injectée au malade n'était pas oxydée, l'observation de Bayet devrait être retenue au passif du néo-salvarsan, et fournirait un argument sérieux aux médecins qui veulent revenir au salvarsan.

MORTS A LA SUITE D'INJECTIONS DE NÉO-SALVARSAN

Le tableau des accidents mortels du néo-salvarsan est aujourd'hui beaucoup moins chargé que celui du salvaran. Il est vrai que le premier sel n'est employé d'une manière courante que depuis six mois ; d'autre part, les contre-indications étant les mêmes que celles du 606, des injections de néo-salvarsan n'ont pas été faites à des urémiques, à des asystoliques, à des mourants ; enfin les fautes de technique dues à l'addition de soude ont été évitées.

Les cas de morts dus au néo-salvarsan, comme ceux qui sont dus au salvarsan, n'ont pas toujours été publiés : on comprend la réserve d'auteurs qui ont quelquefois une erreur de technique ou de dosage ou d'indication à se reprocher, et qui, dans le cas contraire, même si elles sont injustifiées, seront exposés à des critiques de la part des partisans aussi bien que de la part des adversaires de la méthode.

Ehrlich fait allusion à des faits de ce genre en parlant des « Hernschwellungen ». On m'a signalé un cas de syphilis secondaire dans lequel des phénomènes méningés des plus graves survinrent après une injection — qui était la troisième — de néo-salvarsan à $0^{gr},60$; ces phénomènes cessèrent après une saignée de 400 grammes.

Busse et Merian (*Münch. med. Woch.* n° 43, 1911) ont publié récemment un cas de mort, survenu chez une jeune femme de santé normale, non albuminurique, atteinte de syphilis *récente*, après une injection de néo-salvarsan à $0^{gr},60$ (une injection à la même dose, faite huit jours auparavant, avait été bien supportée). Deux jours après l'injection, céphalée, tremblement des mains,

Accidents cérébraux après deux injections de salvarsan, *Soc. de Derm.*, 4 avril 1912).

puis mouvements toniques et cloniques de tout le corps. Le lendemain, perte de connaissance, dyspnée, cyanose, incontinence d'urine, sueurs abondantes, crises de contracture, opisthotonos et même grande crise épileptoïde avec mouvements toniques et cloniques. Quelques vomissements. Albuminurie *énorme*. Mort avec phénomènes de grande excitation.

A l'autopsie, œdème cérébral, hémorragies, thromboses, lésions inflammatoires dans la substance blanche du cerveau, lésions analogues dans la moelle. *Pie-mère adhérente*. Néphrite aiguë, myocardite. Lésions hémorragiques dans divers organes.

Les auteurs rappellent des faits semblables observés après injections de salvarsan et attribuent l'accident observé par eux à une intoxication arsenicale.

Mais pourquoi cette intoxication, survenant chez des malades traités par le salvarsan ou le néo-salvarsan d'une manière absolument exceptionnelle? Même si on attribue les accidents à l'action directe de l'arsenic, on est bien obligé de rechercher l'explication de l'accident dans des conditions particulières à l'individu chez lequel il survint.

Comme d'autres accidents analogues, survenus après les injections de salvarsan, le cas de mort rapporté par Busse et Mérian est survenu au début d'une syphilis secondaire. L'hypothèse de lésions latentes du système nerveux préexistantes est vraisemblable et la réaction de Herxheimer peut être incriminée, comme dans les faits de Fischer, Kannengiesser, Almkvist, Peugniez-Caraven, etc.[1].

Un cas de Bar, dont M. Balzer a parlé à la *Société de Dermatologie*, en le signalant par erreur comme survenu chez un jeune homme, a trait à une femme qui, ayant bien supporté une première injection, reçut une deuxième injection à la dose de 0^{gr},85. Le troisième jour elle mourut, après avoir présenté des signes de paralysie à marche progressive, débutant par la face et s'étendant aux membres supérieurs et inférieurs. Le diagnostic d'hémorragie ventriculaire fut porté. Ce cas peut s'expliquer par une réaction de

____

1. Voir les communications que j'ai faites sur les accidents du salvarsan à la *Société de Dermatologie* depuis décembre 1911.

Herxheimer survenue à la suite d'une deuxième injection à dose trop forte, la dose de $0^{gr},40$ de salvarsan ($0^{gr},60$ de néo-salvarsan) ne devant pas être dépassée au début d'un traitement, même si l'injection précédente à $0^{gr},20$ a été parfaitement tolérée.

Un cas typique d'accidents méningés par réaction de Herxheimer n'ayant pas amené la mort, a été publié par Simon (*Münch. med. Woch.* n° 43). Les accidents (perte de connaissance, vomissements, troubles du pouls), survinrent *trois jours* après une injection de salvarsan à $0^{gr},75$ faite chez un *syphilitique secondaire* qui présentait, avant le traitement de la *céphalée* et de l'*inégalité pupillaire*.

Il faut noter également, dans ce cas qu'une injection antérieure de six jours, à $0^{gr},75$ avait paru bien supportée. Il en est ainsi dans plusieurs observations : l'œdème cérébral, par réaction de Herxheimer se produit de un à cinq jours *après une première ou une deuxième* injection de salvarsan ou de néo-salvarsan, chez des malades *à la fin de la période primaire,* au *début de la période secondaire,* ou chez des malades atteints de lésions nerveuses *indiscutables* (Hoffmann, Oltramare, etc.). *Des accidents cérébraux consécutifs aux injections sont tout à fait exceptionnels en dehors de ces conditions.* J'en connais un, publié par moi-même à la *Société de Dermatologie,* en avril dernier (hémorragie cérébrale non mortelle chez une jeune femme). Le cas de paraplégie de Péchin, dont j'ai parlé plus haut, représente peut-être aussi une exception à la règle.

Un cas de mort par le néo-salvarsan, dont le mécanisme paraît absolument différent, a été publié récemment par le Dr C. Lévy (*Ann. des Mal. vénériennes,* novembre 1912). Il concerne un homme, *alcoolique avéré,* qui tomba dans le coma et mourut après quatre injections de 914 à $0^{gr},45$, $0^{gr},60$, $0^{gr},60$, $0^{gr},60$ faites à huit jours d'intervalle. Quelques cas de mort consécutifs aux injections de salvarsan ont été attribués également à l'alcoolisme antérieur du sujet : il est possible que, chez certains malades existent des lésions latentes du foie, prédisposant à une intoxication, et il serait peut-être utile de ne jamais commencer un traitement par

le salvarsan sans avoir dosé au début la quantité d'urée éliminée
en vingt-quatre heures.

CONCLUSIONS

Que faut-il conclure à la fin de cette étude ?

Il existe un dossier des accidents du néo-salvarsan. Mais un
grand nombre de ces accidents s'expliquent, en particulier les
paralysies par névrite périphérique. A étudier avec une attention
toujours plus grande les causes des accidents du néo-salvarsan,
comme celle des accidents du salvarsan, on déterminera de mieux
en mieux le moyen de les éviter et on saura même lequel des deux
sels est le moins dangereux, l'efficacité étant certainement égale à
doses égales d'arsenic.

La période d'expérimentation, qui remonte à quelques mois seulement, ne peut être considérée comme tout à fait close. La technique qui a été recommandée à l'origine par Schreiber est des
plus dangereuses, *plus par le rapprochement des injections* que
par l'élévation des doses et doit être complètement abandonnée.

La solution de néo-salvarsan préparée d'une manière aseptique
dans de l'eau distillée, stérilisée après distillation [1], froide, sans
agitation inutile à l'air, sera injectée, *immédiatement*, dans les
veines.

Les injections seront séparées, *dans tous les cas*, par un intervalle
suffisant à l'élimination intégrale du sel injecté. Cet intervalle est,
au minimum *de cinq jours*.

Les doses ne doivent pas être, en principe, supérieures aux
doses correspondantes au salvarsan. Si l'on obéit aux règles que
j'ai recommandées, si l'on veut chez tout syphilitique, non seulement guérir les accidents, mais poursuivre la stérilisation de la
syphilis, d'une manière à la fois prudente et énergique [2] on injec-

---

1. Ou du sérum physiologique à moins de 4 p. 1000 préparé au moyen d'une
eau stérilisée après distillation.

2. V. Leredde. Les règles du traitement par l'arséno-benzol et la question
des doses (*Soc. de méd. de Paris,* 10 mai 1912).

tera successivement à cinq jours d'intervalle 0^{gr},30, 0^{gr},60, 0^{gr}, 90, de néo-salvarsan au début du traitement ; 0^{gr},60, (0^{gr},90) 2 ou (0^{gr},90, 3 dans les séries suivantes.

L'emploi de doses élevées 1^{gr},20, 1^{gr},50 doit être exceptionnel et réservé aux cas de syphilis nerveuse rebelles aux doses normales, ont été antérieurement supportées d'une manière parfaite.

Les contre-indications du néo-salvarsan sont les mêmes que celles du salvarsan. L'emploi du néo-salvarsan est dangereux dans les néphrites non syphilitiques, dans les lésions dégénératives du myo-carde. Il peut être dangereux chez les grands alcooliques (altéra-tions latentes du foie). Il doit être employé avec grande prudence et d'une manière lentement progressive chez les malades atteints d'ulcères simples de l'estomac ou du duodénum ou de lésions ulcé-reuses du larynx.

Le néo-salvarsan peut être employé chez les tabétiques à la période cachectique ou les paralytiques généraux avancés, mais dans ces cas, comme dans ceux où il existe soit, des phénomènes d'urémie, soit une tendance asystolique, le médecin devra couvrir sa responsabilité comme le fait le chirurgien qui tente une interven-tion grave dans un cas désespéré.

XII

LES PETITS ACCIDENTS
DU SALVARSAN ET LEURS CAUSES[1]

(FAUTES DE TECHNIQUE, RÉACTION DE HERXHEIMER, INTOXICATIONS).

Rattacher tous les petits accidents qui suivent une injection de salvarsan ou de néo-salvarsan à une origine toxique sans même déterminer le mécanisme de l'intoxication, accuser l'idiosyncrasie des malades, comme l'a fait notre collègue Milian dans un travail récent[2], c'est donner, des faits, une interprétation inexacte et dangereuse. *Inexacte :* ces accidents reconnaissent tantôt un mécanisme et tantôt un autre, et on ne peut laisser croire aux médecins que tout accident est dû à l'intolérance du patient. *Dangereuse :* au moment où nous sommes fondés à croire que le salvarsan, bien manié, aux doses nécessaires, à l'heure nécessaire, est l'arme souveraine du traitement anti-syphilitique, nous exposons un grand nombre de malades à la non-guérison, en conseillant au médecin de suspendre le traitement ou de réduire les doses au premier incident, sans lui conseiller d'abord d'en rechercher une interprétation correcte.

Je ne voudrais pas qu'on attribue un caractère personnel aux critiques que je me vois obligé de faire. Les idées que je vais exposer ont déjà été exposées sous d'autres formes, dans mes communications antérieures. M. Milian sait l'estime que j'ai pour sa personne et je suis des premiers à reconnaître la part qui lui revient

1. *Soc. de Dermat, et de Syphilig.* 1913.
2. Milian. Les intolérants du 606, *Soc. de Derm*, décembre 1912.

dans les progrès qu'a faits en France le nouveau traitement de la
syphilis. Juger son dernier travail dangereux pour les médecins et
en craindre les conséquences pour les malades, n'est-ce pas d'abord
rendre hommage au talent avec lequel il a été présenté et à l'autorité acquise par son auteur? J'ajoute que si je prends la liberté
d'opposer des objections aux opinions de notre collègue, je m'expose
tout naturellement à tous les inconvénients que présentera pour
moi sa réponse.

I

FAUTES DE TECHNIQUE

Peut-on considérer comme des « intolérants », comme des « idiosyncrasiques », des malades chez lesquels des fautes de technique
ont été commises ?

A. — Parmi les malades que M. Milian veut classer sous cette
étiquette « intolérants du 606 » (le résumé de la communication
qu'il a publié dans les journaux évalue leur nombre à 19 p. 100 !),
je remarque d'abord qu'un nombre considérable ont été injectés
au moyen d'une eau distillée non stérilisée après distillation. Vomissements incoercibles, diarrhée, ictère, érythèmes, réactions fébriles,
d'autres accidents encore peuvent être dus à l'introduction dans
les veines d'une eau qui a servi de milieu de culture à un nombre
infini d'espèces parasitaires.

B. — De même, faut-il expliquer les « crises nitritoïdes » par
l' « idiosyncrasie » ? Il est établi qu'elles sont dues, normalement,
à l'emploi de solutions insuffisamment alcalines, et non à l'anaphylaxie, comme le croient à tort les auteurs allemands. Si
l'injection acide, telle que l'a recommandée le Dr Duhot, ne les
produit pas d'une manière constante, c'est qu'il faut, de toute nécessité, se servir d'une solution très étendue et pousser l'injection
avec une lenteur extrême. J'ai fait trois injections acides en deux
ans, j'ai observé trois crises nitritoïdes.

Le premier malade chez lequel j'ai observé l'œdème de la face,
de la langue, une syncope au cours de l'injection, et qui m'a permis

de décrire à la *Société de Dermatologie* en 1911 les faits que M. Milian a groupés depuis sous le nom de crise nitritoïde et de les rattacher à leur cause exacte, est un tabétique atteint d'une forme rebelle avec incoordination, douleurs fulgurantes, etc.

J'ai déjà fait à ce malade dix-huit injections aux doses de $0^{gr},60$ de salvarsan, $0^{gr},90$ de néo-salvarsan. Pendant près d'un an, la séro-réaction, recherchée avant chaque série de traitement, a conservé sa plus grande intensité. Elle est maintenant disparue ; le malade est, *à peu de chose près*, guéri.

J'aurais pu, en raison de la « crise nitritoïde » du début, le considérer comme un « intolérant du 606 », le croire menacé d' « apoplexie séreuse » et suspendre le traitement ou abaisser les doses. J'aurais pu aussi, en raison du caractère rebelle de la séro-réaction, le considérer comme atteint de syphilis « irréductible » et me décourager. Il serait actuellement, ou bientôt, à peu près infirme et condamné à la misère ou à la vie d'hôpital. Ai-je tort de considérer comme dangereuse la théorie qui attribue les accidents du 606 à l' « intolérance » des malades, non moins que celle qui attribue les insuccès au caractère « irréductible » de la maladie ? M. Milian accuse le malade et la maladie. J'accuse des erreurs ou une insuffisance de technique. De quel côté se trouve la vérité pragmatique ?

De même, quand il s'agit du mécanisme des accidents mortels survenant au bout de quatre ou cinq jours, avec convulsions épileptiformes et coma, je crois qu'on doit en chercher l'explication dans un état antérieur du sujet, surtout dans l'existence de lésions nerveuses connues ou latentes, dans l'injection d'emblée de doses trop élevées et qu'on peut ainsi prévenir les accidents. La théorie qui accuse l' « apoplexie séreuse », l' « idiosyncrasie », l' « intolérance », conduit à considérer tout symptôme anormal comme un signe prémonitoire, à faire cesser le traitement à tout propos, quand le médecin qui l'applique est timoré, quand il est dominé par le souci de sa responsabilité personnelle plus que par la crainte de ne pas faire œuvre thérapeutique suffisante, complète. De ces deux théories, laquelle faut-il adopter dans l'intérêt des syphilitiques ?

C. — A l'hôpital, où les malades sont traités en nombre considérable, où l'organisation est habituellement insuffisante et où on ne prend pas, bien souvent, toutes les précautions nécessaires, des fautes d'asepsie ne sont-elles jamais commises et ne s'en produit-il pas parfois même en ville ?

Avant d'attribuer la fièvre à l'idiosyncrasie, comme le faisait encore récemment M. Jeanselme [1], ne faut-il pas toujours penser qu'une faute a pu être commise dans la désinfection de la peau, la stérilisation des appareils, des liquides injectés, de l'aiguille à injection ?

D. — Faire du salvarsan un moyen de traitement ambulant, c'est exposer les malades à des accidents qui ne surviendraient pas ou surviendraient avec moins d'intensité, si on imposait les précautions nécessaires. Un malade qui a reçu une injection doit rester au lit, et ne pas s'alimenter le jour de l'injection ; s'il est traité à l'hôpital ou dans une maison de santé, on peut lui permettre de retourner chez lui en voiture. Dans ces conditions, les vomissements deviennent moins fréquents, moins intenses, ou n'existent plus ; la courbature, la fatigue, sont moins marquées. Parmi les malades que l'on accuse d'intolérance, n'y en a-t-il pas qui se sont alimentés peu de temps après l'injection, qui ont travaillé pour ne pas perdre le gain d'une demi-journée ? Il serait vraiment intéressant de connaître les recommandations qui sont faites aux malades dans nos hôpitaux, sous quelle forme elles sont faites et par qui elles sont faites.

E. — Il n'est pas douteux — et je crois que presque tous les syphiligraphes sont de cet avis — que le néo-salvarsan, toutes choses égales d'ailleurs et à doses d'arsenic égales, soit mieux supporté que le salvarsan par l'organisme. Ce fait suffit à prouver qu'il existe une « intolérance » qui est due au salvarsan, et non aux malades. Avec le néo-salvarsan, les vomissements, la diarrhée

1. Jeanselme. Discussion de ma communication sur la fièvre du salvarsan dans les affections syphilitiques du système nerveux (*Soc. de Derm.*, novembre 1912). Au cours de la même discussion, M. Milian déclare que la fièvre se produit chez des sujets dont la tolérance est imparfaite.

sont nettement plus rares, la fatigue qui suit l'injection est moins considérable.

Chez un seul malade, j'ai observé, au cours de l'injection, des accidents que l'on peut comparer à ceux de la crise nitritoïde du salvarsan. Toutes les injections provoquent chez lui de la rougeur de la face, des vomissements pénibles, une fatigue intense le jour de l'injection. Dans ce cas on peut parler d'idiosyncrasie, d'intolérance, c'est-à-dire de phénomènes dont la cause reste à déterminer. Ces accidents ne m'ont pas empêché du reste de poursuivre le traitement *à doses normales*, et je n'ai pas redouté l' « apoplexie séreuse », qui n'est jamais, il faut le rappeler, survenue chez des malades traités par le salvarsan et ayant présenté une crise nitritoïde, qui n'est jamais, je le crois, survenue parmi les nombreux syphilitiques que le Dr Duhot, à Bruxelles, a soumis à l'injection acide.

F. — Parmi les malades que M. Milian a soumis aux injections de néo-salvarsan, n'y en a-t-il pas dont l'intolérance peut s'expliquer par l'injection de solutions altérées? Un travail récent du Dr Castelli [1], travail d'une importance considérable, montre qu'*en 10 minutes*, la toxicité d'une solution de néo-salvarsan abandonnée au contact de l'air s'est déjà considérablement accrue (pour le lapin), que le seul fait d'aspirer avec une seringue une solution pour l'injecter dans les veines augmente cette toxicité. Quand on injecte une solution immédiatement après sa préparation, en évitant le contact de l'air, on peut faire supporter 3 décigrammes ($0^{gr},30$), par kilogramme, ce qui correspond à la dose formidable de 18 grammes chez un homme de 60 kilogrammes.

L'injection d'une solution agitée trop vigoureusement à l'air, d'une solution préparée depuis dix minutes ou un quart d'heure peut donc produire des phénomènes qu'on expliquera bien à tort par l'intolérance d'un malade !

1. Castelli. Ueber Neosalvarsan. Bestimmung der Toxicität und der heilenden Wirkung bei experimentellen Spirochäten Krankheiten. *Zeitschr. f. Chemotherapie.* 1912.

II

RÉACTION DE HERXHEIMER

A. — Les fautes de technique éliminées, il faut chercher l'origine des petits accidents, comme des accidents graves, dans l'état du malade antérieur à l'injection [1]. Dans certains cas, le salvarsan ou le néo-salvarsan s'accumulent, l'élimination n'étant pas normale ; leur rétention dans l'organisme est suivie de la formation de produits toxiques. Il en est ainsi dans des cas où on fait des injections de néo-salvarsan trop rapprochées : des névrites arsenicales peuvent alors survenir (Leredde). Dans d'autres cas, le mécanisme est peut-être plus complexe, il semble qu'à certaines doses, le salvarsan devienne toxique pour la fibre cardiaque *altérée*, pour le foie *altéré*, alors qu'il ne l'est pas à ces doses pour la fibre cardiaque ou la cellule hépatique saines. Dans d'autres cas, l'action toxique ne s'explique plus bien — je fais allusion à ceux dans lesquels on observe des érythèmes — ce sont les cas où tout le monde parle d'idiosyncrasie, d'intolérance individuelle, qu'il s'agisse de salvarsan, d'iodure de potassium, de mercure, d'opium, de chloral, etc. Quelques auteurs rapprochent le mécanisme des éruptions médicamenteuses de celui de l'anaphylaxie. Les théories que j'ai exposées sur les hématodermites me conduisent également à rechercher dans un état du milieu sanguin antérieur à l'absorption d'un agent chimique l'origine d'accidents qui ne se produisent pas chez la très grande majorité des malades, des intoxications qu'on explique par l' « idiosyncrasie », en attendant le jour où on n'osera plus se servir d'un mot qui indique notre ignorance, et surtout le jour où le mécanisme précis sera déterminé.

B. — Mais à côté de ces conditions individuelles en raison desquelles un agent thérapeutique, non toxique normalement aux doses auxquelles on l'emploie normalement, devient toxique, n'y a-t-il donc aucune cause chez les malades qui explique les petits accidents con-

---

1. Leredde et Kuenemann. Les accidents du 606 et leurs causes, *Soc. de Derm.*, décembre 1911.

sécutifs aux injections des sels d'Ehrlich ? Certes on ne doit pas tout expliquer par la réaction de Herxheimer ; il n'est pas douteux toutefois qu'un grand nombre de symptômes sont dus à la destruction des spirochètes, aux phénomènes de congestion et d'œdème qui en sont la conséquence. La réactivation biologique (Gennerich, Milian), qui, remarquons-le en passant, *peut survenir cinq, dix, quinze, vingt jours après une injection*, rentre dans le cadre de la réaction de Herxheimer. La fièvre de même peut y être comprise : elle est normalement le résultat de la destruction des spirochètes, élimination faite, bien entendu, des réactions thermiques dues aux « Wasserfehler » et de celles qu'ont signalées quelques auteurs (Bernheim) après des injections de néo-salvarsan réitérées à quarante-huit heures d'intervalle.

On ne considérera pas, je pense, comme d'origine toxique la fièvre qui suit une première injection de salvarsan, à la fin de la période primaire et au début de la période secondaire. Elle ne traduit pas une intolérance du malade, puisqu'elle disparaît à la seconde injection, celle-ci étant même faite à dose double. J'écris : disparaît, ce n'est pas tout à fait exact ; en réalité, il y a habituellement une réaction, tout à fait minime, dont on ne peut juger que par comparaison. Par exemple, la première injection ($0^{gr},20$ de salvarsan ou $0^{gr},30$ de néo) est suivie d'une élévation thermique à $39°5$ ou $40°$; après la seconde ($0^{gr},40$ salvarsan, $0^{gr},60$ néo), la température oscillera entre $37°2$ et $37°6$; après la troisième ($0^{gr},60$ salvarsan, $0^{gr},90$ de néo), entre $37°$ et $37°4$; après la dernière, aux mêmes doses, elle sera au-dessous de $37°1$.

Tel le type banal que j'ai signalé à la *Société de Dermatologie* en janvier 1912. Chez des syphilitiques à une période plus avancée, on observera également la diminution de température d'injection en injection, mais la première réaction thermique n'atteindra pas $38°$. Où est dans tout cela l'intolérance ? Je constate au contraire par les faits, *et par les faits précis*, une tolérance de plus en plus grande.

1. Leredde et Kuenemann. La fièvre du salvarsan. *Soc. de Derm.*, janvier 1912.

A ce type il y a des exceptions. Quelques malades n'ont aucune réaction, la température reste la même après chaque injection à doses de plus en plus fortes. Quelques-uns ont, au contraire, des réactions thermiques au cours du traitement. Ces réactions, que MM. Jeanselme et Milian ont cru n'obéir à aucune règle et qu'ils ont expliquées par l'intolérance, obéissent fréquemment, au contraire, à une loi précise que j'ai dégagée dans un travail communiqué au mois de novembre à la *Société de Dermatologie* [1]. Elles s'observent normalement chez des malades atteints de syphilis nerveuse. Il s'agit encore de fièvre par destruction de spirochètes, *que l'on peut comprendre dans la réaction de Herxheimer !* Poursuit-on le traitement, les réactions thermiques disparaissent chez les malades atteints de méningite, de tabes, de paralysie générale. Ces réactions, pas plus que les premières, ne traduisent, *à aucun degré, une intolérance.*

J'ai revu ces jours-ci toutes les courbes qui ont été établies chez mes malades. La température a été relevée, toutes les deux heures, le jour de l'injection. Tous ont été soumis aux injections de salvarsan ou de néo-salvarsan à doses croissantes. Les cas où il s'est produit une réaction thermique, n'obéissant pas aux lois que j'ai établies, sont des plus rares, et les seuls où il y a eu réaction franche, à 38°, 39° et même 40° (dans un cas) concernent des malades chez lesquels un érythème s'est développé. Je ne crois pas exagérer en disant qu'on peut faire 60, 80 injections de salvarsan ou de néo-salvarsan sans observer, le jour des injections, une seule exception aux types de réaction thermique que j'ai le premier décrits.

En dehors des réactions générales que détermine l'injection d'un des sels d'Ehrlich, dues à la destruction des spirochètes [2], on observe des symptômes que je crois utile d'énumérer ici,

---

1. Leredde. La fièvre du salvarsan dans les affections syphilitiques du système nerveux. *Soc. de Derm.*, novembre 1912.

2. Des réactions fébriles qui se produisent parfois deux, trois, quatre jours après l'injection, en dehors des cas où elles sont liées à un érythème, je ne dirai rien. Je ferai remarquer seulement que des observations précises et multipliées seront nécessaires pour qu'on puisse en déterminer la signification exacte.

quoique j'en aie déjà parlé à de nombreuses reprises. Les plus précis s'observent chez les malades atteints de lésions nerveuses, connues, classées.

Chez les tabétiques, les phénomènes les plus évidents, dus à la réaction de Herxheimer, sont les douleurs des membres. Il est rare qu'elles ne soient pas exagérées pendant quelques heures après l'injection. *Parfois elles se prolongent pendant plusieurs jours.* Elles surviennent au niveau de régions où des douleurs survenaient avant le traitement; parfois ces douleurs avaient disparu depuis longtemps et on aurait pu croire leur disparition définitive. Je les ai *toujours* vues disparaître au cours du traitement. *C'est-à-dire qu'il ne s'est jamais agi de phénomènes d'intolérance.* J'ajoute, pour confirmer l'importance de ces affirmations, que j'ai déjà traité un nombre élevé de tabétiques (39); que la plupart ont reçu 10 à 15 injections, quelques-uns davantage; que tous ont été traités aux doses normales ($0^{gr},60$ salvarsan, $0^{gr},90$ néo); que quelques-uns ont été injectés aux doses de $1^{gr},20$ à $1^{gr},50$ de néo-salvarsan.

Les accidents dus à la réaction de Herxheimer paraissent avoir parfois, chez les tabétiques, une certaine gravité. Chez un malade, qui avait eu des crises gastriques antérieures, et qui est aujourd'hui, au bout de trois séries de traitement, en voie d'amélioration franche, indiscutable, une crise gastrique d'une intensité extrême survint à la suite de la troisième injection de la 1re série *et dura près de trois jours*, une crise nouvelle survint également après une injection de la seconde série. Aucune réaction gastrique ne fut observée au cours de la troisième.

Chez un autre, atteint du cas de tabes le plus grave que j'aie jamais observé, condamné au lit par une incoordination extraordinaire, la première série d'injections fut faite aux doses de $0^{gr},15$, $0^{gr},30$, $0^{gr},45$, $0^{gr},45$ (néo-salvarsan). A partir de la seconde, toute injection fut suivie de vomissements et de douleurs gastriques qui durèrent quatre ou cinq jours. Qu'aurais-je dû faire chez ce malade si j'en avais fait un « idiosyncrasique », un « intolérant de 606 »? Cesser le traitement? Autant lui conseiller de se brûler la cervelle. Après un mois de repos, je l'ai trouvé un peu amélioré et j'ai refait le 7 janvier une injection de néo-salvarsan à 0^{gr},30, j'espère bien lui faire supporter peu à peu les doses que j'injecte à d'autres malades.

Je n'ai pas relevé chez les tabétiques, en dehors des réactions fébriles et d'une augmentation de l'incoordination le jour ou le lendemain des injections, de céphalée passagère, d'autres symptômes dus à la réaction de Herxheimer, — mais je suis certain qu'en étudiant d'une manière encore plus minutieuse les malades on trouvera, du côté des yeux, du côté de la vessie, d'autres organes, des phénomènes passagers dus à l'action du salvarsan sur les lésions nerveuses en activité.

Chez les paralytiques généraux, j'ai observé du délire, de l'aphasie, ou simplement l'aggravation passagère des troubles du langage après les injections.

Chez un médecin atteint d'une épilepsie du type vulgaire d'origine syphilitique, qui présentait deux ou trois crises par an, une crise survint, le soir d'une injection à 0^{gr},90 (néo-salvarsan). Les injections antérieures n'en avaient pas provoqué. *Aucune crise nouvelle n'est survenue depuis.*

Chez les malades atteints de méningite cérébrale d'origine syphilitique à forme céphalalgique, j'ai relevé l'augmentation de la céphalée d'une manière à peu près constante, persistant parfois plusieurs jours, chez quelques-uns des vertiges, des bourdonnements d'oreilles.

Chez tous ces malades, de même que chez les tabétiques, je suis convaincu qu'une analyse clinique plus minutieuse révélera de nouveaux phénomènes qui s'expliqueront naturellement par la réaction de Herxheimer.

Et si l'on pense à la fréquence extrême de la syphilis nerveuse méconnue, à l'existence fréquente de lésions syphilitiques profondes complètement ignorées chez les malades que nous soignons, on sera véritablement conduit à expliquer — de même que la fièvre — par cette réaction des symptômes que l'on veut expliquer (?) par l'intolérance et l'idiosyncrasie. Que l'on étudie de plus près les malades chez lesquels l'injection est suivie de *céphalée*, dont M. Milian fait un signe d'intolérance : il est bien probable que chez un grand nombre l'existence d'une syphilis nerveuse latente pourra être mise en évidence. Il faut bien avouer que, dans les milieux hospitaliers, en raison du nombre excessif des malades, l'observation clinique, de même que l'action thérapeutique, ne sont pas toujours poursuivies de la manière minutieuse qui serait nécessaire.

III

INTOXICATION, INTOLÉRANCE

Quels phénomènes, chez les malades soumis aux injections du salvarsan, rattacherons-nous à l'intolérance, — si nous éliminons, comme il convient de le faire, tous ceux qui sont dus à des erreurs de technique et à la réaction de Herxheimer? Un très petit nombre. Nous verrons, du reste, qu'il existe un moyen pratique de les reconnaître. J'adopterai, sans accepter l'interprétation de M. Milian, sa classification : notre collègue divise les symptômes en grands et en petits signes.

Parmi les petis signes contemporains de l'injection, M. Milian énumère des *sensations gustatives*, des *sécrétions glandulaires diverses*, des *phénomènes vaso-dilatateurs*. Je n'ai aucune observation personnelle à faire sur les sécrétions glandulaires. Les *sensations gustatives* sont perçues par un grand nombre de malades, quelques-uns s'en plaignent, d'autres les accusent quand on les interroge. Je me demande encore en quoi elles indiquent une intolérance. Celui de mes malades qui a toujours manifesté le plus de répugnance pour le goût du 606 et du 914 est un paralytique général auquel j'ai injecté à plusieurs reprises 1ᵍʳ,20 et 1ᵍʳ,50 de néo-salvarsan — ce n'est pas un intolérant!

Quant aux *phénomènes vaso-dilatateurs*, je rappelle qu'ils sont dus à l'alcalinisation insuffisante des solutions de salvarsan.

M. Milian classe parmi les petits signes d'intolérance diverses variations de la réaction immédiate — l'intensité et la prolongation de celle-ci, caractérisées par le frisson, une fièvre élevée, des vomissements réitérés. Or, je n'ai jamais observé — sauf dans un cas unique d'érythème — de fièvre immédiate à 40° en dehors de syphilitiques au début, ou d'une manière plus rare chez des malades atteints de syphilis nerveuse, tous tolérants. Le frisson et les vomissements réitérés ne m'ont jamais empêché d'élever les doses à une injection ultérieure, sans avoir à le regretter... La *répétition des accidents* est possible, — en règle générale, ils s'atténuent, comme la fièvre, après chaque injection... Je n'ai pas vu, je crois, depuis que je me sers d'eau distillée stérilisée après distillation, les accidents augmenter d'intensité après une injection à dose égale à celle d'une injection antérieure, et quand ce phénomène s'est produit après élévation des doses, j'ai considéré que la plus grande énergie de traitement, et non l'intolérance du malade, en était l'origine.

De la *céphalée*, de *l'agitation nocturne*, des *bourdonnements d'oreilles*, des *douleurs* je ne saurais donner la même interprétation que M. Milian. Je les considère comme dus habituellement à la réaction de Herxheimer. La *fatigue*, l'*asthénie* suivent surtout les réactions fébriles intenses. L'*état nauséeux*, des *troubles intestinaux* ne sont pas rares. J'ai signalé à plusieurs reprises l'importance qu'il faut attribuer aux troubles intestinaux antérieurs aux injections, — le salvarsan, le néo-salvarsan, comme le mercure, sont éliminés par l'intestin, et la sensibilité des malades est beaucoup plus grande quand celui-ci est altéré au préalable. Intolérance si l'on veut, mais intolérance qui s'explique, et pour laquelle le mot « idiosyncrasie » est bien mauvais. Parmi ces malades qui présentent des troubles intestinaux persistants après les injections, se trouvent la plupart de ceux, fort peu nombreux, qui *maigrissent* sous l'influence du traitement.

M. Milian a signalé dans son travail les réactions fébriles en dehors du jour de l'injection et des phénomènes congestifs analogues à ceux qu'on peut observer au cours de l'injection elle-même. Ces faits sont fort intéressants, mais doit-on les interpréter comme le fait l'auteur? Des observations précises, recueillies sans parti pris, sont nécessaires. M. Milian aurait dû diviser les faits en plusieurs groupes, séparer ceux dans lesquels l'injection avait été faite avec une eau distillée commerciale ou avec une eau distillée correcte, les malades atteints de syphilis nerveuse de ceux qui sont atteints de syphilis banale! Son travail ne nous renseigne pas à cet égard.

La description de tous les petits symptômes, immédiats ou non, qui sont consécutifs aux injections du salvarsan ou du néo-salvarsan est utile et il faut remercier M. Milian de ses recherches à leur sujet. Mais, à les multiplier, on risque aussi de multiplier des erreurs d'interprétation. Il faut insister sur les *grands signes* de l'intolérance et signaler au médecin ceux qui indiquent réellement celle-ci. M. Milian considère que 19 p. 100 des malades sont intolérants au salvarsan; je ne puis expliquer ce chiffre que par la méthode suivie par notre collègue et l'interprétation qu'il donne à tous les faits qu'il a observés. Depuis plus de deux ans, je n'ai dû interrompre le traitement par le salvarsan que chez 5 ou 6 malades — c'est-à-dire que, suivant ma statistique, le nombre des intolérants ne s'élèverait pas à plus de 1 p. 100. Or, tous mes malades, *sans exception*, ont été traités à doses normales, c'est-à-dire que la plupart ont été soignés d'une manière plus sévère que ceux de M. Milian.

Je ne considère pas la crise nitritoïde comme un signe d'intolérance, puisqu'elle résulte, dans la grande majorité des cas, de la technique même. L'intolérance pour le salvarsan, telle que je la comprends, telle que je l'ai observée, se manifeste à peu près uniquement — je ne puis dire encore uniquement — par des érythèmes et l'ictère. Je n'ai vu celui-ci sous forme intense qu'une fois, chez une jeune femme atteinte d'un érythème scarlatiniforme généralisé après une injection de Salvarsan. Une injection ultérieure de néo-salvarsan provoqua le même accident et il fallut abandonner le traitement arsenical. Chez un jeune homme traité à plusieurs reprises, un état subictérique, qui dure quarante-huit heures, suit chaque injection; jamais cet état ne s'est aggravé, — et les injections de néo-salvarsan provoquent actuellement des réactions hépatiques moins vives que les injections de 606. J'ai observé quelquefois des érythèmes intenses avec fièvre élevée; en général, j'ai suspendu le traitement à la suite[1], mais parfois j'ai pu le reprendre sans avoir à le regretter.

IV

En résumé, M. Milian considère l'intolérance comme fréquente, l'intoxication comme banale. Je crois, au contraire, l'intolérance rare, quoique mes malades soient traités plus énergiquement que les siens, et qu'il est de bonne méthode de chercher l'origine d'un grand nombre de symptômes qui suivent l'injection du salvarsan ailleurs que dans son action toxique. Les deux manières de voir s'opposent absolument. Je crois que la mienne, fondée comme celle de mon adversaire et ami sur une pratique étendue, est meilleure, au point de vue de l'état d'esprit du praticien, qui doit, à mon avis, employer couramment le salvarsan après avoir appris *avec grand soin* la technique, les indications précises et les contre-indications des injections.

Au point de vue pratique, il faut dire que dans le cas où une injection (faite d'une manière correcte) provoque quelques accidents un peu importants (en dehors de l'érythème et de l'ictère) et surtout quand il y a de la céphalée, une injection consécutive *peut et doit être faite à la même dose*. Que M. Milian s'accorde sur ce point avec moi. Si ses théories sont exactes, on constatera que souvent la deuxième injection est moins bien supportée que la précédente. Si les miennes sont vraies, on constatera que normalement les accidents diminuent après la nouvelle injection. C'est ce que j'ai vu dans l'immense majorité des cas, et c'est pour cela que je crois l'intolérance du 606 « exceptionnelle ».

Il est d'autre part un point de vue sur lequel je suis d'accord avec M. Milian. Qu'on adopte sa théorie, ou qu'on attribue aux

1. Le seul cas grave concerne un jeune homme dont j'ai publié l'observation à la *Société de Dermatologie* sous le titre : Infection intestinale avec état typhoïde consécutive à une injection de néo-salvarsan. *Soc. de Derm.*, novembre 1912.

accidents les causes multiples que je leur assigne, il est certain que les injections de salvarsan, au début du traitement, doivent être faites d'une manière progressive. On évitera ainsi les accidents graves qui peuvent être dus à la réaction de Herxheimer ou à l'idiosyncrasie. Et quand un malade traité par le salvarsan ne l'a pas été depuis des mois, il faut recommencer les injections à doses progressives. On sait que je suis normalement au début — je ne dis pas toujours — la technique suivante : 4 injections de salvarsan à 0^{gr},20, 0^{gr},40, 0^{gr},60, 0^{gr},60 (néo-salvarsan : 0^{gr},30, 0^{gr},60, 0^{gr},90, 0^{gr},90). La progression de M. Milian, qui me semble dominé par des craintes exagérées, est plus lente ; — je crois cependant qu'il arrivera peu à peu, s'il n'arrive pas encore, à adopter mes idées sur la question des doses et à reconnaître la nécessité d'employer systématiquement le salvarsan aux doses normales.

A cette règle, une seule exception. A la période primaire, tant que la réaction de Wassermann et celle de Hecht-Weinberg sont négatives, on peut faire 3 injections à 0^{gr},60 (néo-salvarsan 0^{gr},90). Dans ces conditions il n'y a aucune réaction de l'organisme. Ce qui prouve de nouveau qu'il faut chercher les causes de l'intolérance, des réactions, *surtout* dans l'état syphilitique de celui-ci.

XIII

NOUVELLE NOTE SUR LE MÉCANISME DES PETITS ACCIDENTS

DU SALVARSAN ET DU NÉO-SALVARSAN [1]

(STATISTIQUE PORTANT SUR 34 MALADES ET 322 INJECTIONS)

I

J'ai soutenu, dans un travail communiqué à la dernière séance de la *Société de Dermatologie*, que l'*intolérance* après les injections de salvarsan ou de néo-salvarsan est exceptionnelle, et expliqué par une erreur d'interprétation la fréquence accordée à celle-ci par notre collègue Milian : l'intolérance est exceptionnelle, si on ne lui attribue ni les accidents dus à une erreur de technique, ni ceux qui sont la conséquence d'un état antérieur du sujet (qu'il s'agisse de lésions organiques, d'origine quelconque, ou de lésions syphilitiques, entrant en réaction sous l'influence de l'agent antisyphilitique).

L'opinion ferme, catégorique, que j'ai exprimée s'appuyait sur les faits nombreux que j'ai observés depuis plus de deux ans à la suite de 3.000 injections environ de salvarsan ou de néo-salvarsan. Pour lui donner une base nouvelle et plus précise, j'ai relevé, avec la collaboration de mon chef de clinique, le Dr Bonhoure, les incidents qui sont survenus à la suite des injections, chez les malades que nous avons traités du 10 au 31 janvier ; ces malades sont au nombre de 34. La plupart, traités antérieurement, ont été interrogés avec soin sur tous les phénomènes qu'ils ont remarqués après les injections anciennes. Le nombre d'injections de salvarsan et de néo-salvarsan sur lesquelles notre enquête a porté s'élève ainsi à 322.

1. *Soc. franç. de Dermat. et de Syphilig.* 1913.

Avant d'en indiquer les résultats, je dois rappeler d'une manière très résumée la technique suivie, — un certain nombre d'accidents consécutifs aux injections pouvant être dus à des fautes commises dans la stérilisation des solutions, la composition de l'eau, le nettoyage des instruments, de la peau du malade.

Sur 322 injections, 51 ont été faites au moyen de salvarsan, 271 au moyen de néo-salvarsan. Le salvarsan ou le néo-salvarsan sont dissous dans de l'eau distillée froide — stérilisée après distillation — (sans addition de sel marin) ; s'il s'agit de salvarsan, on ajoute de la soude, etc.

L'appareil à injection est retiré de l'eau bouillante au moment de servir, la solution est versée dans un des tubes après filtration sur un filtre en papier stérilisé. Après application d'une bande de caoutchouc sur le bras, la peau (au niveau du coude) est nettoyée à la teinture d'iode, puis à l'alcool, etc.

Le malade a pu prendre dans la matinée un petit déjeuner (thé ou café au lait). *Il reste couché* à la maison de santé, ou est autorisé à rentrer chez lui *en voiture, pour se coucher également.* Le repos au lit est prescrit jusqu'au soir ou au lendemain matin, *jamais* un malade qui habite hors de Paris n'est autorisé à rentrer chez lui par le train dans la soirée ou la nuit. Pendant l'après-midi, le malade peut boire de l'eau ; s'il n'y a pas de fièvre, un potage huit ou dix heures après l'injection.

La température est relevée toutes les deux heures, ce qui permet de juger des réactions spirillicides de l'organisme et pourrait permettre de reconnaître une erreur de technique, faute d'asepsie, « Wasserfehler », etc.

II

Les 34 malades sur lesquels a porté l'enquête étaient atteints :
Six de syphilis primaire (W. $= + + + +$, H. W. $= +$).
Trois de syphilis secondaire récente.
Six de syphilis secondaire déjà ancienne (trois, cinq ans).
Deux de syphilis à début ignoré (W. $= + + + +$) rebelle.

Onze de tabes.

Cinq de paralysie générale.

Un de méningite syphilitique.

Donc la moitié des malades présentent une syphilis nerveuse, en général grave. Un tabétique (M. M.) est atteint d'une forme extraordinairement grave, avec incoordination généralisée, maigreur cachectique, crises viscérales depuis quatre mois ; il est condamné au lit. R. W. au niveau du sang $+ + + +$, hyperpositive (dilution : 25). R. W. hyperpositive au niveau du liquide céphalo-rachidien. Lymphocytose considérable.

Un paralytique général est malade depuis six ou sept ans.

Donc les syphilitiques que j'ai traités paraissent, d'une manière générale, plus gravement atteints, plus exposés aux dangers ou aux inconvénients du traitement que les malades traités par M. Milian.

Ces malades ont été traités *aux doses normales*, suivant les règles que j'ai indiquées et auxquelles je me conforme depuis dix-huit mois (séries d'injections séparées par un mois de repos[1], première série : 4 injections à 0,20 + 0,40 + (0,60)2 (néo-salvarsan 0,30 + 0,60 + (0,90 × 2), séries suivantes 0,60 × 3 (néo-salvarsan 0,90 × 3), ou 0,40 + 0,60 × 2 (néo-salvarsan 0,60 + 0,90 × 2).

Exception faite : 1° pour le tabétique auquel j'ai fait allusion plus haut, chez lequel il a été impossible d'atteindre les doses normales, même à la fin de la 2ᵉ série.

2° Chez quelques paralytiques généraux et tabétiques, la première série a compris 5 injections et non 4 (0,30, 0,60 × 2, 0,90 × 2 néo-salvarsan).

3° Chez un malade (méningite à forme céphalalgique), la dose normale n'a été atteinte qu'à la fin de la seconde série.

4° Par contre, un paralytique général a reçu plusieurs injections de néo-salvarsan à 1ᵍʳ,20 et même 1ᵍʳ,50.

Donc mes malades ont été soignés, *dans tous les cas*, sauf un

---

1. Depuis près d'un an, l'intervalle de deux mois, qui était laissé autrefois entre les séries d'injections, a été abaissé à un mois.

seul, d'une manière plus énergique que ceux de M. Milian. La dose normale, que celui-ci emploie rarement, a été atteinte *chez tous* d'une manière plus rapide qu'elle ne l'est chez ceux qui sont traités par notre distingué collègue.

III

RÉACTIONS FÉBRILES

4 malades ont présenté une élévation thermique au-dessus de 39° (39°, 39°4, 39°4, 39°6) après la première injection à 0^{gr},30 (néo-salvarsan). Dans les quatre cas, la syphilis était à la période primaire, la réaction de Wassermann pleinement positive. Un seul malade atteint de chancre (W. = + + + +) n'a pas eu de réaction thermique.

Chez une malade atteinte de syphilis déjà ancienne, traitée, sans accidents actuels, la première injection a déterminé une réaction fébrile (38°).

J'ai observé chez quatre autres malades des réactions atteignant 38°, 38°2, 38°4 (dans deux cas il s'agissait de tabes, dans deux de P. G.).

Donc 25 malades ne paraissent avoir présenté aucune réaction thermique, si on emploie ce terme dans les cas seulement où la température rectale, relevée toutes les deux heures après l'injection, atteint ou dépasse 38°. On constate cependant, *chez un grand nombre*, que d'injection en injection la température s'abaisse malgré l'élévation des doses, le maximum tombe de 37°6 à 37°2, 36°8, par exemple.

Exception faite pour les cas de syphilis nerveuse, où l'élévation des doses amène quelquefois une réascension, je n'ai *jamais* constaté de réaction thermique n'obéissant pas aux lois que j'ai établies d'une part pour la syphilis banale, d'autre part pour la syphilis nerveuse [1]. En particulier, je n'ai *jamais* vu, dans les cas

---

1. Leredde et Kuenemann. La fièvre du salvarsan. *Société de Dermatologie*, janvier 1912. — Leredde. La fièvre du salvarsan dans les affections syphilitiques du système nerveux. *Société de Dermatologie*. novembre 1912.

où une injection est faite à la même dose qu'une injection antérieure, une réaction thermique plus élevée. C'est-à-dire que *jamais*
les réactions thermiques ne paraissent s'expliquer par une idiosyncrasie, *jamais* par une faute de technique, *jamais* par des impu-
retés de l'eau. Je n'ai pas noté de frisson chez mes malades.

IV

RÉACTIONS GASTRO-INTESTINALES

Dix-neuf malades, c'est-à-dire plus de la moitié, n'ont présenté
aucune réaction gastrique.

Douze, c'est-à-dire un tiers, n'ont présenté aucune réaction
intestinale.

Chez 15 malades, il y a eu de temps à autre des nausées, le jour
de l'injection, l'état nauséeux se maintient rarement le lendemain.

Huit malades ont présenté des vomissements après quelques-unes
seulement des injections qu'ils ont reçues. Parmi ces malades,
3 (2 tabétiques, 1 atteint de méningite) ont eu des vomissements
réguliers *après les premières injections*; ces vomissements ont
disparu dans la suite. Deux malades ont présenté des vomissements
après toutes les injections — l'un est un tabétique, M. M..., chez
lequel on observe des réactions gastriques extraordinaires après
chaque injection, se prolongeant plusieurs jours; l'autre un paralytique général.

Ces faits permettent de mettre en évidence d'une manière à peu
près indiscutable le rôle que la réaction de Herxheimer peut jouer
parfois dans la pathogénie des vomissements consécutifs aux
injections des sels d'Erhlich.

Un autre fait ressort de notre enquête. 3 malades qui ont reçu
successivement des injections de salvarsan et de néo-salvarsan
n'ont eu de vomissements qu'après les injections de salvarsan.

La réaction intestinale, qui est fréquente, est presque toujours
légère. Elle est notée dans les deux tiers des cas, mais de nombreuses injections chez un malade ne sont pas suivies de diarrhée.

Quand celle-ci survient, on note une, deux, trois selles liquides dans l'après-midi qui suit l'injection et c'est tout. L'observation d'une diarrhée légère, le lendemain ou pendant trois jours, est rare.

Je n'ai pas rencontré, chez les 34 malades qui ont fait l'objet de l'enquête, les réactions intestinales, persistantes, anormales, que j'ai observées parfois chez d'autres et qui m'ont semblé s'expliquer par un mauvais état du tube digestif avant l'injection.

IV

CÉPHALÉE. — PHÉNOMÈNES DOULOUREUX. — TROUBLES DU SOMMEIL. RÉACTIONS CUTANÉES

La céphalée est fréquente. Elle est notée dans 50 p. 100 des cas.

Un grand nombre des malades que j'ai traités sont, il est vrai, atteints de syphilis nerveuse. Cependant 2 ou 3 tabétiques ou paralytiques généraux n'ont jamais eu de céphalée après aucune injection.

Chez les malades atteints de syphilis nerveuse, les phénomènes de céphalée s'observent après les premières injections et s'atténuent ou disparaissent après la suivante. Ce fait met encore en relief le rôle qu'il faut accorder à la réaction de Herxheimer.

La céphalée de première injection, chez les malades atteints de chancre avec séro-réaction positive, est des plus communes. Elle devient rare chez ces malades après la seconde.

Je n'insisterai ni sur les *phénomènes douloureux* qui surviennent dans les membres le jour et le lendemain des injections, ni sur les *crises douloureuses viscérales*. On les observe surtout dans des cas de tabes — les unes et les autres diminuent et disparaissent au cours du traitement (réaction de Herxheimer). J'ai noté des douleurs des membres inférieurs chez une femme atteinte de paralysie générale qui a eu des accidents de tabes au début (diagnostic fait par un neurologiste consommé).

Le *sommeil* est troublé assez souvent à la suite des injections. Il est vrai que les malades, restant au lit le jour, ne sont pas dans des conditions excellentes pour dormir du sommeil habituel la nuit suivante. Chez d'autres (tabétiques), l'insomnie est due aux phénomènes douloureux par réaction de Herxheimer.

Onze malades n'ont présenté aucune fatigue après les injections ; 15 se sont plaints de fatigue légère, 7 de fatigue intense (tabes, paralysie générale, méningite, syphilis banale rebelle). La fatigue est assez prononcée le lendemain de la première injection chez les malades atteints de chancre (W. $= + + + +$) ; elle est même notée chez l'un d'eux qui, par une exception que je crois rare, n'eut pas de réaction fébrile. Les injections suivantes ne déterminent pas de fatigue.

Un malade qui a reçu des injections de salvarsan et de néo-salvarsan n'a éprouvé de fatigue qu'après les premières.

Réactions cutanées. — Parmi les 5 malades atteints de syphilis primaire, deux ont présenté une éruption généralisée, par réaction de Herxheimer, le jour de l'injection, disparue le lendemain.

Des 29 autres malades, 2 ont présenté un zona. Chez l'un (chancre : 2 séries d'injections à doses normales), le zona, léger, non douloureux, occupait la région scapulaire ; il survint après la deuxième injection de la deuxième série — je ne fis pas la troisième injection. Chez l'autre (P. G.), un zona apparut un niveau du membre inférieur droit après une injection à $1^{gr},50$ (néo-salvarsan). Ce zona fut des plus douloureux. J'ai repris depuis le traitement aux doses de $0^{gr},90$, sans avoir à regretter de nouveaux accidents cutanés.

En ce qui concerne les autres phénomènes notés par M. Milian, je répéterai simplement ce que j'ai dit en décembre : M. Milian a eu le mérite de les étudier avec patience, de les décrire. Je ne sais encore pourquoi il en a fait des signes d'intolérance.

VI

Il est intéressant, il est surtout utile d'étudier : 1° l'influence qu'exerce le nombre d'injections sur les phénomènes réactionnels ; 2° de déterminer si dans une série donnée la première injection est plus ou moins supportée que la dernière ; 3° de déterminer enfin l'influence qu'il faut attribuer à l'élévation des doses.

J'ai dit, dans ma communication de janvier 1913, que l'intolérance après les injections de salvarsan ou de néo-salvarsan est exceptionnelle, qu'en règle générale les injections sont de mieux en mieux tolérées au cours du traitement.

Les faits précis qui ont été recueillis au cours de l'enquête que j'ai faite me permettent d'être encore plus affirmatif.

Je n'ai trouvé d'intolérance chez aucun de mes malades atteints de formes de syphilis plus graves que ceux de M. Milian et traités d'une manière plus sévère. C'est-à-dire que *chez aucun malade* je n'ai dû renoncer au traitement. Chez tous, les doses ont pu être élevées d'injection en injection, sauf dans le cas de paralysie générale dont j'ai parlé, où un zona survint après une injection de néo-salvarsan à 1^{gr},50.

Règle générale : la première injection de chaque série est moins bien supportée que les suivantes, *même quand on élève les doses.* Le fait est des plus évidents quand on soumet aux injections de salvarsan ou de néo-salvarsan des malades atteints de chancre (W. $= + + + +$) ; mais il existe en dehors de ces conditions.

Règle générale : De série en série les injections sont de mieux en mieux supportées. Le fait est évident en ce qui concerne la céphalée, les douleurs, la fatigue ; il me semble même que souvent les réactions gastro-intestinales s'atténuent au cours des injections — en particulier les nausées et les vomissements.

Enfin l'élévation des doses ne détermine pas d'accident par elle-même. Bien entendu, à condition qu'on ne suive pas une progression plus rapide que celle que j'indique — à condition qu'on ne dépasse pas la dose normale. — Chez des malades atteints de syphilis nerveuse rebelle, en particulier de paralysie générale, et qui ont supporté 5, 6 injections à doses normales, on peut certainement dépasser celle-ci — le nombre des tabétiques et des paralytiques généraux auxquels j'ai injecté 1^{gr},20, 1^{gr},50 de néo-salvarsan est déjà assez élevé. J'ai noté plus haut qu'un de mes malades, atteint de paralysie générale, avait présenté une éruption de zona intense, et des plus pénibles, après une injection de néo-salvarsan à $1^{gr},50$; cet accident est le seul que j'aie observé parmi les malades chez qui j'ai dépassé la dose de $0^{gr},015$ par kilogramme.

VII

En résumé, parmi les phénomènes que l'on peut *a priori* attribuer à l'intolérance, à l'idiosyncrasie, chez les malades soumis aux injections de salvarsan ou de néo-salvarsan, la plupart (réactions fébriles, céphalée, fatigue, phénomènes douloureux) sont dus à l'action exercée par l'agent thérapeutique sur le parasite et les lésions. Les vomissements eux-mêmes reconnaissent assez souvent un mécanisme identique — dans quelques cas, on peut, comme la diarrhée, les attribuer à une action des sels d'Ehrlich sur la muqueuse gastro-intestinale, qui représente une voie d'élimination normale.

Bien entendu, si des fautes de technique sont commises, les mêmes phénomènes, la fièvre en particulier, s'expliquent par d'autres causes. Je rangerais volontiers parmi ces fautes la liberté laissée aux malades de ne pas se reposer après l'injection. *L'injection de salvarsan ou de néo-salvarsan ne doit pas être faite sous forme ambulatoire.*

Il est intéressant de rapprocher les conclusions auxquelles conduit l'étude du mécanisme des petits accidents du salvarsan de celles que l'on peut tirer de l'étude des accidents graves et mortels. Dans les deux cas, la réaction de Herxheimer intervient d'une manière certaine. Dans les deux cas, les accidents s'expliquent, dans l'immense majorité des cas, par des causes déterminées, précises, et non par des causes vagues. Le médecin les évitera dans la mesure où il aura appris à manier les nouveaux moyens de traitement de la syphilis.

XIV

LES RÈGLES DU TRAITEMENT DE LA SYPHILIS NERVEUSE[1]

Depuis la découverte d'Ehrlich, nous possédons des agents antisyphilitiques plus puissants que les anciens ; le salvarsan est plus efficace et plus constamment efficace que le mercure. Ceci quand il est manié aux doses, et pendant le temps nécessaire. Un travail récent de M. le professeur Gaucher, publié dans ce journal, démontre amplement les résultats insuffisants que donne le salvarsan manié à doses insuffisantes et pendant un temps trop court[1] dans la syphilis banale.

Depuis Wassermann, nous possédons en outre des moyens de contrôle, permettant chez chaque malade de constater les modifications apportées à l'intensité de l'infection. Ces moyens n'existaient pas autrefois. Tout syphilitique devait être soigné pendant quatre ans, ce qui était trop pour certains et pas assez pour d'autres. Aujourd'hui le traitement de la syphilis peut et doit être *individualisé*. Tout syphilitique sera traité jusqu'à disparition permanente, non seulement des symptômes révélant des lésions en activité, mais de la séro-réaction elle-même[2].

1. *Journal des Praticiens*, 7 décembre 1912.

2. Gaucher. *Journal des Praticiens*, 16 novembre 1912. La même démonstration vient d'être donnée en ce qui concerne les « méningopathies secondaires » traitées par le mercure par MM. Jeanselme et Chevallier (*Revue de Médecine*, mai, juin, juillet, août, 1912).

Qu'il s'agisse du mercure ou du salvarsan, de la syphilis sans localisations ou avec localisations nerveuses, tout traitement antisyphilitique doit être manié avec énergie et persévérance, et il est illogique de comparer les effets du salvarsan mal manié à ceux du mercure bien manié, ou inversement, et au moins autant de juger le salvarsan « en soi » ou le mercure « en soi ».

3. Leredde. Les Règles nouvelles du traitement de la syphilis. *Société de l'Internat*, mai 1912.

A vrai dire, les moyens de contrôle actuels permettent de juger de l'atténuation de la syphilis et non de la guérison vraie. La nouvelle règle à laquelle on doit subordonner le traitement des syphilitiques a une valeur relative et non une valeur absolue. Nous en aurons des preuves au cours même de ce travail, à propos des cas de syphilis nerveuse où il faut poursuivre le traitement en l'absence de toute séro-réaction sanguine. La règle actuelle disparaîtra le jour où un nouveau moyen de contrôle permettra de constater chez un malade, non plus l'atténuation de la syphilis, mais la guérison vraie. En attendant, tout médedin qui veut obtenir celle-ci chez ses malades est obligé de traiter les malades au moins jusqu'à suppression de la séro-réaction et parfois au delà.

Ainsi le traitement de la syphilis est en pleine révolution et les travaux anciens n'ont plus qu'une valeur documentaire.

Quels moyens de traitement devrons-nous employer chez les malades atteints de syphilis nerveuse ? Comment les employer, à quelles doses et pendant combien de temps ? A cette dernière question se rattache celle du contrôle de l'atténuation durable, de la guérison au sens *pratique* du mot, dans la syphilis nerveuse.

Quelques explications préalables sont nécessaires.

*
* *

Les erreurs commises, à l'heure où nous sommes, par les neurologistes et les syphiligraphes au sujet de la syphilis nerveuse restent innombrables. Elles ont amené et amènent encore la mort d'un nombre infini de malades. Parmi ces erreurs, quelques-unes sont véritablement grossières, quoiqu'elles soient acceptées par des hommes éminents. L'expression n'est pas trop forte puisqu'il s'agit *d'erreurs de méthode*, parfaitement indépendantes des conditions imposées par l'insuffisance des moyens d'exploration à l'époque où elles ont été commises.

La syphilis nerveuse a été, et reste méconnue dans sa fréquence, qui est extraordinaire. Sans doute, tout médecin possède dans sa clientèle plusieurs malades atteints de syphilis nerveuse dont il méconnaît les symptômes, et dont il ignore la cause.

On sait que l'infection méningée, dès la fin de la période primaire est banale. Elle est peut-être constante, puisqu'elle peut exister sans lymphocytose [1].

Chez certains malades, spontanément ou sous l'influence d'un traitement, l'infection méningée s'atténue et guérit. Chez d'autres elle persiste et peut s'aggraver à une heure ou à une autre. Il existe du reste d'une manière certaine des cas de syphilis cérébrale ou spinale sans méningite, et même des cas de méningite sans lymphocytose (Jeanselme et Chevallier).

Parmi les formes méconnues de la syphilis nerveuse, je signalerai :

a) Des cas d'hémorragie ou de ramollissement survenant après cinquante ans. On admet qu'une hémiplégie avant cinquante ans doit être considérée *a priori* comme d'origine syphilitique. Par une faute de logique grosse mais universelle, nous concluons qu'après cinquante ans, il n'en est plus de même. C'est une erreur [2]. A tout âge, la syphilis doit être recherchée, l'épreuve de la séro-réaction faite chez tout malade atteint d'accidents cérébraux ou médullaires, qui n'ont pas une autre origine *évidente*. Porter chez un malade le diagnostic : hémorragie, ramollissement, ce n'est pas faire un diagnostic complet, mais un diagnostic anatomo-clinique. Tout diagnostic médical doit comporter, à notre époque, une affirmation ou une hypothèse étiologique.

D'après Joltrain [3], 60 p. 100 des hémiplégiques *vulgaires* ont une séro-réaction positive. Cette proportion atteint le chiffre colossal de 79 p. 100 chez les « pseudo lacunaires » de Marie, il faut ajouter que les recherches de l'auteur ont été faites à un moment où les procédés de séro-réaction n'avaient pas atteint la perfection actuelle.

1. Lévy-Bing a montré qu'une injection de salvarsan peut faire apparaître la lymphocytose dans des cas où elle n'existait pas au préalable. Ce fait ne peut s'expliquer que par une infection méningée latente. De même et comme je l'avais prévu, on a démontré récemment (Jeanselme et Chevallier) que le mercure, comme le salvarsan peut, à la période secondaire, faire apparaître une lymphocytose qui n'existait pas avant le traitement.

2. Voir Leredde Editorial. A propos de la syphilis du cerveau *Revue pratique des maladies cutanées syphilitiques et vénériennes*, novembre 1905.

3. Joltrain. Nouvelles méthodes de séro-diagnostic, Maloine, 1911.

b) Le tabes, la paralysie générale.

c) Un certain nombre de psychoses.

d) L'atrophie musculaire, progressive, type Aran-Duchenne, est liée souvent à la syphilis d'après les affirmations des neurologistes eux-mêmes (Liri). La syphilis se rencontre fréquemment dans les antécédents des malades atteints de paralysie labio-glosso-laryngée. *Parfois* à l'origine de la sclérose en plaques et de la syringomyélie. Et parfois l'épilepsie franche vulgaire paraît elle-même d'origine syphilitique.

. La syphilis nerveuse a été méconnue dans sa gravité aussi bien que dans sa fréquence... Ceci parce qu'on n'a pas compris dans le cadre nosologique où elles devraient rentrer certaines affections les plus graves. Ceci parce que l'on n'a pas étudié à ma connaissance l'avenir des individus atteints de syphilis nerveuse banale, et parce qu'on a considéré comme guéris des malades qui succombent après un intervalle de guérison apparente, soit à des récidives, soit à de nouveaux accidents développés au niveau du système nerveux.

L'erreur grossière de méthode à laquelle j'ai fait allusion plus haut, est la suivante :

La syphilis nerveuse dans ses formes néconnues (tabes, paralysie générale, etc.) comme dans ses formes banales, a été traitée habituellement d'une manière moins énergique et même moins prolongée que la syphilis commune. Il en a été ainsi sous le règne du mercure. Il en est déjà de même, sous le règne du salvarsan, et depuis la terreur que certains syphiligraphes ont semée à l'égard de celui-ci. Or la syphilis commune bien traitée est habituellement facile à guérir, qu'il s'agisse d'accidents, qu'il s'agisse même de l'injection. Par contre, la syphilis nerveuse est *normalement* une syphilis rebelle.

Les preuves abondent et surabondent. Mais il n'est pas inutile de les rappeler aux praticiens, qui ne peuvent connaître encore les conclusions auxquelles aboutissent tous les travaux publiés depuis dix ans sur la syphilis du système nerveux, latente ou non latente et en sont restés aux opinions émises par M. Fournier auquel on devait déjà des progrès considérables sur le sujet.

Dès la période secondaire, les méningites latentes sont rebelles au mercure, aux doses habituellement prescrites, ou à l'injection unique du salvarsan, quand elles s'accompagnent d'une forte exocytose.

Cette lymphocytose, aux périodes ultérieures, reste rebelle. D'autre part, chez certains malades atteints de syphilis nerveuse, la réaction de Wassermann disparaît dans le sang, et persiste dans le liquide céphalo-rachidien après traitement. J'ai observé le fait chez des tabétiques et des paralytiques généraux.

Autres preuves : chez tout malade traité par le salvarsan d'une manière correcte, dont la réaction de Wassermann n'oscille pas au bout de trois ou quatre séries, le diagnostic de syphilis nerveuse devient de ce fait, des plus vraisemblables : je ne dis pas certain.

Autre preuve : l'incurabilité affirmée de toutes parts du tabes et de la paralysie générale. Cette incurabilité existe en effet dans les cas où le traitement n'est pas fait avec énergie, avec ténacité et par les moyens les plus actifs (Leredde).

*
* *

La fréquence, la gravité de la syphilis nerveuse ne seront plus méconnues, le jour où les médecins considéreront comme un devoir d'étudier la séro-réaction dans toute affection nerveuse ou mentale, indéterminée dans sa cause ou son mécanisme. Les neurologistes, les aliénistes ont une part de responsabilité dans le destin qui attend aujourd'hui les malades atteints de syphilis nerveuse, tant à cause du fatalisme thérapeutique auquel ils se résignent, que de leur tendance à expliquer les affections qu'ils observent par l'hérédité, sans porter aux causes exogènes l'attention qu'elles méritent.

Les règles du traitement de la syphilis nerveuse découlent directement des notions que nous possédons sur son caractère rebelle dans toutes ses formes. Ce traitement doit se faire par les agents les plus énergiques, je ne parlerai donc dans ce qui va suivre, ni de l'iodure de potassium, ni de l'hectine.

A. TRAITEMENT MERCURIEL. — Le traitement mercuriel sera fait sous forme intensive, c'est-à-dire, dans tous les cas, aux doses compatibles avec la résistance intégrale du malade.

Chez l'adulte[1], la dose minimum de mercure qui doit être introduite chaque jour dans l'organisme est de $0^{gr},02$ par jour. Cette dose correspond, en biodure ou en benzoate à $0^{gr},04$, en bibromure à $0^{gr},035$, en cyanure ou en sublimé à $0^{gr},03$.

Les injections solubles permettent d'introduire chaque jour dans l'organisme cette dose ou une dose supérieure avec une absolue précision. Elles doivent être employées, d'une manière à peu près exclusive, sous forme intra-musculaire ou intra-veineuse (je ne crois pas que celle-ci soit nettement supérieure à la première). Les injections de calomel, qui doivent être faites *au moins à 10 centigrammes par semaine*, représentent un mode de traitement intensif discontinu, souvent insuffisant. Le sublimé peut être introduit par voie gastrique sous forme de liqueur de van Swieten : quelques malades tolérants peuvent l'absorber par cette voie aux doses de $0^{gr},03$ ou $0^{gr},04$ par jour sans phénomènes d'intolérance.

Soumettre aux frictions mercurielles ou à l'emploi de préparations insolubles, par voie gastrique, un malade atteint de syphilis nerveuse c'est lui faire courir les risques les plus grands de non-guérison, et de mort s'il s'agit d'une affection qui peut être mortelle. A côté des cas de syphilis cérébrale où la guérison parfois apparente ou passagère est due aux frictions, n'en existe-t-il pas qui auraient guéri si le mercure avait été manié aux doses les plus fortes et d'une manière précise? Les frictions sont indiquées par les classiques à des doses variant de 4, 6 à 20 grammes. En fait, la quantité de mercure résorbée est minime et dépend de la région où a eu lieu la friction, du temps pendant lequel elle a lieu, de la vigueur de l'opérateur, de la structure propre de la peau du malade. Les frictions constituent un mode de traitement routinier, imprécis, qu'il faut bannir de la thérapeutique d'une façon définitive.

Aux doses de $0^{gr},02$ *de métal* par jour, les injections mercurielles

---

1. Le mercure étant mieux toléré chez l'enfant que chez l'adulte pourra être manié à doses supérieures dans la première et peut-être la seconde enfance.

sont habituellement tolérées pendant dix-huit ou vingt jours. Bien entendu on recherchera au préalable si le malade n'est pas un urémique en puissance ou en acte; d'autre part, la bouche sera nettoyée d'une manière exacte avant et pendant le traitement.

Chez de nombreux malades, on peut dépasser la dose de 2 centigrammes de mercure par jour, atteindre $0^{gr},025$ (biiodure $0^{gr},05$), $0^{gr},03$ (biiodure $0^{gr},06$) rarement $0^{gr},035$. Le traitement étant fait d'une manière progressive en élevant les doses de $0^{gr},005$ tous les deux ou trois jours, on surveillera le poids du malade, ainsi que l'état des fonctions intestinales. Lorsque l'intolérance s'établit, il faut diminuer légèrement les doses, après deux ou trois jours de repos.

TRAITEMENT PAR LE SALVARSAN. — Le traitement mercuriel intensif sous forme de séries comprenant une vingtaine d'injections quotidiennes, ne peut être réitéré à de nombreuses reprises (M. Faure). Le mercure produit à la longue une imprégnation de l'organisme, et ne peut être manié indéfiniment aux doses nécessaires chez les tabétiques par exemple, l'intolérance s'établit à un moment donné, et tel malade qui supportait au début 2 centigrammes et plus, supporte difficilement 1 centigramme par jour.

D'autre part, l'observation des lésions cutanées démontre que l'action du mercure n'est pas tout à fait constante, ni toujours complète, et qu'elle est lente. Le salvarsan paraît de mieux en mieux toléré par l'organisme quand on élève les doses d'une manière progressive. Son action est constante et rapide. Sa supériorité dans le traitement du tabes est manifeste (Leredde). Il représente le moyen de choix dans le traitement de la syphilis nerveuse. Bien entendu, le mercure bien manié vaudra mieux que le salvarsan, manié à des doses insuffisantes et pendant un temps trop court. Les règles que j'ai établies dans mon travail sur le traitement du tabes par le salvarsan, communiqué au Congrès de Dermatologie de Rome [1], peuvent s'appliquer au traitement de la syphilis nerveuse sous toutes ses formes.

---

1. Leredde. Congrès de Dermatologie et de Syphiligraphie de Rome, avril 1912.

Les injections (intra-veineuses)[1] seront faites par séries, séparées par un mois de repos. La première série comprendra 4 ou 5, parfois 6 injections, les suivantes 3 seulement. Les injections seront, faites à huit jours d'intervalle ; si l'on emploie le néo-salvarsan, il semble que ce temps puisse être abaissé à cinq jours, mais non à moins.

Ces injections seront faites à la dose *normale* de $0^{gr},01$ par kilogramme ($0^{gr},015$ néo-salvarsan) et non à doses faibles (Leredde). La technique recommandée par Ravaut, Sicard, Emery, et, encore récemment, Milian, est une technique insuffisante ; il ne suffit pas d'abaisser les doses pour éviter les dangers, et on ne peut en attendre la guérison en *série* de lésions rebelles[2].

Mais la première série de traitement exige beaucoup de prudence et sera commencée à doses faibles, règle générale, elle comprendra quatre injections à $0^{gr},20$, $0^{gr},40$, $0^{gr},60$, $0^{gr}60$, (néo-salvarsan $0^{gr},30$, $0^{gr},60$, $0^{gr},90$, $0^{gr},90$) en ayant soin de ne pas élever la dose lors d'une injection lorsque la précédente aura déterminé, soit de la céphalée, soit de la fièvre. On sera particulièrement prudent et on devra même commencer par une dose inférieure à $0^{gr},20$ lorsqu'il existera des lésions bulbaires.

La fièvre qui suit les injections de salvarsan dans la syphilis nerveuse obéit souvent à un type que j'ai récemment décrit (Leredde, *Société de Dermatologie*, novembre 1912) : elle survient seulement après une injection assez forte, de $0^{gr},40$ par exemple et ne se reproduit pas quand on fait l'injection suivante à la même dose. Une injection, à dose plus forte, la fait reparaître, une nouvelle injection à la même dose ne la détermine pas à nouveau. Ce fait remarquable fournit un nouvel argument à l'appui des théories que je soutiens sur la nécessité d'employer des doses normales dans la syphilis nerveuse.

---

1. Les injections intra-musculaires peuvent être employées à la place des injections intra-veineuses en élevant les doses d'un cinquième environ. Mais elles sont parfois des plus douloureuses et il n'est pas prouvé qu'on puisse multiplier des injections intra-fessières sans exposer les malades à de graves dangers locaux.

2. V. Leredde. Les règles du traitement par l'arséno-benzol et la question des doses. *Société de médecine de Paris*, mai 1912.

La première série ayant permis d'atteindre ces doses, la suivante comprend 3 injections à 0gr,60 chez les individus de 60 kilogrammes et au-dessus, ou la première à doses plus faibles, les deux suivantes à 0gr,60. A partir de la troisième série, *la route est libre*, toutes les injections peuvent se faire à doses normales.

'Au moyen du néo-salvarsan, j'ai pu atteindre déjà chez quelques paralytiques généraux et quelques tabétiques les doses de 1gr,20, 1gr,50, c'est-à-dire 0gr,020 ou 0gr,025 par kilogramme et non seulement 0gr,045, au moment d'une troisième ou d'une quatrième série de traitement.

LES DANGERS DU TRAITEMENT ANTISYPHILITIQUE DANS LA SYPHILIS NERVEUSE. — Les dangers du mercure chez les syphilitiques atteints d'affections nerveuses ou mentales, sont mal étudiés et mal connus. Il existe une observation de Plötzl et Schuller où la mort survient par œdème cérébral après deux injections mercurielles insolubles. Le mécanisme de cet accident est le même que celui des accidents semblables signalés après les injections de salvarsan[1].

Les neurologistes et les aliénistes ont parlé d'aggravations déterminées par le mercure dans la paralysie générale. Peut-être les malades, dont l'état de santé est souvent précaire, sont-ils particulièrement sensibles à l'intoxication mercurielle. Il est bien probable que, dans certains cas, les phénomènes d'aggravation, réels ou apparents, se rattachent à la réaction de Herxheimer dont nous allons parler dans d'autres; enfin l'aggravation peut être le fait de la maladie, traitée d'une manière insuffisante, et non le fait du traitement ; une interprétation erronée s'explique par l'état d'esprit préconçu des observateurs.

Les dangers du salvarsan, particuliers aux malades atteints de syphilis nerveuse, se rattachent à la réaction de Herxheimer.

On comprend aujourd'hui sous ce nom les phénomènes de congestion et d'œdème qui surviennent au niveau de lésions syphilitiques sous l'influence d'un agent spécifique. Le type en est offert

---

1. V. Plötzl et Schüller *Zeitschrift fur Neurologie und Psychiatrie*, 1910.

par l'exanthème généralisé qu'on observe chez des malades atteints de roséole même discrète, parfois à la fin de la période primaire, quelques heures après une injection de salvarsan, exanthème qui disparaît le lendemain matin.

Dans la syphilis nerveuse, on observe à la suite des injections de salvarsan ou de néo-salvarsan une série de symptômes qui disparaissent après un, deux, trois jours. Chez les tabétiques, par exemple, surviennent des douleurs au niveau de régions antérieurement atteintes, parfois le malade voit reparaître en vingt-quatre heures tous les phénomènes douloureux qu'il a présentés depuis plusieurs mois ou plusieurs années ; un de mes malades qui avait eu des crises gastriques antérieures, a présenté une crise gastrique d'intensité extraordinaire, le soir et le lendemain d'une injection. Je suis convaincu qu'une observation plus attentive montrera chez les tabétiques d'autres phénomènes, révélant de même la réaction des racines ou présentant des régions de la moëlle atteintes par la syphilis. Chez un malade atteint d'épilepsie vulgaire, deux ou trois crises par an, d'origine syphilitique, une crise d'épilepsie survint le soir de l'injection. Et on a déjà noté chez les paralytiques généraux des phénomènes du même genre ; j'ai relevé pour ma part des accès de délire et surtout l'aggravation passagère des troubles de la parole. On comprend à quel point il importe que le médecin soit averti. Il préviendra le malade ou son entourage qu'il ne faut pas prendre pour des symptômes d'aggravation des phénomènes liés directement et nécessairement à l'action thérapeutique.

Mais, dans certains cas où une réaction trop forte se produit, au niveau des méninges, au niveau du bulbe, au niveau de vaisseaux malades, des accidents mortels sont survenus, et c'est pour cette raison qu'à l'origine, Ehrlich, d'accord avec Alt, considérait l'existence d'un tabes ou d'une paralysie générale comme une contre-indication à l'emploi du salvarsan. Ces accidents mortels ont été, dans tous les cas, la conséquence d'injections faites à doses trop élevées d'emblée. Hoffmann, de Dusseldorf, a vu mourir un malade *atteint de myélite transverse cervicale* après une injection à 0^{gr},60. Oltramare, un malade atteint de *lepto-méningite chronique* après une injection à $0^{gr},60$. Westphal un tabétique ancien *avec méningite spinale récente* après une à $0^{gr},40$ (intra-musculaire) Kannengiesser, un malade *atteint de lepto-méningite chronique* après deux injections à $0^{gr},50$, Werther un malade *atteint de syphilis cérébrale avec crises convulsives*, après une injection à $0^{gr},40$ (intra-musculaire).

Du reste, des accidents graves ou mortels par réaction de Herxheimer peuvent survenir chez des syphilitiques atteints de lésions nerveuses ignorées. Péchin[1] a publié l'observation d'une jeune fille hérédo-syphilitique atteinte de paraplégie péu après une injection de salvarsan de $0^{gr},20$.

Leredde a publié celle d'une femme qui présente une hémiplégie passagère à la suite d'une injection à $0^{gr},60$ (injection antérieure à $0^{gr},40$ bien supportée). Le liquide céphalo-rachidien était normal, l'hémiplégie fut due, selon toute vraisemblance, à la rupture d'une artériole syphilitique.

On sait qu'à la période primaire et au début de la période secondaire, l'injection de salvarsan à doses trop élevées d'emblée peut amener la mort en trois, quatre ou cinq jours, par œdème cérébral consécutif à une méningite latente (Peugniez et Caraven, Troisfontaines, Balzer et Condat).

Ces dangers du salvarsan dans la syphilis nerveuse n'existent qu'au moment des premières injections et peuvent être toujours prévues en commençant par des doses faibles et et en les élevant avec prudence. J'ai publié l'observation d'un tabétique atteint d'accidents bulbaires des plus graves, chez lequel la première série du traitement comporta deux injections intra-musculaires à $0^{gr},10$ et $0^{gr},30$, puis des injections intra-veineuses à $0^{gr},20$, $0^{gr},40$, $0^{gr},60$.

J'ai injecté depuis à ce malade $1^{gr},20$ de néo-salvarsan sans le moindre inconvénient !

Bien entendu on ne pourra soumettre au salvarsan, ni au néo-salvarsan des malades atteints de néphrite (non syphilitique) ou de

1. Le poids de la malade (âgée de quinze ans n'est pas noté dans l'observation. L'injection ($0^{gr},20$) a sans doute été faite à une dose supérieure à $0^{gr},0033$ par kg. qui est celle par laquelle on peut commencer le traitement ($0^{gr},20$ chez l'adulte).

graves lésions du myocarde. Les contre-indications sont établies aujourd'hui avec une précision assez grande pour que le médecin qui les connaît et qui est maître de la technique puisse manier ces merveilleux médicaments sans la moindre appréhension.

*
* *

Moyens de contrôle. — La séro-réaction révélant, dans tous les cas, l'activité persistante du processus syphilitique, le traitement sera poursuivi, *dans tous les cas sans exception*, jusqu'à disparition persistante de la réaction de Wassermann et des réactions plus sensibles (Hecht-Weinberg).

La séro-réaction, au niveau du milieu sanguin, peut atteindre une intensité extraordinaire dans quelques formes de syphilis nerveuse, si j'en juge par des recherches que je poursuis en ce moment, avec la collaboration de M. Rubinstein, chez des paralytiques généraux. Chez plusieurs malades, nous avons constaté que des dilutions à 1/30, 1/50 pouvaient encore amener la déviation du complément révélée par l'empêchement de l'hémolyse. C'est-à-dire qu'au lieu de la notation banale : $+ + + +$ que traduit une injection forte, nous aurions dû inscrire sur la fiche des malades dix, quinze, vingt croix. Au niveau du liquide céphalo-rachidien, des chiffres supérieurs n'ont été obtenus jusqu'ici qu'au début de la période secondaire où nous avons relevé 1/130 [1].

Dans la paralysie générale, et même dans le tabes et d'autres formes de syphilis nerveuse, j'ai déjà eu l'occasion de le noter, est souvent rebelle. Chez quelques paralytiques généraux et chez quelques tabétiques, j'ai dû faire 4, 5 séries de traitement avant de constater une réaction faible ou négative.

Mais au moment où la séro-réaction, au niveau du sang est devenue négative, un malade atteint de syphilis nerveuse ne peut être considéré comme guéri. Si la ponction lombaire a pu être utile avant cette date, pour constater l'existence de la séro-réaction du

---

1. Leredde et Rubinstein. Sur les degrés maxima de la réaction de Wassermann. *Société de Dermatologie* 1913.

liquide céphalo-rachidien, pour déterminer, dans une certaine mesure, l'intensité des réactions méningées, et leurs modifications au cours du traitement, elle devient absolument nécessaire, lorsque l'examen sérologique du sang ne fournit plus de moyens de contrôle. Tant que le liquide céphalo-rachidien ne donne pas une séro-réaction négative, et demeurant négative, tant que la lymphocytose ne peut être considérée comme une lymphocytose résiduelle, le traitement sera poursuivi avec autant d'énergie et de régularité qu'aux périodes antérieures.

Ces recherches, examen du sang, du liquide céphalo-rachidien, étude cytologique du liquide céphalo-rachidien, auront lieu au début des séries d'injections. Elles permettent, mieux que les signes cliniques qui sont trompeurs, qui peuvent persister, qui peuvent disparaître, alors que le malade n'est pas guéri, de constater des modifications matérielles, l'atténuation graduelle du processus syphilitique, elles conduisent parfois à modifier le traitement, à le rendre plus énergique. Certes il existe des cas de syphilis nerveuse qui guérissent assez rapidement, lorsque le traitement est bien fait, mais il en existe d'autres, en dehors même de la paralysie générale, dont la guérison, la guérison vraie est des plus difficiles à obtenir. C'est sur l'observation de ces cas qu'il faut régler le traitement de la syphilis nerveuse, non sur celle des cas bénins. Peut-être admettra-t-on dans quelques années, que les cas de syphilis « irréductibles » de syphilis nerveuse « rebelles » sont des plus rares, si l'on se conforme aux règles que j'ai formulées dans ce travail, ou à des règles analogues.

XV

GUÉRISON DU TABES DORSAL
PAR LE SEL D'EHRLICH [1]

I

AVANT-PROPOS

De nombreux articles sont publiés en ce moment sur le traitement du tabes. L'accent d'autorité qui leur est commun se rencontre d'une manière banale dans les travaux consacrés à des sujets d'ordre thérapeutique : leur but est d'exposer, d'énumérer les opinions de leurs auteurs ou d'autres auteurs auxquels ceux-ci accordent confiance ; il n'est pas d'exposer des faits que le praticien puisse contrôler, des résultats qu'il lui soit permis de vérifier.

Je me propose, au contraire, dans le travail actuel, qui fait suite à un travail moins complet que j'ai communiqué au *Congrès de Dermatologie de Rome* en avril 1912, de résumer *des documents*, d'énumérer *des faits*, d'indiquer les résultats auxquels tout médecin peut parvenir en suivant la méthode que j'ai adoptée moi-même. C'est-à-dire qu'il est écrit dans un esprit que l'on rencontre parfois dans les travaux de thérapeutique d'ordre chirurgical, à peu près jamais dans ceux qui sont consacrés à des questions médicales. Seuls, des travaux publiés par des médecins qui auront suivi ma technique ou une technique analogue, aussi énergique, aussi persévérante, pourront en infirmer les conclusions [2].

Quelques explications préalables sont nécessaires.

1. *Société de médecine* de Paris, 1913.

2. Jusqu'au mois de mai 1912, mes malades ont été soignés par le premier sel d'Ehrlich (salvarsan), depuis le mois de mai par le nouveau sel d'Ehrlich (néo-

I

A. — *A priori*, en *principe*, on peut considérer un malade comme guéri d'une maladie dans les cas seulement où la disparition des symptômes, la disparition des lésions, sont : 1° totales, 2° complètes, 3° définitives.

A priori, en *principe*, ont peut considérer un tabétique comme guéri dans les cas où tous les symptômes ont disparu depuis plusieurs années. L'examen du liquide céphalo-rachidien permet de juger de l'état des méninges : il convient que ce liquide ait repris ses caractères normaux. La séro-réaction sanguine étant *constamment* positive (ce qu'ignorent encore de nombreux auteurs en France) chez les tabétiques non traités par les agents antisyphilitiques [1], on ne pourra parler de guérison, si cette réaction n'est pas devenue et ne reste pas négative.

B. — *En pratique*, nous considérons (et il est raisonnable de considérer) comme guéris des malades chez lesquels certaines lésions, certains symptômes persistent. Ceci, que la guérison soit spontanée, ou qu'un traitement — que nous avons lieu de juger curatif — soit appliqué à une époque trop tardive, lorsque des destructions, des atrophies, des cicatrices se sont produites, lesquelles ont amené des résultats irrémédiables.

Exemple : nous déclarons guéris des tuberculeux chez lesquels des lésions cavitaires ont été étouffées par un tissu de sclérose, et qui présentent quelques signes d'emphysème — de même des malades atteints de néphrite, qui conservent une albuminurie résiduelle — des paludéens dont la rate reste et restera hypertrophiée — un blennorrhagique dont l'urèthre est rétréci — et même tel malade atteint de kératite chez lequel persiste une taie cornéenne.

Plus que d'autres, les affections du système nerveux déterminent

salvarsan). L'action thérapeutique de ces deux sels est identique à poids égal d'arsenic (le nouveau sel doit être employé à doses plus fortes de moitié que le premier).

1. Voir sur ce point : H. Boas : Die Wassermann'sche Reaction. Berlin. Karger. 1911.

souvent des symptômes dont la disparition n'est pas à prévoir, en raison des dégénérescences qui s'étendent à distance, et sont souvent précoces. Un malade atteint de syphilis cérébrale, et traité au début d'une manière correcte, guérit complètement. Mais, qu'une hémiplégie survienne, il est à craindre qu'elle passe à l'état spasmodique : le traitement, tout-puissant contre les lésions déterminantes, n'a pas d'action sur les lésions, *consécutives*, du faisceau pyramidal.

Les neurologistes ont même voulu tirer argument de ces faits d'expérience pour déclarer *a priori* que le traitement antisyphilitique ne peut donner lieu qu'à des déceptions chez les tabétiques, quand il n'est pas fait à la période initiale de la maladie. Erreur que les faits démentent d'une manière complète. Chez les tabétiques soignés d'une manière correcte, des régressions ont lieu, des suppléances s'établissent, puisque des symptômes anciens, en particulier les troubles moteurs qu'on pourrait, *a priori*, croire incurables, disparaissent avec une extrême fréquence (voir les observations résumées dans ce travail).

Retenons toutefois *qu'en pratique*, on pourra, *on devra même* considérer comme guéris certains tabétiques qui conservent quelques symptômes anciens dus à des lésions de sclérose devenues incurables. De même, exactement, un malade atteint de leucoplasie linguale, traité d'une manière correcte, pourra présenter jusqu'à sa mort, à moins qu'on ne l'enlève, une nappe scléreuse. Mais la sclérose ne s'étendra plus en surface ni en profondeur, et il est même à prévoir qu'une dégénérescence néoplasique sera devenue impossible.

C. — Comment affirmer le caractère *définitif* des guérisons sans se résoudre à ne publier que des observations recueillies de longue date et concernant des malades chez lesquels aucun symptôme nouveau n'est apparu depuis plusieurs années ? Le médecin doit-il conseiller, aux malades atteints de tabes, de se résigner à souffrir de plus en plus, à marcher de plus en plus mal et d'attendre que les faits de guérison publiés remontent à un temps considérable, pour les traiter d'une manière efficace ? Oui, peut-être, s'il pouvait proposer aux malades des méthodes curatives, ayant fait la preuve de leur efficacité *prolongée* et *en série*, autres que les méthodes antisyphilitiques. Il n'en existe — je le dis hardiment et sans crainte d'une réponse — aucune *dont la valeur soit établie*, c'est-à-dire démontrée par des documents *en série*, qui aient été soumis à une large discussion, à une large critique et puissent inspirer confiance.

Pour tout médecin qui étudie le problème du traitement du tabes, dans un esprit libre et scientifique, cette maladie ne peut faire exception parmi les processus syphilitiques. Chez un tabétique, lorsque les symptômes récents ont disparu à la suite du traitement, lorsqu'aucun symptôme nouveau ne sera survenu, depuis plusieurs mois, lorsque la séro-réaction sera devenue négative, on pourra admettre que la guérison *vraie*, *définitive*, est possible, sinon certaine. S'il en est autrement chez un malade déterminé, si une récidive survient après une période prolongée de guérison *apparente*, devra-t-on conclure, du cas particulier, que la méthode employée n'est pas curative? Non pas, mais que cette méthode n'a pas été appliquée avec assez de ténacité, assez de persévérance — peut-être que le traitement a été arrêté avant que tous les moyens de contrôle aient démontré la disparition de tout processus actif.

D. — L'action d'un traitement, dans une maladie qui est parfois spontanément curable, parfois susceptible de rémission spontanée, peut être jugée curative, lorsque, *d'une manière certaine*, l'atténuation morbide, la disparition des symptômes, font suite au traitement, — lorsque le nombre des guérisons devient, *d'une manière certaine*, supérieur au nombre de guérisons spontanées, — lorsque les rémissions que l'on pourrait juger spontanées prennent le caractère d'atténuations progressives, durables.

La fréquence des rémissions ou des guérisons spontanées dans le tabes est inconnue. *A priori*, s'il s'agit bien d'une affection syphilitique, dans laquelle les agents antisyphilitiques — employés sous les formes et avec l'énergie nécessaires — ont une action curative, on peut espérer :

a) Que l'atténuation sera normale et suivra à brève échéance l'emploi du traitement ;

b) Que l'atténuation, chez les malades traités depuis un temps restreint, la guérison même, chez les malades traités de longue date, seront constantes.

L'action *en série* fournit la preuve irréfutable de l'action curative du traitement du tabes par le sel d'Ehrlich. Je pourrais publier, suivant la méthode malheureusement suivie dans tous les travaux de thérapeutique, quelques cas déjà anciens de guérison, qui peut paraître définitive. Quelle valeur auraient-ils ? ne pourrait-on objecter qu'il s'agit de guérisons spontanées, de coïncidences et ne pourrait-on soupçonner que chez d'autres malades, les effets du traitement ont été négatifs? En publiant *tous les cas* que j'ai observés et que j'observe encore, je puis démontrer que l'action thérapeutique est constante. J'ai fait de même dans un travail antérieur : si le caractère scientifique de la démonstration n'a pas frappé les auteurs qui ont écrit depuis sur le traitement du tabes, je ne puis, après un sérieux examen de conscience, en accuser ma démonstration même, mais l'état d'esprit des neurologistes, leurs idées préconçues, les erreurs qu'ils ont commises au sujet de la pathogénie du tabes et dont je vais parler.

E. — Je dois cependant signaler une lacune qui se trouve dans mon travail. Je puis relever, chez tous les malades, que j'ai soignés pendant le temps nécessaire, la disparition des symptômes, la disparition graduelle de la réaction de Wassermann, c'est-à-dire démontrer, en même temps que l'atténuation graduelle de la syphilis, l'arrêt de l'évolution progressive, l'atténuation graduelle, la rétrocession *évidente* du tabes. Chez quelques malades, soignés de longue date, atteints de formes bénignes ou de tabes déjà atténués par le traitement mercuriel et chez lesquels le salvarsan a été employé à titre complémentaire, je puis parler de guérison clinique, confirmée par la disparition de la séro-réaction sanguine recherchée à plusieurs reprises par les méthodes les plus délicates (Hecht-Weinberg) ; je ne puis, chez la plupart, confirmer l'existence de la guérison en déclarant que le liquide céphalo-rachidien est revenu à son état normal, ou que la lymphocytose a pris le caractère d'une lymphocytose résiduelle.

Les malades de ville ne se prêtent pas à la ponction lombaire aussi facilement que les malades d'hôpital. D'autre part, je n'avais pas, au début de mes recherches, l'attention suffisamment attirée sur la nécessité de contrôler les résultats du traitement par l'examen du liquide céphalo-rachidien, ni sur l'existence commune de faits dans lesquels le tabes paraît atténué ou même guéri, et où l'examen de ce liquide peut révéler une méningite encore en activité ; mes observations ultérieures pourront être, je l'espère, à l'abri d'une critique que je suis le premier à faire à mes observations passées. La lacune que je signale dans mon travail enlève peut-être quelque rigueur à mes conclusions. S'il n'existait pas, chez les neurologistes, et chez quelques médecins encore quelques préventions contre le traitement antisyphilitique appliqué au tabes, si les affirmations qu'on trouvera dans ce travail ne se heurtaient pas à des opinions classiques (on sait que ce terme s'applique souvent à des opinions qui vont disparaître), la démonstration que je donne de la curabilité par le sel d'Ehrlich d'une maladie, qui est incurable, quand on ne la soigne pas par le traitement anti-syphilitique, ma démonstration paraîtrait suffisante.

II

LES ERREURS NOSOLOGIQUES DES NEUROLOGISTES.
LEURS CONSÉQUENCES
AU POINT DE VUE DU TRAITEMENT DU TABES

Les assertions de M. Fournier affirmant, en 1882, l'origine syphilitique du tabes, furent accueillies avec mauvaise humeur et contestées pendant vingt ans par les neurologistes, en France et même à l'étranger où l'École de la Salpêtrière exerça son influence comme dans notre pays et où les conceptions nosologiques étaient les mêmes. Aucun, en dehors du D\u02b3 Nageotte, n'a voulu en admettre purement et simplement la nature syphilitique. Presque tous considéraient, il y a dix ans, le traitement mercuriel comme inutile ; quelques-uns l'accusaient d'aggraver la maladie et tous ont déclaré qu'il est dangereux de l'employer à hautes doses. Une opinion analogue est exprimée maintenant à l'égard du sel d'Ehrlich ; les travaux récents insistent sur ses dangers mortels et cherchent à jeter le doute sur son action curative ; qu'il s'agisse du mercure ou du salvarsan, personne ne veut reconnaître la nécessité d'un traitement énergique, ni l'importance qu'il faut attacher à la question des doses.

Quelle est l'origine de cet état d'esprit et de l'inertie systématique dont les malades sont victimes ? Plus que d'autres médecins, et au contraire des chirurgiens, les neurologistes sont restés des cliniciens, des observateurs, ils ne sont pas devenus des hommes d'action. La thérapeutique ne leur paraît pas le but de la médecine, ou bien ils considèrent, *a priori*, les maladies du système nerveux dans un esprit fataliste, et comme incurables. Quelques-uns ont-ils craint qu'à reconnaître le tabes comme une affection syphilitique, le traitement de cette maladie fût accaparé par les syphiligraphes ? En fait, ce traitement n'appartient plus aujourd'hui aux uns ni aux autres, mais à tous les praticiens qui savent manier les agents antisyphilitiques d'une manière correcte.

*
* *

La cause principale de la résistance opposée par les neurologistes aux conclusions simples, claires, précises, qui découlent des faits d'observation et d'expérience au sujet de la pathogénie et du traitement du tabes doit être recherchée dans des conceptions nosologiques surannées qui les ont empêchés et les empêchent encore d'admettre le rôle essentiel de la syphilis en pathologie nerveuse, de la reconnaître comme la cause déterminante d'un grand nombre d'affections de l'axe cérébro-spinal. Les bases sur lesquelles est fondée la classification, en pathologie nerveuse, sont restées à peu de chose près les mêmes qu'au milieu du XIX° siècle ; à une classification clinique a succédé une classification anatomo-clinique ; les termes ont changé, des faits nouveaux ont été enregistrés en nombre immense, mais les idées générales sont restées les mêmes ; elles sont celles qui dominaient la médecine avant les découvertes de la microbiologie.

Nous attribuons, depuis Pasteur, l'évolution, le développement des maladies, à l'action directe de causes définies, précises, connues ou inconnues, vivantes ou inanimées. Les idées anciennement admises sur l'origine des espèces morbides ont été bouleversées depuis qu'on a reconnu dans un bacille la cause de la tuberculose, dans le streptocoque la cause de l'érysipèle, de certaines angines et de l'infection puerpérale. Nous devons rechercher aujourd'hui, dans toute affection, une cause déterminante, efficiente, nécessaire, *une cause active et agissante.* Et tout chapitre de pathologie s'ouvre déjà par une étude consacrée à l'étiologie et à la pathogénie, traitées autrefois d'une manière vague et presque sommaire. Simultanément, par une conséquence nécessaire, la thérapeutique, l'action médicale, ont pris une direction déterminée, elles sont devenues *étiologiques* et *pathogéniques ;* elles ont pour but de lutter directement contre les causes morbides.

Malheureusement, la cause directe, active, d'un grand nombre de maladies n'est pas encore découverte ; il existe des maladies de cause toxique, dont la cause déterminante est difficile à « isoler ». Et pendant longtemps encore, à côté de maladies telles que le choléra, la diphtérie, le tétanos, la tuberculose, l'esprit médical acceptera comme types morbides autonomes des syndromes anatomo-cliniques, auxquels nous ne devrions accorder qu'une valeur conventionnelle, en attendant que les causes actives soient connues, et qu'une classification simple, étiologique, puisse se substituer sur tous les points à une classification complexe et artificielle.

*
* *

Entre tous, plus que tous, les neurologistes semblent accorder aux types morbides qu'ils ont créés une existence réelle, à la classification nosologique qu'ils adoptent, une valeur définitive. Les maîtres de la neurologie ont résisté et résistent aux conséquences de la révolution pastorienne, parce qu'ils considèrent l'hérédité, les malformations qu'elle engendre, les déviations anatomiques et physiologiques dont elle est la source, comme la cause nécessaire, dominante des maladies du système nerveux. Les causes, qui agissent sur le « terrain névropathique », ne sont, pour eux, que des causes « occasionnelles », infiniment variées. Aux traumatismes, au refroidissement, aux excès qui amènent l' « épuisement du système nerveux », il a bien fallu, depuis trente ans, ajouter des causes à peine soupçonnées autrefois, les unes infectieuses, les autres toxiques. Mais à celles-ci, non plus qu'à celles qui étaient acceptées jadis, on n'a reconnu une valeur déterminante. Les maladies du système nerveux ont conservé, jusqu'à nos jours, un caractère immanent, mystérieux. Elles semblent encore, comme les affections mentales, l'effet d'une sorte de génie malfaisant, attaché à la race, frappant, sans qu'on sache trop pourquoi, certains tissus, certains systèmes. L'étude clinique s'est poursuivie dans le sens d'une description toujours plus minutieuse des symptômes connus, de la découverte de nouveaux symptômes; les études histologiques, dans le sens d'une description plus complète des lésions, de la découverte de lésions ignorées. Les travaux n'ont pas eu pour but de découvrir les causes actives des processus pathologiques, de simplifier, de transformer la nosologie; les neurologistes ont été conduits à multiplier indéfiniment les types morbides ; un esprit d'analyse a dominé leur pensée et leurs recherches et fait de la science qu'ils cultivent une somme de plus en plus complexe et toujours moins accessible aux médecins non initiés.

Qu'on relise la thèse de Déjerine sur l'hérédité dans les maladies du système nerveux (1886). A cette époque, des médecins danois, Esmarch, Kjelberg, Jessen avaient signalé l'origine syphilitique fréquente de la paralysie générale. Quatre ans auparavant, Fournier avait affirmé la fréquence extraordinaire de la syphilis dans les antécédents des tabétiques. A cette époque, les discussions que Pasteur avait dû soutenir à l'Académie de Médecine contre les maîtres de la médecine étaient déjà anciennes, un grand nombre d'espèces microbiennes pathogènes étaient connues. Pour Déjerine, la syphilis n'intervient cependant dans *quelques* affections du système nerveux que comme une cause accessoire, « elle n'est pas la cause directe du tabes, qui serait sans cela une maladie autrement fréquente ». La syphilis n'est point très rare dans les antécédents des paralytiques généraux, et n'imprime en ce cas aucune marche particulière à l'affection, « *c'est une coïncidence et rien de plus* ».

Pour Déjerine, « la plupart des maladies du système nerveux dérivent d'une souche commune. », « elles sont des variantes d'un même type d'origine ancestrale » ; « le groupe des affections nerveuses acquises de toutes pièces ira toujours en diminuant » (!). L'origine des maladies du système nerveux est la même que celle des maladies mentales. « En ce qui concerne celles-ci, la question est à peu près résolue : l'hérédité en est la cause principale ou unique, « *la cause des causes* » comme disait Trélat. Les théories acceptées par Déjerine sont les mêmes que celles de Charcot, développées dans le livre de son élève Féré sur « l'hérédité névropathique ».

On retrouve aujourd'hui chez les neurologistes les idées générales qui régnaient en 1886, qui régnaient avant les découvertes d'Esmarch, de Kjelberg, de Jessen, de Fournier. Il y a quelques années, le professeur Brissaud faisait encore du tabes le *type* des maladies dégénératives, et y découvrait une « dégénérescence du proto-neurone centripète ». En 1909, un de ses élèves les plus distingués, le Dr de-Massary, écrit que « la syphilis ne saurait, sans difficulté, être rendue responsable des lésions systématisées du tabes »[1] et range cette maladie parmi les affections systématiques du système nerveux dans un petit livre présenté avec un talent remarquable.

*
* *

On ne saurait comprendre la théorie des affections parasyphilitiques, si on ignorait les résistances auxquelles se heurta le professeur Fournier, lorsqu'il déclara que 80, 90 tabétiques sur 100

---

1. De Massary. Tabes et maladies systématiques de la moelle, Paris, 1909, Doin.

Le même auteur écrit encore en 1912, qu'entre les lésions méningées et celles du protoneurome centripète, « il peut y avoir coïncidence, mais non rapport de cause à effet ». De Massary. Conception actuelle du tabes. *Journal médical français*, 15 août 1912.

étaient atteints de syphilis. Sans doute, Duchenne de Boulogne, Vulpian avaient déjà signalé l'existence de la syphilis chez certains malades, mais ne lui avaient pas attribué plus d'importance qu'au rhumatisme et à d'autres causes « occasionnelles » — de là à faire du tabes une maladie syphilitique du système nerveux, il y avait loin ! Des travaux de M. Fournier, il résultait que les causes héréditaires, l'onanisme, le coït debout, le refroidissement n'avaient pas d'importance — il résultait tout naturellement que le tabes est une maladie syphilitique — il résultait aussi que le traitement mercuriel et iodo-potassique doit être employé chez les malades ; déjà M. Fournier parlait d'améliorations considérables et même de guérisons. A l'idée du tabes, affection diathésique, héréditaire, s'opposait celle du tabes, maladie d'origine infectieuse. Au grand détriment des malades, une lutte s'engagea entre neurologistes et syphiligraphes, qui devait être de longue durée et n'est pas encore terminée aujourd'hui.

La première phase de la lutte se termina en 1895, par une transaction diplomatique, la création d'un territoire neutre, d'une Albanie nosologique. Les neurologistes avouèrent que la syphilis est fréquente chez les tabétiques. M. Fournier *qui avait soigné les malades par les méthodes appliquées au traitement de la syphilis banale*, reconnut en échange qu'il n'avait pas guéri de tabétiques par le mercure, et que le tabes est bien une maladie systématique de la moelle. Telle fut l'origine de la théorie des affections parasyphilitiques, spécifiques sans l'être, syphilitiques par leur origine et non par leur nature, et incurables par le traitement antisyphilitique.

*
* *

La vérité est plus simple. Je l'ai exprimée en 1902 et depuis dans plusieurs travaux et dans un livre qui porte le titre : « La nature syphilitique et la curabilité du tabes et de la paralysie générale » (Paris, Doin, 1904). Les conclusions, que je maintiens, et puis confirmer aujourd'hui à quelques nuances près, en étaient les suivantes :

« Les affections qu'on désigne, en 1902, sous le nom de tabes et de paralysie générale sont, chez les syphilitiques, des affections de nature syphilitique, curables par le traitement mercuriel.

« Cette vérité a été méconnue :

« 1° Parce que le traitement mercuriel n'a pas été fait dans ces maladies d'une façon régulière et au moyen de doses de mercure suffisantes ;

« 2° Parce que, comme les autres lésions du système nerveux, les lésions syphilitiques du tabes et de la paralysie générale entraînent des lésions secondaires et que des symptômes d'abord curables deviennent ensuite des symptômes définitifs. Plus le processus est ancien, plus on observera, toutes choses égales d'ailleurs, de symptômes de cet ordre ;

« 3° Parce que les histologistes, qui peuvent parfois, par l'examen microscopique, affirmer la nature syphilitique d'une lésion, ont cru pouvoir affirmer, au nom de l'anatomie pathologique, que certaines lésions n'étaient pas syphilitiques, alors que leur nature était inconnue.

« Le tabes et la paralysie générale (chez les syphilitiques) *ne sont pas des entités morbides indépendantes*, mais *simplement des modalités anatomocliniques*, liées à une diffusion particulière, à une évolution lente du processus syphilitique. Entre elles, et les formes typiques de la syphilis cérébrale ou spinale, existent *toutes les formes de passage*. »

III

DÉMONSTRATION DE LA CURABILITÉ DU TABES PAR LE MERCURE

L'origine syphilitique constante du tabes est établie aujourd'hui, puisque chez les tabétiques *non traités* la réaction de Wassermann est positive cent fois sur cent (H. Boas). La nature syphilitique en est certaine ; tout tabes est la suite d'une infection méningée, remontant à la période secondaire de la syphilis ; tout tabes, à de très rares exceptions près, dans des cas d'ancienneté invétérée, est curable par les agents syphilitiques, à condition que le médecin emploie les plus énergiques, les manie aux doses les plus fortes, et pendant un temps prolongé. La curabilité par le mercure, que j'ai affirmée il y a dix ans, peut être aujourd'hui démontrée d'une manière indiscutable. Avant d'exposer les raisons pour lesquelles je crois nécessaire d'abandonner aujourd'hui cet agent thérapeutique, il peut être intéressant d'indiquer les résultats qu'amène son emploi, et qui justifient les conclusions auxquelles j'étais arrivé dès 1902.

A. *Démonstration directe*. — Je pourrais communiquer les observations de malades que j'ai soignés, ou qui ont été soignés sur mes indications, pendant plusieurs années, et chez lesquels l'atténuation graduelle fut manifeste, chez lesquels certains signes fondamentaux : douleurs, incoordination, crises gastriques, accidents bulbaires, ont disparu, chez lesquels le tabes s'est immobilisé à la fin, c'est-à-dire a été guéri au sens clinique du mot. Mais les neurologistes, qui se sont opposés aux idées que j'ai soutenues, qui n'ont pas admis franchement la curabilité du tabes par le traitement mercuriel *bien fait*, pourraient répondre, à bon droit, que le tabes est une affection dont l'évolution est irrégulière et que cette affection peut s'atténuer et même s'arrêter spontanément. En est-il ainsi dans les cas graves ? Est-il bien exact, comme le disent MM. Marie et Mocquot, que le tabes livré à lui-même n'a pas d'influence sur la durée de la vie ? Un grand nombre de médecins dont j'ai demandé l'avis persistent à croire le contraire, et ont vu de nombreux tabétiques mourir de bonne heure, non directement du fait même de l'affection spinale, mais de paralysie générale associée, d'infection urinaire, ou d'accidents aortiques, bulbaires, d'infections banales si dangereuses chez des individus débiles. Peu importe : je reconnais que, pour démontrer d'une manière rigoureuse, mathématique, devenue nécessaire en raison du scepticisme des maîtres de la neurologie, la curabilité du tabes par le mercure, il faudrait apporter des observations *en série* : ces observations, je ne puis les donner à l'heure présente.

B. *Démonstration indirecte*. — La démonstration reste possible d'une manière indirecte, et par une méthode dont la valeur ne sera pas contestée par les médecins qui connaissent, qui ont compris la portée et les conséquences des travaux consacrés à la séro-réaction de la syphilis.

Divisons en deux groupes un nombre quelconque de tabétiques ; mettons dans l'un, ceux dont la réaction de Wassermann est forte (+ + + +), dans l'autre, ceux dont la réaction de Wassermann et même celle de Hecht-Weinberg sont négatives, en éliminant les malades dont la séro-réaction est faible ou moyenne.

Le premier groupe comprendra les tabes *graves*, en évolution progressive.

Le deuxième groupe comprendra, presque exclusivement, les tabes *atténués*. Les phénomènes importants que pourront présenter quelques malades seront des phénomènes anciens, dus à des lésions cicatricielles — rarement on constatera quelques phénomènes récents.

Or, la seule cause connue de la disparition de la séro-réaction chez les tabétiques se trouve dans le traitement antisyphilitique. Un tabétique chez lequel la séro-réaction est négative est un malade qui a été traité, chez lequel, en raison de l'énergie, de la durée du traitement, ou du caractère bénin du tabes ou de toutes les causes réunies, le traitement a été efficace.

Je résume ici les observations de *tous* les malades que j'ai observés depuis deux ans, en éliminant, je le rappelle, ceux qui offraient une réaction moyenne ou faible.

A. Premier groupe. — *Tabétiques avec réaction forte* + + + +[1]

Obs. 1. — Mlle Bl., Syphilis ignorée.
N'a jamais fait de traitement antisyphilitique.

Octobre 1912. — Démarche ataxique très caractérisée.
Hypotonie musculaire considérable.

---

1. Les numéros d'ordre des observations correspondent à ceux du tableau synoptique.

Douleurs violentes dans les membres.
Crises gastriques, crises laryngées.
Amaigrissement extrême.
Lymphocytose céph.-rach., considérable. Séro-réaction du liq.
céph.,-rach., positive.

Obs. 38. — M. Br., syphilis à début indéterminé ; jamais de
traitement antisyphilitique sérieux.

Mars 1911. — Tabes récent. Douleurs des membres.
Incoordination marquée.
Marche en zigzag, très pénible.
Pas d'amaigrissement notable.

Obs. 36. — Mme Dir., syphilis méconnue, pas de traitement
antisyphilitique sérieux.

Tabes grave, à progression rapide.
Incoordination extrême, la malade tombe dès qu'elle n'est plus sou-
tenue.
Douleurs violentes. Ténesme rectal presque continu.
Amaigrissement considérable.

Obs. 15. — M. Mar., syphilis en 1900, traitée par l'homéopa-
thie.

Octobre 1912. — Tabes grave, le plus grave que j'aie jamais vu.
Impotence musculaire absolue.
Ataxie complète (m. sup., tronc, m. inf.) récente.
Hypotonie musculaire excessive.
Crises fulgurantes, crises gastriques, crises intestinales.
Amaigrissement considérable [1].
Liq. céph., rach.; $W = + + + +$, 119 leucocytes par $M^{mm\,3}$.

Obs. 9. — Mme Cl., syphilis en 1884, mal soignée.
Début du tabes en 1903.
Traitement mercuriel irrégulier.

Janvier 1911. — Tabes grave, incoordination marquée.
Douleurs intenses dans les membres et le tronc.
Dénutrition, amaigrissement.

---

1. J'ai établi dans un travail, fait en collaboration de M. Rubinstein, que dans
certains cas de syphilis la R. W. peut atteindre une intensité excessive dont on
peut juger par la méthode des dilutions du sérum. Chez ce malade, le sérum sanguin dilué à 1/30 déterminait encore la déviation du complément.

Obs. 37. — M. Vig., syphilis en 1895, à peine soignée.
Ptosis en 1901. Début des douleurs en 1909.

Avril 1911. — Incoordination marquée.
Douleurs vives dans les membres.
Crises gastriques.
Maigreur.

Obs. 20. — M. Pas., syphilis en 1894.
Début du tabes en 1900.

Juin 1911. — Incoordination marquée, le malade ne peut marcher qu'avec une canne.
Hypotonie prononcée.
Douleurs violentes.
Dénutrition, maigreur.

Obs. 25. — M. Foru.

Octobre 1912. — Incoordination marquée au niveau des membres supérieurs et inférieurs.
Le malade ne peut marcher qu'avec une canne et ne peut plus écrire.
Douleurs fulgurantes, douleurs en ceinture.

Obs. 31. — M. Par., début de la syphilis ignorée.
Tabes à marche d'abord lente ; progression rapide récente.

Novembre 1911. — Démarche ataxique.
Douleurs en ceinture.
Crises fulgurantes.
Troubles gastriques récents.

Obs. 21. — M. Thil., syphilis en 1897.
Début du tabes en 1906.

Mai 1912. — Incoordination marquée, le malade ne marche qu'avec une canne.
Douleurs fulgurantes.
Amaigrissement considérable.

Obs. 33. — M. Mil., syphilis en 1894, mal soignée.
Début du tabes en 1902 par crises gastriques. Progression rapide récente.

Juillet 1912. — Incoordination modérée.
Hypotonie musculaire très prononcée.
Crises gastriques durant quinze jours tous les trois ou quatre mois.

Douleurs dans les membres.
Douleurs en étau.
Amaigrissement manifeste.

Parmi ces onze malades, onze présentent une incoordination motrice parfois excessive. Chez la plupart, la santé générale est atteinte, ils sont maigres, parfois (36 et 15) d'une maigreur cachectique. Tous ont des douleurs vives. La moitié environ, des crises gastriques ou intestinales (1, 36, 17, 37, 33). La plupart ne peuvent se livrer à aucun travail, ceux qui n'ont pas de ressources personnelles sont condamnés à la misère ou à l'hôpital.

Chez presque tous, le tabes est en voie de développement manifeste, parfois rapide.

J'ajoute que la plupart d'entre eux, soit dans la période prétabétique de leur syphilis, soit après le début de leur tabes, ont été à peine traités par les agents antisyphilitiques.

B. Deuxième groupe. — *Tabétiques avec séro-réaction négative (W. = 0; H. W. = 0).*

Obs. 22. — M. Len., syphilis en 1895, mal soignée.

En 1901, début du tabes par douleurs fulgurantes. Troubles de la marche sans incoordination nette. Myosis. Suppression des réflexes. Forme extrêmement grave avec accidents bulbaires (syncopes réitérées). Dénutrition, amaigrissement. Atténuation graduelle par le traitement mercuriel intensif (Leredde). En 1911, 6 injections de salvarsan.

Fin 1911. — W. = 0; H. W. = 0. — Le malade se juge guéri : après avoir été condamné pendant des années à une immobilité presque complète, il fait, sans fatigue appréciable, des courses de 20 kilomètres.

Obs. 28. — M. Mat., syphilis en 1881, soignée d'une façon banale ; en 1900, crises fulgurantes, puis troubles de la marche. Arrêt graduel du tabes par le traitement mercuriel. Disparition de l'incoordination des douleurs.

Janvier 1911. — W. = 0; H. W. = 0.
Le malade a pu poursuivre sa carrière (officier).

Obs. 30. — M. Pl., syphilis en 1890, mal traitée.

Début du tabes 1899. Douleurs, plus tard incoordination, arthropathies. Traitement mercuriel intensif (Leredde). Arrêt graduel du tabes, atténuation de tous les symptômes.

Juin 1911. — W. = 0 ; H. W. = 0.

Le malade exerce sa profession et mène une vie extrêmement active.

Obs. 16. — M. Ch., syphilis en 1874. En 1898, on constate la disparition des réflexes tendineux. Dans la suite, pas de douleurs des membres, ni incoordination, mais crises viscérales, rectales, développement au niveau du cou d'une zone d'hyperesthésie cutanée horriblement pénible. Traitement mercuriel réitéré. Santé générale à peu près conservée.

Octobre 1912. — W. = 0 ; H. W. = 0.

Obs. 6. — M. Pic., syphilis en 1887, assez mal soignée.

Début du tabes en 1901, par troubles de la miction.

Traitement mercuriel intensif.

Octobre 1912. — Troubles de la miction (paresse vésicale, à plusieurs reprises le malade doit se sonder).

Troubles moteurs frustes.

Crises douloureuses tous les deux ou trois mois.

Etat général normal.

W. = 0 ; H. W. = 0.

Cependant l'examen du liquide céphalo-rachidien montre une R. W. = + + + +, une lymphocytose de 28 cellules par mm³, et après la première injection de salvarsan la R. W. reparaît au niveau du sang. — (Réactivation.)

Obs. 15. — M. de Br., syphilis en 1890, traitée par M. Fournier. 1895, douleurs, puis incoordination. Traitement mercuriel intensif à partir de 1903 à de nombreuses reprises (Leredde).

1912. — Incoordination légère.

Crises douloureuses tous les trois ou quatre jours.

Troubles vésicaux.

Pas de crises viscérales.

Maigreur.

Avril 1912. — W. = 0 ; H. W. = 0.

Octobre 1912. — W. = 0; H. W. = 0.
Liq. céph.-rach. : W = + + + +, 32 leucocytes par mm³.

Obs. 10. — M. Con., syphilis en 1898, traitée par M. Fournier. 1902, apparition de douleurs dans les membres inférieurs. Quelques troubles viscéraux dans la suite. Un traitement mercuriel assez sérieux par injections semble avoir été fait en 1907, 1908, 1909.

1912. — Il s'agit d'un tabes fruste, avec douleurs erratiques parfois assez vives dans les membres supérieurs et inférieurs.
Paresse vésicale.
Réflexes tendineux abolis.
Pas de troubles moteurs.
W. = 0; H. W. = 0.

Obs. 17. — M. Leg., syphilis ignorée.
Début des douleurs en 1906.

1912. — Douleurs en ceinture.
Douleurs des membres.
Diminution certaine des réflexes tendineux.
Pas de troubles moteurs.
En juin 1912, la séro-réaction est trouvée positive dans un laboratoire d'hôpital.
Lymphocytose céph.-rach., extrèmement faible.
Octobre 19:2. — W. = 0; H. W. = 0.
(Cas discutable). (Tabes fruste.)

Obs. 8. — Mme S., syphilis ignorée.
Début des douleurs en 1899.
Traitement antisyphilitique à de nombreuses reprises.
Amaigrissement, mais la malade continue à travailler.

Octobre 1912. — Douleurs tabétiques dans les membres supérieurs et inférieurs.
Douleurs en ceinture.
Troubles moteurs atténués.
Légère hypotonie musculaire.
Depuis deux mois, la malade présente des phénomènes de céphalée extrèmement intenses, qui font craindre une méningite.
Cependant W = 0; H. W. = 0.

Obs. 12. — M. Mor., syphilis en 1887, traitée par pilules.
Début du tabes en 1910 par des douleurs.

Juillet 1912. — Douleurs fulgurantes, douleurs en ceinture.

Pas de troubles moteurs.

Anesthésie du testicule et de la région épigastrique à la pression.

Amaigrissement depuis un mois.

W. = 0; H. W. = 0.

Obs. 5. — M. Mes.

Tabes atténué (traitement mercuriel).

Début *récent* d'une incoordination excessive des membres inf. s'étendant au tronc, obligeant le malade à garder le lit.

W. = 0; H. W. = 0 [1].

De ces onze malades, un seul (5) présente une incoordination motrice franche ; quelques-uns ont eu de l'ataxie, mais elle a disparu complètement ou presque complètement.

Tous, même le cas 16, qui concerne un malade chez lequel des douleurs atroces persistent, sont en bon état de santé générale (réserve faite pour le cas 8 (tabes avec poussée méningitique récente) le cas 15 (maigreur) et le cas 5 dont je vais reparler.

Chez la plupart, les douleurs sont atténuées. Pas de crises gastriques. Tous ces malades (sauf cas 16 et 5) ont une existence normale et exercent une profession active et même très active.

Chez tous (sauf cas 8 et 5) le tabes paraît *à peu près* arrêté, sinon arrêté d'une manière définitive.

Le contraste, l'antithèse, seraient plus marqués, si mes recherches me permettaient de séparer, dans le deuxième groupe, les malades chez lesquels le liquide céphalo-rachidien est normal au point de vue sérologique et à peu près normal au point de vue cytologique, des malades chez lesquels la séro-réaction du liquide céphalo-rachidien est positive et chez lesquels l'exocytose est encore marquée. Il est probable que le malade n° 5 (incoordination intense récente) appartiendrait à cette dernière catégorie, de même que le malade n° 8. Chez les malades n° 6 et 15, la séro-réaction du liquide céphalo-rachidien est positive, la lymphocytose est manifeste ; l'un de ces malades est maigre, l'incoordination existe, il peut cependant continuer sa profession d'officier.

---

1. Je pourrais compléter ce tableau, en ajoutant à ces onze observations celle de trois malades de la première série, que j'ai traités par le salvarsan et chez esquels la R. W. est devenue négative.

Tous les malades du deuxième groupe, sauf le cas 17, ont été traités d'une manière active au cours de leur tabes ; chez quelques-uns, le traitement a été intensif et prolongé.

On doit conclure que dans les cas, où le traitement anti-syphilitique (sous forme mercurielle), amène la disparition de la séro-réaction sanguine, le tabes s'atténue d'une manière certaine.

IV

COMPARAISON DES RÉSULTATS PRODUITS PAR LE MERCURE ET DES RÉSULTATS PRODUITS PAR LE SEL D'EHRLICH

J'ai écrit dans un travail présenté au *Congrès de Dermatologie* de Rome, en avril 1912, que les effets du sel d'Ehrlich, dans le tabes sont *plus constants, plus rapides, plus complets* que ceux du mercure.

La supériorité du sel d'Ehrlich semblerait certaine, si l'on comparait l'état des malades dont la réaction de Wassermann est négative et qui ont été traités par le mercure (voir les observations résumées dans le précédent chapitre), avant le traitement par le salvarsan et après ce traitement (voir tableau synoptique, p. 255). Les conclusions qu'on pourrait tirer de cette comparaison seraient fausses : 1° parce que certains de ces malades peuvent présenter encore une méningite tabétique en activité et même une séro-réaction positive du liquide céphalo-rachidien ; 2° parce que la plupart de ces malades ont été traités par le mercure d'une manière incorrecte, et en dehors des règles que j'ai posées pour le traitement intensif, et qui n'ont même pas été discutées, tellement il semble difficile à la plupart des syphiligraphes d'accepter une discipline thérapeutique.

Deux ou trois de ces malades ont cependant été soumis à un traitement intensif, par injections, aux doses minima de $0^{gr},02$ Hg par jour, et à de nombreuses reprises. L'un d'eux (observation 22) atteint d'un tabes avec accidents bulbaires des plus graves (syncopes réitérées), que j'ai vu dans un état lamentable pendant plusieurs années, a dû certainement la vie au traitement mercuriel, fait aux doses nécessaires. Le traitement par le salvarsan, commencé à une époque où la séro-réaction était devenue négative et où les accidents graves avaient cessé a cependant été utile. Il a amené un relèvement considérable de l'état général, les forces sont reparues, le malade vit d'une vie normale à tous égards, va, vient, il est guéri au sens banal, vulgaire, le plus complet du mot.

Un autre malade (observation 30) est un médecin chez lequel le tabes a été en évolution continue pendant plusieurs années, graduellement réprimée par le traitement intensif fait sur mes indications. Le développement d'arthropathies s'est arrêté, l'incoordination a diminué et a été corrigée, les douleurs se sont atténuées. Cependant le traitement par le sel d'Ehrlich a été utile, des poussées méningitiques légères, se traduisant par des phénomènes douloureux nouveaux, ont été arrêtées à plusieurs reprises. Actuellement, le liquide céphalo-rachidien est normal. Le traitement par le sal-varsan a-t-il été aussi utile chez ce malade que chez le précédent, a-t-il amené une amélioration nouvelle à un état déjà assez satisfaisant? Je l'ignore, mais le fait paraît probable.

En tout cas, ces deux observations permettent de dégager un argument de premier ordre en faveur de la supériorité du sel d'Ehrlich sur le mercure. Chez les deux malades dont je viens de parler, la lutte thérapeutique a dû être poursuivie pendant sept ou huit ans. En sept ou huit mois, on aurait obtenu un résultat égal ou supérieur par le sel d'Ehrlich!

Chez un autre malade (observation 28), le traitement mercuriel n'a pu être manié que pendant peu de temps sous forme intensive, il fallut se borner aux injections d'huile grise, qui furent elles-mêmes de plus en plus mal tolérées. Le tabes s'atténua peu à peu, le malade put continuer une vie active. Cependant l'état général n'était pas excellent, les efforts étaient pénibles, l'évolution du tabes n'était pas tout à fait arrêtée. Le salvarsan fit disparaître à plusieurs reprises des phénomènes douloureux récents et amena d'autre part une amélioration évidente de la santé, le malade put poursuivre sa carrière qu'il allait abandonner...

Ce troisième exemple met en relief un grave inconvénient du mercure, qui est bien connu aujourd'hui. Le traitement intensif n'est pas dangereux chez les tabétiques, malgré tout ce qu'on en a dit, mais il est souvent mal supporté à la longue. Le mercure détermine une imprégnation de l'organisme, on est obligé de ne plus le manier à doses fortes, parfois même les doses moyennes ne sont plus bien supportées. Jusqu'ici, nous ne connaissons rien de pareil en ce qui concerne le sel d'Ehrlich ; les faits que nous possédons semblent démontrer au contraire que la tolérance de l'organisme s'accroît au cours du traitement. J'ai fait plus de quinze et même plus de vingt injections à quelques tabétiques et quelques paralytiques généraux ; la dixième était mieux supportée que la cinquième et la quinzième mieux que la dixième. Pourra-t-on faire impunément, dans certains cas, quarante, cinquante injections de salvarsan à quelques malades ? L'avenir nous le dira. En tout cas, elles ne paraissent pas nécessaires chez l'immense majorité des tabétiques.

D'autres arguments se trouvent dans les succès rapides que donne le sel d'Ehrlich chez quelques malades (voir observation 14), qu'on ignorait, semble-t-il, sous le règne du mercure. Des observations que j'ai déjà publiées démontrent enfin la curabilité du tabes *en série* par le sel d'Ehrlich.

S'il existe, du reste, des médecins partisans du traitement systématique du tabes par le mercure, nous pourrons leur demander d'apporter des faits d'atténuation *en série*, dans lesquels le contrôle des résultats du traitement soit assuré par l'examen réitéré du sang et du liquide céphalo-rachidien, comparables à ceux qu'on observe après traitement méthodique par le sel d'Ehrlich. Les questions relatives au traitement du tabes — comme toutes celles qui sont relatives au traitement de la syphilis — peuvent être jugées aujourd'hui d'une manière objective et en se fondant sur des documents précis et ne peuvent plus l'être d'aucune autre manière.

Il ne faut parler du traitement mercuriel et du traitement par l'arséno-benzol, pour les comparer, que si l'on sous-entend : traitement mercuriel *bien manié*, traitement par l'arséno-benzol *bien manié.* Ce qu'oublient toujours de faire quelques syphiligraphes qui ont pris parti et sont, on peut le craindre, de parti pris...

La supériorité du salvarsan (bien manié) sur le mercure (bien manié) chez les tabétiques me paraît certaine. Les tabétiques ne font pas exception parmi les autres syphilitiques ; on sait que les accidents spécifiques rebelles au mercure (bien manié) guérissent normalement par le salvarsan (bien manié) et je n'ai pas entendu parler jusqu'ici de cas rebelles au salvarsan (bien manié) guéris par le mercure, manié aux doses nécessaires.

La supériorité du salvarsan dans le traitement de l'infection syphilitique est certaine : le traitement de la syphilis, qui était de quatre ans sous le règne du mercure, n'est plus que de six mois chez les malades traités correctement par le sel d'Ehrlich. BÉNÉFICE : TROIS ANS ET DEMI [1].

V

TECHNIQUE

Je résumerai très rapidement la technique, que j'ai exposée en détail dans des travaux antérieurs, en indiquant les bases sur lesquelles elle est établie.

Je tiens à rappeler l'importance majeure qui lui appartient, quoiqu'elle soit à peine indiquée dans quelques travaux récents sur le traitement du tabes, quoiqu'il n'en soit pas même question dans le plus grand nombre. La technique du traitement, le dosage des injections, l'intervalle auquel elles ont lieu, leurs effets immédiats et éloignés, doivent être étudiés *avec autant de soin que s'il s'agissait de questions d'ordre chirurgical ou obstétrical.*

1° Le sel d'Ehrlich, chez les tabétiques, doit être employé à la dose normale de $0^{gr},01$ par kilogramme (néo-salvarsan, $0^{gr},015$).

A l'employer à doses inférieures, on risque :

a) Des *insuccès.* Les syphiligraphes qui manient le salvarsan

---

1. Ce fait résulte de documents que je publierai prochainement et qui concernent déjà de nombreux malades.

à doses faibles n'ont publié jusqu'ici que des résultats isolés, ils n'ont pas observé, à ma connaissance, de faits que l'on puisse considérer comme des faits de « guérison » ; nous ne connaissons pas, nous ne pouvons connaître leurs échecs.

b) Dans les cas même où l'emploi du salvarsan à doses faibles peut amener la guérison (ces cas existent peut-être), la durée du traitement devient excessive. D'après les observations que je publie, certains tabétiques très améliorés ne sont pas encore guéris au bout de dix-huit ou vingt injections — de huit, dix mois de traitement et plus [1].

Combien de temps faudra-t-il pour obtenir un résultat définitif en maniant le salvarsan à doses faibles?

Traités à doses insuffisantes, n'observant aucun résultat favorable après deux, trois séries d'injections, les malades se découragent et perdent toute confiance dans le traitement. C'est ce que j'ai déjà observé chez quelques tabétiques traités par d'autres syphiligraphes. Car le médecin, et plus facilement encore le malade, considère comme de mauvais résultats du « 606 » des résultats qui sont dus seulement au « 606 » mal manié.

L'élévation des doses, l'emploi des doses *normales* n'augmentent pas d'une manière appréciable, malgré l'opinion commune qui est, comme si souvent, une opinion fausse, les dangers du traitement. Je reviendrai plus tard sur ce point (chap. VII) ; je n'ai eu, on le verra, *aucun accident*, même aucun accident peu grave, chez 39 tabétiques qui ont reçu 288 injections, la plupart à la dose normale, quelques-unes *à une dose supérieure*.

Cependant, la première série représente, *dans tous les cas sans exception*, une série d'essai. Il n'est pas dangereux de manier au cours du traitement le salvarsan aux doses normales : il est dangereux d'employer ces doses *au début du traitement*.

Cette série comprendra, en principe, quatre injections : $0^{cc},20$, $0^{cc},30$, $0^{cc},60$, $0^{cc},60$ (néo-salvarsan : $0^{cc},30$, $0^{cc},60$, $0^{cc},90$, $0^{cc},90$). Un plus grand nombre, cinq et même six, *lorsque la présence*

---

1. Les séries de traitement, chez les malades que j'ai observés en 1911, ont été faites à deux mois d'intervalle.

d'accidents bulbaires, une poussée méningitique récentes, obligent à commencer à doses encore plus faibles, lorsqu'au cours du traitement, l'apparition, à la suite des injections, de réactions thermiques anormales, de céphalée, oblige à suivre une progression plus lente.

La seconde série comprend en principe 3 injections à $0^{cc},40$, $0^{cc},60$, $0^{cc},60$, ($0^{cc},60$, $0^{cc},90$, $0^{cc},90$: 914).

Les séries suivantes, trois injections : $0^{cc},60$ (3) ou $0^{cc},90$ (914) (3). J'ai élevé les doses de néo-salvarsan au cours de ces séries chez quelques malades qui avaient supporté d'une manière parfaite les injections antérieures à doses normales et fait assez souvent des séries à $0^{cc},90$, $0^{cc},90$, $1^{cc},20$ ou même parfois $0^{cc},90$, $1^{cc},20$, $1^{cc},20$.

Les séries auront lieu à un mois d'intervalle. En 1911 et au commencement de 1912, je laissais entre elles un intervalle de deux mois, quelquefois plus, ce qui ne m'a pas permis d'obtenir des résultats rapides chez quelques malades (voir observations 34, 36, 38, 39).

Il importe d'abréger le temps du traitement et de faire constater le plus vite possible aux malades le bénéfice qu'ils en retirent.

Avant chaque série, la séro-réaction sera étudiée par la méthode de Wassermann et celle de Hecht-Weinberg.

Au début du traitement, on emploiera la méthode des dilutions (Leredde et Rubinstein), qui permettra parfois de constater une intensité anormale de la séro-réaction, suivant la méthode de Wassermann.

La ponction lombaire, *utile* au début du traitement, devient *nécessaire* dès que la séro-réaction sanguine est négative. *a)* Elle permet de constater quelquefois qu'un tabétique qu'on pourrait croire en bon état n'est pas du tout guéri (voir observation 15). *b)* Elle permet de contrôler les résultats du traitement quand le contrôle fourni par l'examen sérologique du sang n'est plus possible. *c)* En principe, on ne cessera pas le traitement chez un tabétique, tant que le liquide céphalo-rachidien n'aura pas repris son état normal, et surtout tant que la séro-réaction de ce liquide ne sera pas devenue négative si elle était positive.

V

DÉMONSTRATION DE LA CURABILITÉ DU TABES PAR LE SALVARSAN. — LES RÉSULTATS

Les phénomènes essentiels du tabes sont, au point de vue clinique, en dehors des paralysies oculaires et du signe d'Argyll, liés les unes et l'autre à une méningite cérébrale et surtout fréquents à la période initiale, la disparition des réflexes tendineux, les douleurs des membres inférieurs, supérieurs et du tronc, l'incoordination motrice, les crises viscérales (estomac, intestin, etc.); les troubles de la fonction vésicale, des fonctions génitales, les troubles de sensibilité objective, l'anesthésie des organes profonds à la pression, l'hypotonie musculaire.

L'action curative s'exerce d'une manière normale sur la plupart de ces symptômes et en particulier sur les douleurs des membres et du tronc, les troubles moteurs, les crises viscérales, les troubles vésicaux, les troubles des fonctions génitales. Mes observations sont à peu près muettes en ce qui concerne les troubles de sensibilité objective, l'anesthésie des organes profonds à la pression et l'hypotonie musculaire : je me suis attaché jusqu'ici à l'étude des faits essentiels les plus frappants pour le médecin et les plus importants pour le malade. Je n'ai pas observé le retour des réflexes rotuliens, la disparition du signe d'Argyll relevés par d'autres auteurs ; je les observerai certainement un jour ou l'autre, — est-il nécessaire de faire remarquer qu'il est indifférent aux malades de conserver quelques symptômes résiduels, lorsqu'ils peuvent marcher d'une façon normale et lorsqu'ils ne souffrent plus ?

L'état général est souvent altéré chez les tabétiques dont l'affection fait des progrès, surtout quand la séro-réaction est pleinement positive. Les injections de salvarsan améliorent cet état de la façon la plus nette et dans tous les cas sans exception.

Enfin, l'action du traitement s'exerce sur la séro-réaction sanguine ; quelques recherches publiées de côté et d'autre montrent qu'il agit aussi sur la lymphocytose du liquide céphalo-rachidien, et sans doute sur la séro-réaction de ce liquide.

J'ai réuni et résumé dans un tableau synoptique les observations de tous les malades, SANS EXCEPTION, que j'ai traités du mois de janvier 1911 au mois de janvier 1913.

Ce tableau permet de mettre en évidence : 1° l'action du traitement; 2° l'influence de la durée du traitement sur les résultats. Les malades sont classés suivant le nombre de séries d'injections qu'ils ont reçues (je rappelle que la première série est en principe de quatre injections, les suivantes de trois). J'ai séparé dans chaque division les malades en deux catégories, les uns étant en cours de traitement, les autres n'étant plus traités, soit qu'ils se soient découragés (il s'agit uniquement de malades au début de la cure), soit que leur traitement ait été suspendu (les uns se croyant guéris à tort, les autres étant jugés en état de guérison clinique et restant en observation).

Le fait essentiel qui se dégage du tableau est le suivant. Après la première série, on constate *parfois* un résultat favorable (la plupart des malades présentent des signes d'amélioration, mais je n'ai voulu noter que les améliorations certaines, indiscutables). Après la seconde série, l'amélioration est fréquente; après la troisième série, elle est *constante*. Le seul malade chez lequel elle ne soit pas évidente (n° 25) a été atteint de grippe après les deux premières injections de la seconde série, la troisième injection n'a pu avoir lieu, les douleurs se sont exagérées à la suite. Les résultats de la troisième série, au point de vue sensitif, sont inconnus, cette série ayant été terminée il y a quelques jours. Mais, au point de vue moteur, l'amélioration, très légère, est certaine. M. F., qui ne pouvait faire 300 mètres sans s'arrêter m'a déclaré spontanément pouvoir faire près d'un kilomètre sans fatigue.

Il existe encore, parmi les malades qui ont reçu trois séries d'injections, un tabétique qui est en ce moment en très mauvais état, d'après ce que m'a dit le médecin qui me l'avait confié (n° 31). Il s'agit d'un cas grave avec incoordination marquée. Le malade à la fin de son traitement était dans un état des plus satisfaisants,

TABLEAU SYNOPTIQUE

STATISTIQUE DES MALADES TRAITÉS DE JANVIER 1911 A JANVIER 1913
INFLUENCE DE LA DURÉE DU TRAITEMENT. — RÉSULTATS

NOMS	AGE du tabes.	FORME CLINIQUE État sérologique au début.	DÉBUT du traitement.	NOMBRE d'injections.	RÉSULTATS
Malades ayant reçu une série d'injections. *Malades en cours de traitement.*					
1. Mlle Bl . .	6-7 ans.	Forme grave. Incoordination très marquée au niveau des membres inférieurs. Douleurs gastriques. Crises intestinales. Douleurs fulgurantes. $W. = ++++$ Liq. céph.-rach.: $W. = ++++$ 74 leucocytes, par mmc.	Décembre 1912 et janvier 1913.	4 injections.	»
2. M. Lag. .	5 ans.	Forme atypique, atténuée sans disparition des réflexes tendineux, ni signe d'Argyll. Troubles de sensibilité cutanée. Romberg. Hyperesthésie vésicale. $W. = ++$	Janvier 1913.	4 injections.	»
3. M. Lec . .	6 ans.	Incoordination des membres inférieurs. Romberg. Phénomènes douloureux, modérés et intermittents. Troubles vésicaux. $W. = 0$: H. $W. = +$.	Décembre 1913.	4 injections.	»
4. M. Mil . .	?	Tabes de forme douloureuse. Troubles vésicaux, gène légère, de la marche. $W. = ++$.	Décembre 1912.	4 injections (le malade pèse 125 kg.).	»
5. M. Mes. .	10 ans.	Tabes atténué à forme douloureuse. Début récent d'une incoordination excessive surtout aux membres inférieurs obligeant le malade à rester au lit. $W. = 0$. H. $W. = 0$.	Janvier 1910.	4 injections (0,30 0,60 0,90 3)	»
6. M. Pic . .	12 ans.	Tabes atténué par le mercure. Rétention d'urine. Crises fulgurantes espacées. Troubles légers de la marche. $W. = 0$; H. $W. = 0$. Liq. céph.-rach.: $W. = ++++$; 28 leucocytes par mmc.	Fin novembre 1912.	5 injections (0,30 0,60 0,90 2).	Diminution de l'anesthésie vésicale. Amélioration nette de l'équilibre.
7. M. Sch .	20 ans.	Forme douloureuse, atténuée par le traitement mercuriel. $W. = +++$.	Décembre 1912.	4 injections.	»
8. Mme S . . .	16 ans.	Forme sensitive, atténuée par le traitement mercuriel. Douleurs fulgurantes. Depuis août 1912, céphalée persistante, devenant de plus en plus intense. $= 0$; H. $W. = 0$.	Novembre 1912.	4 injections.	Amélioration, disparition de la céphalée. Meilleur état général, atténuation des douleurs.

NOMS	AGE du tabes.	FORME CLINIQUE État sérologique au début.	DÉBUT du traitement.	NOMBRE d'injections.	RÉSULTATS
		Traitement arrêté ou suspendu.			
9. Mme Cl . .	8 ans.	Forme grave. Troubles intenses de la marche. Douleurs fulgurantes des membres inférieurs et supérieurs. W. $= + + + +$.	Janvier 1911.	3 injections.	Pas d'amélioration.
10. M. Con .	10 ans.	Forme fruste, atténuée (trait. merc.) Phénomènes douloureux. Paresse vésicale. W. $= 0$; H. W. $= 0$.	Septembre 1912.	3 injections.	»
11. Mme Lam.	5 ans.	Grand tabes. Incoordination extrême : marche impossible. Douleurs dans les membres inf., sup. et le tronc. Paresse vésicale alternant avec incontinence, ténesme rectal. W. $= + +$.	Septembre 1912.	5 injections.	Amélioration fugace.
12. M. Mon .	2 ans.	Forme fruste, surtout douloureuse (memb. inf. tronc. Pas d'incoordination. Ptosis récent et diplopie. W. $= 0$; H. W. $= 0$.	Juillet 1912.	4 injections.	En septembre, amélioration au point de vue des douleurs. Disp. des troubles visuels.
13. M. Blan.	10 ans.	Forme fruste. Douleurs dans les membres inférieurs. Légère incoordination. W. $= +$.	Avril 1911.	3 injections.	Disp. des douleurs (mars 1912). Guérison clinique (??) en janvier 1913, W. $= 0$; W. $= 0$.
14. M. Qué .	8 ans.	Forme fruste. Douleurs fulg. dans les membres inf Paresse vésicale. Quelques troubles de la marche. W. $= + +$.	Avril 1911.	3 injections.	Guérison clinique. Se maintient en déc. 1912, W. $= 0$; H. W. $= 0$.
		Malades ayant reçu 2 séries d'injections. *Malades en cours de traitement.*			
15. M. de Br.	17 ans.	Tabes atténué par le mercure. Incoordination modérée des memb. infér. Troubles de la marche. Douleur fulg. (m. inf) et en ceinture. Paresse vésicale. W. $= 0$. Liq. céph.-rach. $= + + + +$ 32 leucytes par Mm³.	Fin octobre 1912.	7 injections.	»
16. M. Cha .	15 ans.	Tabes atténué par le mercure. Forme douloureuse sans incoordination. Hyperesthésie cutanée excessive au niveau de l'épaule. Crises rectales et vésicales. Rétention d'urine. W $= 0$. H. W. $= 0$.	Fin octobre 1912.	7 injections.	»

NOMS	AGE du tabes.	FORME CLINIQUE État sérologique au début.	DÉBUT du traitement.	NOMBRE d'injections.	RÉSULTATS
17. M. Mar .	6 ans.	Tabes excessivement grave, état cachectique. Incoordination excessive imposant le séjour au lit. Crises gastriques, intestinales vésicales. Douleurs des memb. inf. W. $= ++++$ Liq. céph.-rach. $++++$ 119 leucocytes par Mm³.	Décembre 1912. Janvier 1913.	2 séries. 7 injections. La dose normale n'a pu ètre encore atteinte.	»
18. M. Leg .	6 ans.	Forme atténuée par le mercure. Type sensitif. Douleurs en cuirasse, abdomino-génitales, des memb. inf. Réflexes tendineux affaiblis. W. $= 0$.	Fin octobre 1912.	7 injections.	»
19. M. Merc.	2 ans.	Incoordination des m. inf. Romberg. Douleurs fulg. Paresse vésicale. Troubles de la santé générale. W. $= ++++$.	Juin 1912.	6 injections.	Diminution nette des douleurs. Le malade a engraissé de 3 kgs 700.

Traitement arrêté ou suspendu.

NOMS	AGE du tabes.	FORME CLINIQUE État sérologique au début.	DÉBUT du traitement.	NOMBRE d'injections.	RÉSULTATS
20. M. Pas .	12 ans.	Grand tabes avec incoordination prononcée des m. inf. Douleurs fulg. Paresse vésicale. Maigreur, faiblesse. W. $= ++++$.	Juin 1912.	8 injections.	»
21. M. Thil .	3 ans.	Grand tabes avec incoordination marquée des m. inf. Douleurs intenses. Paresse vésicale. Maigreur, faiblesse. W. $= ++++$.	1911.	Une série en 1911, une série en 1912.	»
22. M. Len .	10 ans.	Douleurs. Troubles de la marche. Accidents bulbaires. Formes des plus graves atténuées par le trait. mercuriel. W. $= 0$. H. W. $= 0$.	Octobre 1910.	6 injections.	Guérison clinique.
23. M. Mil .	4 ans.	Douleurs lancinantes. Pas d'incoordination. Accès de toux avec suffocation. W. $= +$.	Janvier 1911.	6 injections.	Disp. des douleurs, des accès de toux. La guérison clinique se maintient à la fin de 1912.

Malades ayant reçu 3 séries d'injections.
Malades en cours de traitement.

NOMS	AGE du tabes.	FORME CLINIQUE État sérologique au début.	DÉBUT du traitement.	NOMBRE d'injections.	RÉSULTATS
24. M. Dew .	8 ans.	Grand tabes. Santé générale compromise. Incoordination des m. inf. Douleurs fulg. Crises gastriques. Troubles vésicaux. W. $= 0$ H. W. $= +$.	Septembre 1912.	10 injections.	Amélioration franche, atténuation nette des crises gastriques. Diminution des douleurs fulg. Marche plus normale.

NOMS	AGE du tabes.	FORME CLINIQUE État sérologique au début.	DÉBUT du traitement.	NOMBRE d'injections.	RÉSULTATS
25. M. Fer. .	?	Incoordination des m. sup. et inf. Douleurs fulg. Paresse vésicale. W. = + + + +.	Novembre 1912.	9 injections.	Amélioration légère discutable (grippe intercurrente ayant exagéré les douleurs).
26. M. Ver .	18 ans.	Forme atténuée par le mercure, sensitive, extrèmement pénible. Troubles moteurs frustes. Paresse vésicale. W. = 0 : H. W. = +.	Septembre 1912.	10 injections.	Amélioration considérable. Les douleurs sont : a) moins vives, b) discontinues. W. = 0 H. W. = 0.

Traitement arrêté ou suspendu.

NOMS	AGE du tabes.	FORME CLINIQUE État sérologique au début.	DÉBUT du traitement.	NOMBRE d'injections.	RÉSULTATS
27. Mⁿᵉ Dh .	6 ans.	Forme douloureuse extrèmement intense. Douleurs arrachant des cris. Hyperesthésie cutanée excessive W. = + +.	Août 1911.	6 injections.	Guérison clinique se maintient à la fin de 1912.
28. M. Mat .	11 ans.	Douleurs des m. inf. Troubles de la marche. Atténuation par le trait. mercuriel. W. = 0 ; H. W. = 0. Douleurs en corset récentes.	Février 1911.	9 injections.	Disp. de tous les symptômes récents.
29. M. Pen .	2 ans.	Crises douloureuses dans les m. inf Douleurs gastriques. W. = + + + +.	Mars 1911.	9 injections.	Guérison clinique. W. = 0 H. W. = 0.
30. M. Pl . .	11 ans.	Crises douloureuses. Incoordination des m. inf. corrigée arthropathie. Tabes atténué par le mercure. W. = 0 ; H. W. = 0. Phénomènes douloureux récents.	Juin 1911.	9 injections.	Guérison clinique (?) W. = 0 H W. = 0. Liq. céph.-rac. normal.
31. M. Par .	15 ans.	Forme grave. Incoordination marquée des m. inf. Douleurs fulg. des m. inf. Douleurs en corset. W. = + + + +.	Novembre 1911.	8 injections.	Amélioration clinique *franche*. Mais à la fin de 1912 aggravation : le *malade ayant interrompu la cure depuis 8 mois.*
32. M. Mol .	6 mois.	Tabes récent. Douleurs dans les jambes. Paresse vésicale. Romberg léger Westphal. W. = + + +.	Avril 1911.	9 injections.	En décembre 1912, guérison apparente. H. W. = 0.

NOMS	AGE du tabes.	FORME CLINIQUE État sérologique au début.	DÉBUT du traitement.	NOMBRE d'injections.	RÉSULTATS
	**Malades ayant reçu 4 séries d'injections.** *Malades en cours de traitement.*				
33. M. Mil. .	10 ans.	Grand tabes avec mauvais état général. Incoordination des m. inf. Douleurs en étau. Douleurs fulg. Crises gastriques. Parésie vésicale. W. = + + + +.	Octobre 1912.	13 injections.	Amélioration considérable à tous points de vue. (Douleurs, phénom. gastriq. état général, troubles moteurs, W.=0 H.W.0.
34. M. Rey .	14 ans.	Tabes atténué par le mercure. Crises fulg. espacées. Gène de la marche. Parésie vésicale. W.=++.	Juin 1912.	13 injections.	Amélioration franche. Diminution des troubles de la marche. Diminution des douleurs. Pas de modif. des troubles vés. W.=0 H.W.0.
	*Traitement arrêté ou suspendu.*				
35. M. Lem .	16 ans.	Troubles de la marche. Douleurs des m. inf. Troubles vésicaux et gastriques. Altér. de la santé générale. W. = + + +.	Mars 1911.	8 injections.	Amélioration franche. Diminution des douleurs. Dispar. des tr. gastriques. Diminution nette de l'incoordination. Meilleur état général W.=0 H. W. = 0 (mai 1912).
	**Malades ayant reçu 5 séries d'injections.** *Malades en cours de traitement.*				
36. Mᵐᵉ Dir .	7 ans.	Grand tabes, santé générale compromise. Incoordination des m. inf. et sup. La malade ne peut marcher sans être soutenue. Douleurs fulg. Crises intestinales. W. = + + + +.	Mai 1912.	5 séries. 16 injections.	La malade fait 6 km. par jour. Elle peut danser. Disp. des douleurs des membr. Relèvement de l'état général. Persistance des crises intestinales. W. = + H. W. + (novembre 1912).

NOMS	AGE du tabes.	FORME CLINIQUE État sérologique au début.	DÉBUT du traitement.	NOMBRE d'injections.	RÉSULTATS
		Malades ayant reçu 6 séries d'injections. *Malades en cours de traitement.*			
37. M. Vig. .	3 ans.	Incoordination marquée. Démarche ataxique. Douleurs fulg. Insomnie. Mal perforant plantaire. Paresse vésicale.	Septembre 1912.	6 séries, 18 injections.	Amélioration franche. Relèvement de l'état général. Augment. de poids de 4 kg. Dimin. des douleurs. Atténuation considérable des troubles gastriques. Marche meilleure W. = 0 H. W. = +.
		Traitement arrêté ou suspendu.			
38. M. Br . .	2 ans.	Incoordination, douleurs fulg. dans les m. inf.	Mars 1911.	18 injections.	Guérison apparente. Marche normale, quelques douleurs résiduelles à la plante des pieds. W. = 0 H. W. = 0.
39. M. Gos .	1 an.	Tabes avec accidents bulbaires (crises laryngées avec syncopes). Pas d'incoordination, mais douleurs fulgurantes, suppression des réflexes, vertiges. Amaigrissement de 5 kg. W. = + +.	Octobre 1911.	20 injections.	A la fin de 1912 le malade se croit guéri et cesse son traitement. La guérison n'est qu'apparente, (W. = +). Amélioration considérable. Disparition des douleurs, des troubles bulbaires. Etat général excellent.

puisqu'il pouvait monter trente fois par jour une échelle de trois mètres. Le traitement ayant été suspendu, l'incoordination est reparue au bout de quelques mois. Ce fait, dont l'interprétation pourrait être discutée s'il était isolé, démontre l'action curative au même degré que les autres.

Le terme « guérison clinique » s'applique aux cas suivants :

N° 14. — Il s'agit d'un cas de tabes dont j'ai publié l'observation à la *Société de Dermatologie*[1]. Tabes fruste, le diagnostic à été porté par le professeur Brissaud. Tous les phénomènes douloureux ont disparu. Les phénomènes d'incoordination ont disparu, les uns et les autres depuis quinze mois. La R.W. H.W. (Wassermann et Hecht-Weinberg) est négative depuis cette époque.

N° 22. — Tabes extrêmement grave avec phénomènes bulbaires (syncopes) pendant plusieurs années, graduellement atténué par le traitement mercuriel intensif (0^{gr},02 Hg, par jour et plus), auquel le malade a été soumis par moi de 1903 à 1910, à de nombreuses reprises. En octobre 1910, la R.W.H.W. est négative. Le malade a reçu deux séries d'injections à doses normales. Dans ce cas, l'action du salvarsan a été surtout manifeste au point de vue de l'état général, les autres accidents ayant disparu peu à peu, *très lentement* sous l'action du mercure. M. Len., que j'avais jugé condamné à mort, est instituteur, et exerce actuellement sa profession avec la plénitude de ses facultés physiques et intellectuelles.

N° 23. — Il s'agit encore d'un malade avec accidents bulbaires, R.W. faible (+). La guérison clinique se maintient depuis dix-huit mois.

N° 29. — Forme douloureuse avec troubles gastriques. La guérison clinique remonte à près d'un an.

N° 30. — Il s'agit d'un de nos confrères atteint d'un tabes sensitif et moteur, avec arthropathies, graduellement atténué par le mercure sous forme intensive (0^{gr},02 Hg, par jour et plus). Au début du traitement par le salvarsan, la séro-réaction est négative. Quelques phénomènes douloureux subsistaient qui ont disparu par les injections du sel d'Ehrlich. Liquide céphalo-rachidien normal à la fin de 1912.

1. Leredde. Guérison d'un cas de tabes par 3 injections de salvarsan. *Soc. de Derm.*, 1912.

N° 38. — Il s'agit d'un tabes important, avec douleurs fulgurantes, incoordination, marche en zigzag.

Les douleurs, qui s'étendaient aux cuisses, aux jambes, aux pieds, sont réduites à quelques douleurs très légères survenant de temps en temps à la plante du pied, qui ont le caractère de douleurs résiduelles. La marche, la station debout sur un pied, sont normales. Retour de la puissance génitale.

Dans tous ces cas, la séro-réaction sanguine est devenue négative. Il est bien possible, il est même probable que dans certains, la guérison ne soit qu'apparente. S'il en était ainsi, la valeur de mes conclusions sur la curabilité du tabes par le sel d'Ehrlich n'en serait pas diminuée. (Voir avant-propos.)

ACTION SUR LES DOULEURS

Dans un travail communiqué à la *Société de Dermatologie* en juillet 1912, je montrais, par l'exposé de 14 observations, résumant les faits relevés *chez tous les malades* que j'avais traités au mois d'avril 1912 (sauf un seul chez lequel les douleurs avaient disparu sous l'influence du mercure, lorsque le traitement par le sel d'Ehrlich fut commencé) que normalement, constamment peut-être, l'emploi du « 606 » fait disparaître les phénomènes douloureux — graves ou peu graves, superficiels ou profonds, limités ou étendus. Le seul cas, dans lequel la guérison ou l'atténuation considérable des douleurs ne furent pas observées, sur 14 malades, concerne une femme qui reçut seulement 3 injections. C'est dire qu'il s'agit d'une observation neutre et non d'une observation négative.

Les conclusions de mon travail étaient les suivantes :

Le salvarsan et le néo-salvarsan ont une action curative indéviable sur les phénomènes douloureux, chez les tabétiques.

Il faut renoncer aujourd'hui à tous les agents sédatifs, morphine et autres, et employer exclusivement les agents anti-syphilitiques qui s'adressent à la cause du tabes, affection de nature syphilitique méconnue. L'action du salvarsan est plus manifeste, plus rapide et, je crois, plus constante que celle du mercure.

NUMÉROS D'ORDRE	NOMS	DATE DU DÉBUT du traitement 1911.	ÉTAT AU DÉBUT du traitement.	NOMBRE DE SÉRIES jusqu'en avril 1902.	ÉTAT EN AVRIL 1912.	NOMBRE DE SÉRIES d'avril à décembre.	ÉTAT EN DÉCEMBRE 1912.	OBSERVATIONS
13	M. Bl.	Avril.	Douleurs modérées dans les membres inf. depuis 10 ans.	1	Disparition des douleurs.	0	Disparition des douleurs.	Tabes fruste R. W. : +
38	M. Br.	Avril.	Douleurs fulgur. dans les membres inférieurs.	4	Atténuation considérable. Les douleurs n'occupent plus que la plante des pieds.	2	Amélioration persistante.	Tabes grave et rebelle R. W. : + + + + au début.
9	Mᵐᵉ Cl.	Janv.	Douleurs dans les membres sup. inf. et le tronc.	1	Pas d'amélioration.	0	»	Tabes grave R. W. : + + + + au début ; cas neutre.
27	Mᵐᵉ Dh.	Avril.	Douleurs surtout lancin., d'intensité extrême dans les membres inférieurs et supérieurs. Hyperesthésie cutanée excessive.	2	Tout phénomène douloureux a disparu depuis janvier.	0	Persistance de la disparition des douleurs.	Forme sensitive.
39	M. P.	Octob.	Crises fulgurantes dans les jambes, le bras droit.	2	Disparition des douleurs. Un peu de sensibilité quand le temps va changer.	4	Amélioration persistante.	Forme grave (ictus laryngés).
35	M. L.	?	Douleurs persistantes dans les membres inférieurs.	3	Diminution franche des douleurs.	0	Même état qu'en avril 1912.	
28	M. M.	?	Douleurs fulgurantes légères. Douleurs en corset dans l'intervalle des séries.	2	Disparition des douleurs fulgurantes après la 1ʳᵉ série, des doul. en corset après la seconde.	1	Amélioration persistante.	Tabes atténué par le traitement mercuriel. W. : 0 ; H. W. : 0 au début du traitem.
23	M. Mil.	Janv. 1911.	Douleurs lancinantes dans les membres inférieurs.	2	Disparition des douleurs.	0	Disparit. persistante des douleurs.	Tabes fruste avec accid. bulbaires (toux, vomissem.).

NUMÉROS D'ORDRE	NOMS	DATE DU DÉBUT du traitement 1911.	ÉTAT AU DÉBUT du traitement.	NOMBRE DE SÉRIES jusqu'en avril 1912.	ÉTAT EN AVRIL 1912.	NOMBRE DE SÉRIES d'avril à décembre.	ÉTAT EN DÉCEMBRE 1912.	OBSERVATIONS
32	M. V. M.	Mai 1911.	Douleurs dans les mollets.	2	Disparition des douleurs dep. plusieurs mois	1	La disparit. des doul. se maintient. Malade en état de guérison clinique.	Forme fruste.
10	M. Par.	Nov. 1911.	Crises violentes de douleurs fulgurantes.	2	Diminution des doul. en janvier mais les crises rest. fréquentes.	0	Le malad. n'ayant pas recommencé son traitem. prés. de nouv. symptômes.	Forme grave avec ataxie W. + + + + au déb. du traitement.
11	M. P.	Avril 1911.	Douleurs fulgurantes dans les membres inférieurs.	2	Améliorat. considérable. Cependant il y a eu une crise 1 mois 1/2 après la 2e série d'inject.	1	Disparition des douleurs.	Forme fruste.
30	M. E. P.	Juin 1911.	Tabes extrèmem. atténué par le traitem. mercuriel. Crises doul. espacées.	2	Diminution des douleurs.	1	Améliorat. persistante.	Tabes atténué par le mercure.
13	M. Q.	Avril 1911.	Douleurs fulgurantes dans les jambes.	1	Disparit. de toutes les douleurs. Malade en état de guérison clinique.	0	L'état de guérison clinique se maintient.	Tabes fruste W. + au début du traitem.
37	M. V.	Avril 1911.	Douleurs fulgurantes très pénibles amenant une insomnie presque totale, depuis un an.	3	Douleurs très faibles ne survenant que tous les 7 ou 8 jours.	3	Améliorat. persistante.	

On trouvera, indiquées dans le tableau ci-dessus, les modifications qui sont survenues chez mes malades au point de vue des phénomènes douloureux (je laisse de côté les crises viscérales, dont je parlerai plus tard). J'ai résumé dans la sixième colonne les faits relevés en avril 1912 et dans la huitième les renseignements que j'ai pu recueillir récemment.

Certaines de ces observations sont remarquables par l'intensité des phénomènes douloureux et la rapidité de leur atténuation sous l'influence du traitement.

Mme Dho., syphilis inconnue (observation 27). Le début du tabes remonte à 1904. Douleurs d'abord intermittentes dans les membres inférieurs, qui peu à peu deviennent plus intenses et plus prolongées. En 1907, les phénomènes douloureux se prolongent pendant six, huit jours avec quelques périodes d'accalmie. Le traitement mercuriel amène une amélioration.

Au début de 1911, les douleurs reparaissent et deviennent continues et atroces, elles amènent une insomnie absolue. Ce sont des douleurs lancinantes dans les membres inférieurs avec sensations de brûlures, de piqûres, les os semblent sciés. Douleurs en corset, douleurs plus récentes dans les membres supérieurs. Hyperesthésie cutanée excessive. Le contact des draps provoque des cris. Signe de Westphal. Pas de Romberg, ni d'Argyll.

W. = + + ; H. W. = +.

3 injections de salvarsan à 0,60 sont faites en août, septembre 1911.

Disparition des douleurs après la deuxième injection. A partir d'octobre, les phénomènes douloureux n'existent plus qu'au moment des réflexes atténués.

Décembre 1911. 3 injections nouvelles à 0,60 ; les 2 premières provoquent des phénomènes douloureux par réaction de Herxheimer.

Décembre 1912. La malade n'est pas guérie (W. = 0 ; H. W. = +), *mais depuis un an elle n'a plus souffert.*

Chez les tabétiques dont le traitement a été commencé depuis avril 1912, l'amélioration au point de vue sensitif est également normale.

Les deux observations suivantes offrent un intérêt particulier.

Mme Dir., 28 ans (observation 36). Fausses couches répétées, deux enfants morts en bas âge. Début du tabes en 1906, par des douleurs fulgurantes dans les jambes ; en 1908, début du ténesme rectal ; au commencement de 1912, début de l'incoordination, qui devient rapidement excessive.

25 avril 1912. Les douleurs, du type fulgurant, occupent surtout les jambes, elles sont d'une intensité extrême et déterminent une insomnie presque absolue. Il existe des douleurs en étau, non moins intenses.

La première série de traitement en avril et mai (0,30 + 0,50 + 0,60 + 0,75 néo-salvarsan) détermine une diminution considérable des douleurs. Deuxième série en juin, troisième série en juillet. *Pendant le mois de septembre dernier*, la malade ne souffre ni dans les membres, ni dans le tronc, sauf d'une manière insignifiante au moment des règles. Quatrième série en octobre. En novembre, quelques douleurs, très légères.

Simultanément les autres symptômes se sont modifiés, le ténesme rectal, qui était horriblement pénible, s'est atténué, la malade peut marcher.

Dans d'autres cas, l'atténuation des douleurs est moins rapide. Le fait suivant est important, en raison de l'ancienneté des accidents (17 ans !)

M. V..., 48 ans (observation 26). Syphilis en 1885. En 1895, premier symptôme : plaque d'hyperesthésie à la face postérieure de la cuisse ; à la fin de la même année, douleurs qui s'aggravent peu à peu, malgré des traitements mercuriels réitérés (il est vrai que le malade, médecin, s'est servi uniquement du benzoate de mercure aux doses quotidiennes de 0,01). Les crises sont presque continuelles, certains accès douloureux se prolongent pendant quinze jours, les douleurs sont tellement intenses souvent que le malade les déclare « à hurler ». Elles affectent tous les types : fulgurantes, térébrantes, sensation de brûlures.

Cependant le malade ne devient pas morphinomane.

Le tronc, les membres supérieurs, restent indemnes. Westphal, Romberg légers. Argyll. Paresse vésicale. W. = 0 ; H. W. = +.

Première série d'injections fin juillet 1912, deuxième série en septembre-octobre. Troisième en novembre-décembre.

Au cours des premières séries, les injections sont suivies de réactions douloureuses intenses, durant 24 heures, s'atténuant ensuite. Jusqu'au mois de novembre l'état est à peu près stationnaire.

Après la 3e série, le malade m'écrit que l'amélioration est considérable et qu'il entrevoit la guérison prochaine. L'intensité, la fréquence des douleurs sont très atténuées. En janvier, une quatrième série est commencée, les injections n'amènent plus de réactions sensitives. *Le malade reste trois semaines sans éprouver la moindre sensation douloureuse.*

ACTION SUR LES PHÉNOMÈNES MOTEURS
(INCOORDINATION)

L'action du traitement sur les troubles moteurs n'est pas moins manifeste que son action sur les phénomènes douloureux. En l'absence de toute autre intervention thérapeutique, on voit, au cours du traitement par le sel d'Ehrlich, la démarche s'améliorer, perdre le caractère ataxique. Le malade ne regarde plus ses pieds, ne projette plus ses jambes, le signe de Romberg s'atténue ou disparaît, l'ascension et la descente dans les escaliers deviennent faciles, la puissance musculaire reparaît. Lorsque les troubles de coordination ont atteint les membres supérieurs, l'amélioration se manifeste par le retour de l'écriture à l'état normal, la disparition de la maladresse dans les mouvements des doigts ; la notion de position reparaît. Le malade, les yeux fermés, peut toucher une région déterminée du visage ou du corps sans la moindre hésitation.

Non seulement l'action du traitement sur *l'ataxie* est évidente, mais elle est *constante* ; d'après les observations que je possède, je l'ai constatée, dans tous les cas *sans exception* où le traitement a été suffisamment prolongé. Dans un seul cas où l'amélioration avait été considérable (cas 31) il y a eu depuis une aggravation, *parce que le traitement a été interrompu.* Ce fait confirme donc les conclusions que l'on peut tirer de l'observation des autres.

Chez les malades que j'ai traités depuis avril 1912, *d'une manière prolongée,* j'ai constaté également l'atténuation *constante* des troubles moteurs. Chez l'un d'eux, qui présentait une démarche oscillante et parfois ébrieuse, qui ne pouvait progresser dans les escaliers sans tenir la rampe, qui présentait des troubles de l'écriture — les troubles de coordination ont disparu au niveau des membres supérieurs — l'écriture est normale.

ACTION DU SEL D'EHRLICH SUR LES TROUBLES MOTEURS DU TABES
(INCOORDINATION)

Malades traités avant le mois d'avril 1912. Etat en janvier 1913.

NUMÉROS	NOMS	DÉBUT du traitement.	ÉTAT AU DÉBUT du traitement.	SÉRIES de traitement.	AVRIL 1912	SÉRIES nouvelles.	JANVIER 1913.
		1911.					
13	M. Bl.	Avril.	Incoordination légère.	1	Incoordination disparue.	0	Incoordination disparue.
38	M. Br.	Mars.	Incoordinat. marquée, marche en zigzag.	3	Disparition de la démarche ataxique.	3	Marche normale.
35	M. Lem.	Mars.	Incoordinat. marquée.	2	Amélioration franche. Le malade reste longtemps debout les yeux fermés.	1	Amélioration persistante.
32	M. V. M.	Mai.	Gêne de la marche.	2	Le malade marche sans canne.	1	Guérison clinique. Le malade se promène sur les boulevards, marche normale.
31	M. Pa.	Novembre.	Incoordination très marquée.	2	Le malade monte 30 fois par jour une échelle de 3 mètres.	0	L'ataxie a reparu le traitem. ayant été cessé.
14	M. Q.	Juillet.	Le malade marche souvent « comme un homme saoûl.»	1	Guérison clinique.	0	Guérison clinique.
37	M. V.	Avril.	Romberg très net. Le malade ne peut marcher sans regrader ses pieds.	3	Romberg atténué. Le malade ne regarde plus ses pieds, marche bonne.	3	Amélioration persistante.
9	Mᵐᵉ Cl.	Janvier.	Démarche ataxique.	1	Pas d'amélioration (obs. neutre).	»	»

L'observation d'une autre malade est particulièrement remarquable au point de vue de la rapidité et de la netteté de l'amélioration.

Mme Dir., (observation 36).

La malade fait remarquer que depuis plus d'un an elle éprouvait un peu d'insécurité dans la marche et du tremblement dans les jambes. A la fin de 1911, l'incoordination est devenue apparente, elle s'est aggravée avec une grande rapidité.

La malade *ne peut marcher seule*, et sans s'appuyer sur le bras de son mari ; privée d'un point d'appui, *elle tombe de suite*, les yeux restant ouverts, à moins d'écarter largement les jambes. Soutenue, elle avance en jetant ses jambes en avant, elle fauche, elle talonne.

L'hypotonie musculaire est des plus marquées au niveau des membres inférieurs. L'incoordination s'étend au tronc. La malade ne peut s'asseoir qu'avec difficulté dans son lit. Les membres supérieurs eux-mêmes sont atteints ; les mains sont maladroites, ne peuvent conserver un objet entre le pouce et l'index ; l'écriture est devenue presque impossible, c'est à peine si la malade peut signer son nom.

Du mois d'avril au mois de décembre 1912, quatre séries d'injections sont faites aux doses normales. Au mois d'octobre, la malade marche seule, chaque jour, une heure ou deux, sans fatigue, elle prend *seule* le métropolitain, descend les escaliers des gares et monte en wagon, elle peut monter un escalier sans s'appuyer à la rampe, quand il n'est pas ciré. Elle porte un seau plein d'eau sans laisser tomber une goutte d'eau. Bref, l'amélioration est admirable.

Cette amélioration s'est manifestée dès la fin de la première série. Après la seconde (juillet), la malade pouvait déjà marcher seule et écrire à peu près correctement.

Le soir du premier de l'An, Mme D... put danser [1].

Ce fait est le plus remarquable de tous, parce qu'il est celui où l'incoordination était la plus marquée. Chez les autres malades atteints d'incoordination, l'effet n'a pas toujours été aussi rapide, mais il a toujours été le même...

---

1. Cette malade peut actuellement faire quelques sauts à la corde (juin 1913).

AUTRES SYMPTOMES CLINIQUES

Cinq de mes malades ont présenté des *troubles gastriques*, d'intensité variable. Chez deux d'entre eux,. il s'agissait de phénomènes de « gastralgie », de douleurs sans caractères bien particuliers ; chez les trois autres, de véritables crises gastriques. *Dans tous les cas*, les accidents ont disparu au cours du traitement ; chez un seul de mes malades, la disparition est récente et je ne puis encore la considérer comme définitive.

Deux de mes malades présentaient, avant le traitement par le salvarsan, des *douleurs intestinales*, chez l'un d'eux ces douleurs étaient extrêmement vives, survenaient à toute occasion, vingt, trente fois par jour, accompagnées d'une sensation de ténesme rectal horriblement pénible. Chez le premier, les phénomènes intestinaux ont disparu, chez le second, l'atténuation a été considérable, le ténesme survient parfois le matin, et est devenu beaucoup moins douloureux. Ces deux malades sont du reste encore en cours de traitement.

Chez tous les malades atteints d'*accidents d'origine bulbaire*, j'ai obtenu la disparition complète ; chez l'un (accès de toux, de suffocation, avec vomissements consécutifs), la guérison clinique remonte à dix-huit mois ; chez un autre (crises laryngées des plus graves) à près d'un an ; chez un dernier, traité depuis six mois seulement, des crises de dyspnée avec suffocation consécutive ont disparu après la première série d'injections et n'ont pas reparu depuis.

Les troubles vésicaux se sont *atténués* dans tous les cas sans exception. Chez un malade que je considère comme guéri, la paresse vésicale persiste, mais une sensation de poids et des douleurs anales au cours de la miction n'existent plus ; chez un autre, qui ne pouvait uriner sans efforts considérables, sans se plier en deux, la paresse vésicale est devenue insignifiante. Chez un autre, la sensibilité vésicale a reparu, l'incontinence d'urine, qui était presque absolue, est devenue insignifiante.

Chez deux malades, j'ai constaté le retour de la puissance génitale.

J'ai constaté dans un cas la guérison graduelle d'un mal perforant plantaire, au cours du traitement en même temps que d'une thermo-anesthésie au niveau des mains qui exposait le malade à des brûlures incessantes, en raison de sa profession de chapelier.

Enfin, et pour être complet, je signalerai la disparition de céphalées tenaces, de vertiges, d'éblouissements, de brouillards visuels, la guérison d'états apathiques et neurasthéniques anciens, le retour de l'activité intellectuelle. L'insomnie disparaît en général à la suite de l'atténuation des douleurs.

Etat général. — Chez quelques malades, menacés par des accidents bulbaires, dont l'activité psychique et les facultés cérébrales sont diminuées d'une manière gênante, le traitement détermine une véritable résurrection.

Sans exception, chez tous les malades dont la santé générale était atteinte, j'ai vu celle-ci se relever. L'amaigrissement diminue ; j'ai noté des engraissements de 3, 4, 5 kilogrammes, je dois constater toutefois que l'amaigrissement est souvent un phénomène rebelle, qui diminue, mais persiste encore, alors que les douleurs, les troubles moteurs ont disparu. Le retour des forces, l'augmentation de la résistance à la fatigue sont au contraires précoces.

Chez une femme, les règles, disparues depuis plusieurs mois, sont redevenues normales au cours du traitement.

RÉGULARITÉ DES RÉSULTATS CLINIQUES.
SYMPTOMES RÉSIDUELS

Ce qui rend ces résultats cliniques, obtenus dans une affection que l'on a déclarée incurable, plus beaux, plus frappants, c'est leur régularité, leur constance dans les cas dont le traitement remonte à un intervalle de temps assez éloigné, c'est le fait que *tous* les malades que j'ai traités et qui souffraient parfois d'une manière considérable ne souffrent plus ou n'ont plus que des douleurs sans importance, que tous ceux qui présentaient de l'incoordination ont vu cette incoordination s'atténuer et disparaître, que, dans tous les cas, les troubles gastriques ont disparu, que, dans tous les cas, les troubles vésicaux se sont atténués. Or, le travail que je communique à la *Société de Médecine de Paris* s'appuie sur l'observation de TOUS les malades que j'ai traités.

Il est certain que chez tout tabétique traité par le salvarsan et même traité au delà de la guérison clinique, et jusqu'à disparition de toute réaction méningée, on pourra observer des symptômes résiduels. J'ai déjà indiqué que je n'ai constaté chez mes malades, ni la disparition du signe de Westphal, ni celle du signe d'Argyll. Un tabétique que j'ai traité, et qui a été atteint d'arthropathies au niveau des pieds, conserve des déformations : le traitement ne peut faire disparaître certaines lésions, ni leurs conséquences, pas plus qu'il ne peut faire disparaître les cicatrices consécutives à des gommes de la peau. Ce qui est surprenant chez les tabétiques soumis au traitement par le sel d'Ehrlich ce n'est pas la persistance de quelques accidents, c'est, au contraire, la rareté, le peu d'importance des accidents qui persistent. Certes, à faire l'autopsie d'un tabétique, l'examen microscopique de la moelle malade, on ne saurait imaginer dans quelle mesure la guérison fonctionnelle aurait été possible, si le malade avait été soumis au traitement nécessaire.

Si l'on rencontre de temps en temps des tabétiques, dont le tabes date de quinze à vingt années, chez lesquels certains symptômes graves sont devenus incurables, il sera juste de ne pas conclure à l'impuissance du traitement, mais à l'impuissance d'un traitement antisyphilitique, administré d'une manière trop tardive. Je traite depuis deux mois un malade atteint de tabes depuis vingt années, qui souffre de douleurs intestinales abominables et d'une hyperesthésie cutanée extraordinaire, au niveau de la nuque et de l'épaule gauche, je ne sais s'il sera même possible d'obtenir un soulagement, à défaut d'une guérison symptomatique.

Cependant dans un cas à peu près aussi ancien dont j'ai parlé à plusieurs reprises (obs. 26), les douleurs se sont atténuées après trois séries d'injections; de très violentes, elles sont devenues légères, de persistantes elles sont devenues passagères. Il sera prudent chez un tabétique ancien de ne pas promettre la disparition de tous les symptômes, la guérison complète, mais il sera permis de déclarer que des malades atteints depuis dix, quinze ans et plus ont été améliorés d'une manière extraordinaire et qu'on ne doit jamais désespérer *a priori* du succès chez un tabétique, que son tabes soit grave ou qu'il soit ancien.

ACTION SUR LA RÉACTION DE WASSERMANN ET LA RÉACTION DE HECHT-WEINBERG

Sur les quinze malades dont j'ai publié l'observation dans mon travail d'avril 1912, traités régulièrement par le sel d'Ehrlich à doses normales, trois avaient à cette époque une séro-réaction négative. Leur nombre a augmenté depuis, il est actuellement de six. Trois malades avaient une réaction négative au début du traitement.

Chez plusieurs des malades que j'ai traités depuis avril 1912, j'ai observé des diminutions franches de la séro-réaction.

		H.	W. H.
M. Fer	25 octobre 1912	++++	+
	9 décembre 1912	++	+
	13 janvier 1913	++	+
M. V.	20 juillet 1912	0	+
	27 septembre 1912	0	0
	19 janvier 1913	0	0
Mᵐᵉ D.	27 avril 1912	++++	+
	4 juin 1912	++++	+
	5 octobre 1912	++++	+
	21 novembre 1912	+	+
M. Rey.	13 juin 1912	++	+
	29 juillet 1912	++	+
	28 novembre 1912	+	+
M. Mil	31 juillet 1912	++++	+
	23 novembre 1912	++	+
	4 janvier 1913	0	0

Ce dernier cas est remarquable en raison de la rapidité de la disparition de la séro-réaction, très forte à l'origine.

NUMÉROS d'ordre.	NOM du malade.	R. W., H. W. au début du traitement.	R. W., H. W. fin mars 1912.	R. W., H. W. novembre 1912.
13	M. Bl.	W. = +		W. = 0 H. W. = 0
38	M. Br.	+ + + +	+ + + +	W., H. W. = 0
9	Mme Cl.	+ + + +	»	»
27	Mme Dh.	+ +		W. = 0 H. W. = +
34	M. F.	+ +	+	+ +
35	M. L.	+ + +	+ + +	W., H. W. = 0
22	M. L.	W., H. W. = 0	W., H. W. = 0	»
28	M. M.	W., H. W. = 0	W., H. W. = 0	W., H. W. = 0
23	M. M.	+ +	?	?
32	M. V. M.	+ + +	+	W., H. W. = 0
31	M. P.	+ + +	+ + + +	»
29	M. P.	+ + + +	W., H. W. = 0	
30	M. L. P.	W., H. W. = 0	W., H. W. = 0	W., H. W. = 0
14	M. Q.	+ +	W., H. W. = 0	W., H. W. = 0
37	M. V.	+ + + +	+	W = 0 H. W. = +

Les courbes ci-jointes montrent l'évolution de la séro-réaction chez les malades qui présentaient à l'origine une réaction forte.

On sait qu'on a parlé de « syphilis irréductibles » (Milian, Sicard) dans les cas où la séro-réaction n'obéit pas au traitement

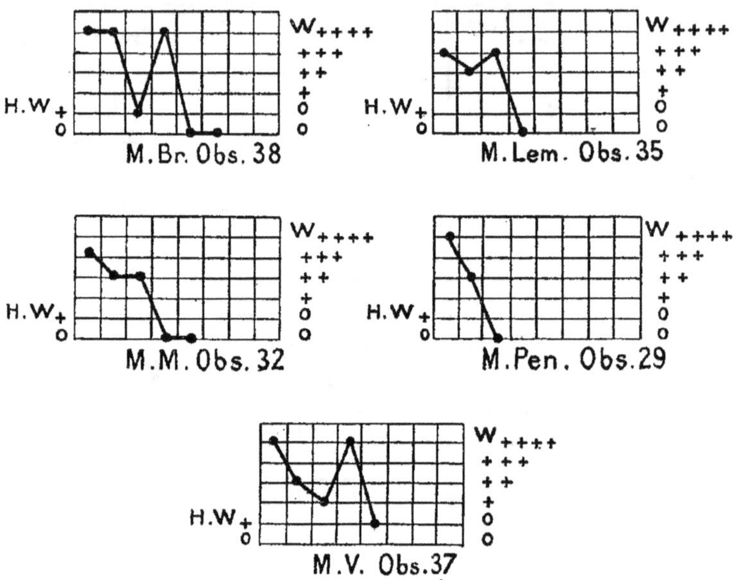

par le salvarsan. Ces syphilis irréductibles sont des plus rares. Si quelques auteurs les considèrent comme fréquentes, cela tient à ce qu'ils ne traitent pas leurs malades avec une énergie suffisante. Chez un seul des tabétiques que j'ai traités (obs. 39), je n'ai pas vu tomber la séro-réaction, malgré vingt injections de salvarsan et de néo-salvarsan. Le fait est d'autant plus curieux que la séro-réaction n'a jamais atteint une très forte intensité $(+ + +)$, les notations successives indiquent $+ +$ et $+ + +$. Cependant l'amélioration clinique a été considérable, le malade se considère, à tort, comme guéri.

VII

LES DANGERS DU TRAITEMENT

A. — LA QUESTION DES ACCIDENTS MORTELS. — « Le professeur Erb, dont on connaît l'immense et légitime renommée, écrit le Dr Barré, conseille de procéder avec la plus grande prudence dans l'emploi du salvarsan chez les tabétiques; il ne voit nullement en ce médicament un agent qui puisse supplanter ceux qui l'ont précédé [1]. »

L'argument d'autorité, présenté sous cette forme, pourrait nous émouvoir, si nous ne savions déjà qu'on ne peut conclure de l'autorité des maîtres les plus célèbres au point de vue clinique à leur autorité au point de vue thérapeutique, si nous ne savions que Charcot, dont l'autorité dépassait, il y a vingt-cinq ans, même celle que le professeur Erb possède aujourd'hui, s'opposait à l'emploi du mercure chez les tabétiques, si nous ne savions que l'analyse clinique et anatomo-clinique constitue pour quelques esprits, même éminents, la fin de la médecine et les éloigne de l'action. L'opinion de M. Erb prendrait une singulière importance si elle était appuyée sur des faits; en l'absence de documents favorables et en raison des documents contraires, elle apparaît comme la conséquence d'opinions préconçues et de conclusions précipitées.

Des accusations précises ont, du reste, été formulées et exigent une réponse précise. On a déclaré que l'emploi du sel d'Ehrlich chez les tabétiques expose les malades : 1° à des accidents mortels; 2° à des aggravations du tabes.

« Si le salvarsan — dit encore le Dr Barré dans un article fort intéressant qui paraît résumer l'opinion actuelle des neurologistes français — ne paraît pas encore avoir eu l'action que chacun lui souhaite sur le tabes, personne ne contestera qu'il n'ait produit un

1. Barré. Traitement spécifique du tabes. *Journal médical français*, 15 août 1912.

assez grand nombre d'accidents, et d'accidents mortels parfois. »

« Sans doute, parmi les cas de mort, il en est qui relèvent de fautes de technique, et d'autres où la mort est survenue malgré le salvarsan ; mais il en reste un certain nombre où le rôle du médicament n'est pas douteux. Nous connaissons, pour notre part, l'exemple de quelques malades atteints de tabes ou de syphilis de l'axe cérébro-spinal qui étaient, depuis quelques années, dans un état stationnaire et qui moururent quelques jours ou quelques semaines après une seule injection de salvarsan faite pourtant dans de bonnes conditions, et par des mains expertes.

« Qu'on attribue des cas de mort à une faute de technique, à la réaction de Herxheimer, à l'existence de lésions viscérales en dehors du système nerveux ou « à un mécanisme complexe ou indéterminé », ils n'en demeurent pas moins authentiques.

« Le danger est donc véritable ; il a été signalé dès le début par ceux qui se sont occupés le plus directement de la question, et on en parle encore aujourd'hui, alors que les fautes de technique n'en sont plus guère justiciables. »

Plus loin, l'auteur donne ses conclusions pratiques :

« Si un malade, réfractaire au mercure et instruit des nouveautés thérapeutiques, vient demander au médecin d'employer chez lui le salvarsan pour lutter contre les douleurs persistantes ou son état général, précaire, le médecin devra lui dire ce qu'on peut espérer pour les douleurs et l'état général, mais aussi ce qu'on doit craindre. Ainsi, prévenu des avantages et des inconvénients, le malade pourra prendre lui-même un parti ; il restera au médecin à agir avec prudence, à examiner minutieusement le malade avant de pratiquer l'injection demandée et à n'employer qu'une dose relativement faible : $0^{cc},20$, $0^{cc},30$ par exemple ».

C'est-à-dire que si un malade, convaincu par la lecture des journaux politiques, veut imposer le salvarsan au médecin, celui-ci dégagera sa responsabilité en lui déclarant qu'il court à un danger mortel et ne le traitera qu'à doses faibles.

Des cas de mort chez des tabétiques soumis aux injections de salvarsan ont en effet été publiés.

On trouvera des renseignements sur les faits étudiés d'une manière sérieuse dans le travail de Leredde et Kuenemann (Les accidents du « 606 » et leurs causes, *Société de Dermatologie*, décembre 1911) et la thèse d'Ivan Dreyfus (Étude critique sur les cas attribués au salvarsan, Genève 1912). Dans un cas (Westphal), la mort survint par paralysie du diaphragme quelques jours après l'injection (il s'agit d'un tabétique atteint de paralysies craniennes et spinales *récentes*, qui reçut une injection intra-musculaire de salvarsan de 0^{gr}40, donc, à doses que nous n'employons plus d'emblée). Dans les autres cas (au nombre de dix dans la thèse de I. Dreyfus), il existait une pyélonéphrite, ou une néphrite grave, ou des lésions cardiaques importantes ou un état cachectique, *c'est-à-dire des contre-indications* (Orth, Martius, de Lapersonne et Leri, Marcus, Schiele, Wolbarst).

Peut-être certains cas de mort n'ont-ils pas été publiés ? Si les auteurs qui en parlent n'ont pas de renseignements précis, quelles conclusions peuvent-ils en tirer ? S'ils en ont, il y aurait lieu de les donner si l'on voulait nous permettre de discuter l'interprétation et d'en connaître la valeur exacte.

** **

Le nombre des tabétiques que j'ai traités au 20 janvier 1913, s'élève à 39. Ces tabétiques ont reçus 288 injections de salvarsan et de néo-salvarsan, dont 68 à doses hypo-normales, 217 *à doses normales*, 3 à doses plus fortes.

J'ai donc employé une technique plus sévère qu'aucun autre auteur.

Je n'ai eu aucun cas de mort.

Je n'ai *jamais* relevé d'incident grave, en dehors d'accidents dus à la réaction de Herxheimer, dont je vais parler.

Parmi mes malades, quelques-uns étaient en fort mauvais état de santé avant le traitement, plusieurs présentaient des accidents bulbaires (crises laryngées, syncopes, accès de vomissements); l'un d'eux, qui a reçu à l'heure présente 7 injections, se trouvait et se trouve encore dans un état presque cachectique.

On a déclaré le traitement de la paralysie générale plus dangereux encore que celui du tabes : j'ai fait actuellement quatre-vingt-dix injections d'arséno-benzol et de néo-salvarsan à des paralytiques généraux, presque toutes, neuf sur dix, aux doses normales, un certain nombre à doses plus fortes, *sans aucun accident*[1].

Jusqu'à preuve du contraire, nous devons conclure que le traitement du tabes par le sel d'Ehrlich ne comporte aucun danger réel. Quelques auteurs écrivent encore le contraire : 1° parce qu'à l'origine, Ehrlich, sur les indications de Alt, considérait l'arséno-benzol comme dangereux chez les tabétiques et les paralytiques généraux ; l'opinion de Alt se fondait sur des accidents dus à des réactions de Herxheimer suraiguës, consécutives à l'emploi de doses fortes d'emblée ; 2° parce que la légende des dangers du salvarsan en général dure encore, et est entretenue par les médecins qui n'ont pas étudié ou ne veulent pas étudier de près la question.

Le salvarsan et le néo-salvarsan ne sont pas dangereux, chez les tabétiques comme chez les autres syphilitiques :

1° Quand la préparation des solutions et l'injection sont faites d'une manière correcte ;

2° Quand le malade ne présente pas de lésions importantes du myocarde, de lésions diffuses, non syphilitiques, du foie et du rein ;

3° Quand on commence le traitement à doses faibles et quand on suit une progression prudente au début du traitement.

Le danger des injections n'est pas plus considérable, en cours de traitement, quand on emploie les doses normales que quand on emploie les doses faibles ; il est indépendant de la quantité introduite dans l'organisme dans l'unité de temps, quand la dose ne dépasse pas $0^{gr},01$ par kilogramme (salvarsan) ; $0^{gr},015$ par kilogramme (néo-salvarsan). Il est même à peu près certain que ces doses peuvent être dépassées de moitié sans danger réel : sur ce point quelques recherches sont encore nécessaires.

L'intolérance est exceptionnelle, quoiqu'en ait dit notre collègue Milian qui a évalué récemment à 19 p. 100 le nombre des « into-

---

1. Ce chiffre dépasse aujourd'hui 200, dont une cinquantaine à 1 gr. 20 et 1 gr. 50 de néosalvarsan (juin 1913).

lérants du 606 » [1]. Cette opinion s'explique par le fait que M. Milian n'a pas séparé dans sa statistique les malades chez lesquels des symptômes anormaux sont dus à des fautes de technique, aux réactions qui se produisent au niveau des lésions syphilitiques, des malades dont l'intolérance est due à des causes qu'il n'est pas possible de déterminer ou de supprimer par suite. D'après les chiffres que j'ai pu réunir, on peut évaluer à 1 ou 1 1/2 p. 100 le nombre des « intolérants du 606 ». Je n'ai rencontré jusqu'ici aucun cas d'intolérance chez les tabétiques que j'ai soignés.

B. — AGGRAVATIONS DU TABES. LA RÉACTION DE HERXHEIMER. — Suivant le Dr Barré, plusieurs auteurs, Emanuel, Kren, Michaëlis, Pal, etc., ont signalé « assez fréquemment » des aggravations importantes survenues à la suite des injections d'arsénobenzol.

Le mercure a été également accusé autrefois d'amener des aggravations. L'erreur des neurologistes s'explique facilement aujourd'hui ; elle a été de considérer comme des phénomène d'aggravation des symptômes passagers liés à l'action thérapeutique et dus simplement à la congestion et à l'œdème qui se produisent au niveau des lésions syphilitiques. Ces phénomènes, qu'ils soient dus au salvarsan, au mercure, ou à tout autre agent antisyphilitique, doivent être groupés aujourd'hui sous le terme : Réaction de Herxheimer.

Ces symptômes passagers sont extrêmement communs chez les tabétiques soumis aux injections de sel d'Ehrlich. Le plus banal est l'exagération ou la réapparition des douleurs, qui survient quelques heures après l'injection ; elles peuvent durer douze ou vingt-quatre heures, parfois elles se prolongent pendant plusieurs jours.

Chez un malade, j'ai observé des crises gastriques extrêmement intenses à la suite des injections, au cours de la première et de la seconde série.

1. Milian. Les intolérants du 606. *Soc. de Derm.*, décembre 1912 et Leredde. Les petits accidents du 606 et leurs causes. *Soc. de Derm.*, janvier 1913.

Chez un autre malade (observation 17), des phénomènes d'intolérance gastrique durant trois, quatre, cinq jours après les injections. Éclairé par tous les faits que j'ai vus d'autre part, je n'ai pas considéré ces phénomènes comme traduisant une aggravation quelconque.

J'ai observé parfois l'augmentation passagère de l'incoordination. Je suis convaincu que j'observerai d'autres accidents du même ordre en étudiant les malades de plus près [1].

Le caractère commun de ces phénomènes est de diminuer d'injection en injection, quand on a atteint la dose normale, et de série en série, ce qui démontre leur origine. Je les ai étudiés d'une manière plus complète dans d'autres travaux, où j'ai signalé leur existence, leur fréquence, leurs caractères, les graves erreurs d'interprétation dont ils peuvent être l'origine. Tout médecin qui traite des tabétiques doit les connaître, et avertir au préalable les malades des phénomènes parfois pénibles qui s'observent souvent au cours de la première ou de la seconde série de traitement et peuvent les décourager, s'ils ignorent qu'ils sont une conséquence nécessaire de l'action thérapeutique.

En résumé, le salvarsan n'aggrave pas le tabes. Les accidents mortels qui ont suivi, dans quelques cas rares, les injections s'expliquent par l'oubli des contre-indications, des fautes de technique ou l'emploi de doses élevées d'emblée. C'est-à-dire qu'on aurait pu les éviter dans tous les cas, et que les dangers du salvarsan sont les mêmes que ceux de tous les remèdes actifs, qu'on ne nous propose pas de supprimer de la pratique médicale.

---

1. *Fièvre.* — La fièvre qui suit les injections est due, quand elles sont faites d'une manière correcte, à la destruction des spirochètes. Elle obéit à la loi suivante (Leredde : La fièvre du salvarsan dans les affections syphilitiques du système nerveux. *Soc. de Derm.*, novembre 1912) : la première injection à doses faibles ne l'amène pas en général, elle survient après une injection à dose plus forte et disparaît lorsqu'une nouvelle injection est faite à dose égale. Elle reparaît souvent quand on élève de nouveau la dose. Elle disparaît peu à peu au cours du traitement.

Le type qu'on observe d'une manière banale dans la syphilis secondaire : réaction fébrile après la première injection, réactions insignifiantes et de plus en plus faibles après les autres, est beaucoup plus rare.

VIII

CONCLUSIONS

1° Le tabes n'est pas une entité morbide autonome (Leredde), mais une convention nosologique, un syndrome *ouvert* et la terminaison d'une méningite syphilitique s'étendant aux racines et aux cordons postérieurs de la moelle.

2° La curabilité du tabes par le mercure est certaine si on compare les cas dans lesquels la séro-réaction est forte et ceux dans lesquels elle est négative ;

3° L'emploi du salvarsan ou du néo-salvarsan, à doses normales, prolongé, amène en *série* l'atténuation du tabes dorsal, atténuation graduelle dont le terme est la guérison clinique, caractérisée par la disparition des symptômes récents, la disparition d'un grand nombre de symptômes anciens, l'arrêt de l'évolution progressive.

Simultanément, la séro-réaction s'atténue, puis disparaît.

4° Le salvarsan et le néo-salvarsan ont une action plus rapide et plus constante que le mercure. Ils n'amènent pas l'imprégnation de l'organisme qui s'oppose chez de nombreux malades à l'emploi prolongé du mercure aux doses nécessaires ;

5° Les sels d'Ehrlich doivent être maniés à doses normales (salvarsan, $0^{gr},01$ par kilogramme), (néo-salvarsan, $0^{gr},015$), sous forme de séries séparées par des périodes de repos ;

6° L'action curative s'exerce en série et devient *dans tous les cas* manifeste au cours du traitement ;

7° Elle s'exerce en particulier sur les douleurs du tronc et des membres, les troubles moteurs, les crises viscérales, les accidents bulbaires, la santé générale ;

8° L'atténuation, puis la disparition de la séro-réaction sanguine sont de règle ;

9° Les dangers du traitement par le sel d'Ehrlich sont dus à des erreurs de technique, à l'ignorance des contre-indications, à l'emploi de doses fortes d'emblée. C'est-à-dire qu'ils peuvent être évités dans tous les cas.

10° Le traitement ne détermine pas d'aggravations du tabes. On a considéré à tort comme phénomènes d'aggravation des phénomènes dus à la réaction de Herxheimer, c'est-à-dire à la réaction des lésions syphilitiques sous l'influence du traitement antisyphilitique. Ces phénomènes sont normaux, ils s'atténuent et disparaissent au cours du traitement ;

11° J'ajoute que la plupart des moyens anciens de traitement du tabes doivent être purement et simplement supprimés, que l'emploi des analgésiques devient parfaitement inutile, qu'il faut conserver tout au plus quelques méthodes physiques, comme la rééducation, peut-être utile encore dans certains cas pour abréger la durée des troubles moteurs.

XVI

LES RÈGLES NOUVELLES
DU TRAITEMENT DE LA SYPHILIS[1]

I

La valeur de la réaction de Wassermann, au point de vue du diagnostic de la syphilis, est devenue indiscutable.

Des erreurs nombreuses ont été commises à l'origine : la technique n'était pas parfaitement connue. Des erreurs sont commises encore, dans les laboratoires où la méthode de Wassermann n'est pas exactement respectée : cette méthode est délicate, les fautes de manipulation sont faciles.

D'autre part, on porte parfois, au passif de la méthode, des résultats erronés dus à l'emploi de nouveaux procédés. Or ceux qu'on a découverts successivement, fort intéressants au point de vue théorique, n'offrent pas, jusqu'à nouvel ordre, la sécurité qui appartient au procédé original.

A. — Lorsque la méthode de Wassermann est exécutée suivant les règles fixées par ses auteurs, elle permet, dans les cas positifs, d'affirmer la syphilis *sans aucune réserve*. A moins, on le sait, que le malade ne soit un lépreux, un paludéen, ou atteint de frambœsia, ou d'une affection à trypanosomes. G. Meier a contesté récemment l'existence, généralement admise, de réactions positives chez les malades convalescents de scarlatine.

Ces faits n'étant pas encore suffisamment connus de tous les médecins en France et quelques-uns de nos confrères étant restés sous l'impression des discussions contradictoires qui eurent lieu en

[1] *Société de l'Internat des hôpitaux de Paris*, 1912.

1907 et 1908, il ne sera pas inutile de rapporter ici deux statistiques, portant sur un nombre considérable de cas.

Sur 1.064 malades, atteints des affections les plus variées, Harald Boas, à Copenhague, a recherché la réaction de Wassermann. Cette réaction n'a été positive qu'une fois, chez un malade atteint d'une scarlatine récente (65 scarlatineux eurent une réaction négative).

Boas[1] affirme que la réaction est négative en particulier dans la pneumonie, les tumeurs malignes, la fièvre typhoïde, le diabète sucré, l'éclampsie, l'ictère, malgré les opinions émises par de rares observateurs.

Sur 5.028 cas rassemblés par C. Bruck, et provenant de divers auteurs, 59 fois seulement il y eut réaction positive chez des malades paraissant indemnes de syphilis[2].

Certaines statistiques (Weill et Braun, Élias et Neubauer) sont très chargées (26 cas positifs sur 148 malades étudiés, et ce fait ne peut s'expliquer que par des erreurs de technique). En éliminant les cas auxquels nous venons de faire allusion, restent 33 cas positifs sur 4.880 (0,65 p. 100). On doit se rappeler, avec Bruck, que la syphilis est souvent ignorée des malades, et que les cliniciens les plus consommés ne peuvent toujours la mettre en évidence[3].

B. — Si l'existence d'une réaction positive peut permettre d'affirmer la syphilis, il est non moins bien établi, non moins certain, qu'une réaction négative ne permet absolument pas de l'éliminer. La méthode de Wassermann n'est pas assez sensible pour la révéler dans tous les cas. La quantité d'anticorps[4] en cir-

---

1. H. Boas. *Die Wassermann'sche Reaction*, Berlin, Karger, 1911.

2. C. Bruck. *Beiträge zur Pathologie und Therapie der Syphilis*, de Neisser, Berlin, Springer, 1911.

3. Sur les 5.028 cas rassemblés par Bruck, on trouve 1.100 cas de Hœhne (2 réactions positives), 1.100 de Fritz Lesser (0), 884 de Bruck et M. Stern (2 cas positifs).

4. On sait que l'expression d' « anticorps » ne s'applique pas exactement dans la syphilis aux substances contenues dans le sérum sanguin qui déterminent la déviation du complément. Elle est employée ici et dans le cours de cet article pour la commodité du langage.

culation étant sans doute trop faible pour amener la déviation du complément. Chez quelques malades, on peut penser que les spirochètes sont à l'état de vie latente dans certaines régions de l'organisme, qu'il n'y a pas formation d'anticorps dans le milieu sanguin. Ou bien ces anticorps se forment dans certaines régions déterminées, sans passer dans la circulation générale : on sait par exemple qu'il existe certaines lésions spinales, de nature syphilitique, dans lesquelles la réaction de Wassermann du liquide céphalo-rachidien est positive, le sang donnant une réaction négative.

Cependant, les résultats positifs sont plus fréquents aujourd'hui qu'autrefois. La préoccupation constante de Wassermann ayant été d'éviter toute conclusion positive dans les cas où la syphilis n'existe pas, on a trouvé à l'origine, plus souvent qu'aujourd'hui, une réaction négative dans des cas où la syphilis n'est pas douteuse. Les chiffres, indiqués par les statistiques, relatifs à la fréquence de la réaction à la fin de la période primaire, au moment des éruptions secondaires et tertiaires et dans les périodes latentes, se sont élevés, d'année en année, la technique devenant plus précise et plus délicate.

*
* *

La question de la valeur diagnostique de la réaction de Wassermann devant être considérée aujourd'hui comme résolue, un problème nouveau se pose, relativement aux indications qu'elle donne au point de vue thérapeutique.

L'importance de ce problème ne saurait être exagérée. L'opinion qui semble s'établir en Allemagne est la suivante : **Les règles anciennes du traitement de la syphilis doivent être abandonnées. Tout syphilitique sera traité jusqu'à disparition définitive de la réaction de Wassermann.**

C'est-à-dire qu'il faudrait, chez tout syphilitique, faire suivre toute période de traitement d'examens sérologiques[1] et renouveler

---

1. Bien entendu, ces examens ne doivent pas avoir lieu immédiatement après la fin d'un traitement, la séro-réaction étant influencée par celui-ci, dans un sens ou dans un autre. *La séro-réaction doit être pratiquée un mois, deux mois au*

les cures, tant que la réaction n'est pas devenue négative. La séro-réaction disparue, il faudrait contrôler de temps à autre, à des intervalles de plus en plus éloignés, l'absence de produits d'origine syphilitique dans le sérum sanguin, *de même qu'on examine les urines chez les albuminuriques ou les diabétiques que l'on croit guéris.*

La réaction de Wassermann pouvant être plus ou moins forte, il est nécessaire de connaître au cours du traitement les oscillations qu'elle présente. MM. Jeanselme et Vernes ont même proposé de rapporter celles-ci à une échelle colorimétrique. Je crois qu'on peut les indiquer d'une manière plus simple (*ubi infrà*).

Je partage absolument l'opinion d'un grand nombre d'auteurs allemands et de quelques auteurs français. Il faut, depuis la découverte de Wassermann, renoncer aux règles anciennes du traitement de la syphilis, et accepter la règle nouvelle : prolongation du traitement jusqu'à disparition définitive de la séro-réaction. Cette règle doit être interprétée, expliquée, elle comporte certaines réserves.

II

LES RÈGLES ACTUELLES DU TRAITEMENT DE LA SYPHILIS

La nécessité de subordonner le traitement de la syphilis à des règles préétablies est absolue. Elle n'est méconnue, EN THÉORIE, par aucun médecin, ce qui ne veut pas dire, malheureusement, que tous se conforment dans leur pratique à celles qui sont en vigueur. Les syphilitiques qui se présentent aux consultations hospitalières y trouvent des pilules, des solutions de sublimé, très rarement une direction thérapeutique dont ils peuvent comprendre l'importance pour l'avenir. Si j'en juge par les observations que j'ai pu faire, quelques spécialistes, ophtalmologistes, laryngologistes, qui soignent admirablement les accidents dont sont atteints

plus après la fin des périodes de cure. De nombreuses confusions résultent du fait que, dans les travaux relatifs à la réaction de Wassermann, l'intervalle entre le traitement et l'examen du sang n'est pas indiqué en général et est parfois de quelques jours seulement.

leurs malades, n'ont pas l'habitude de poursuivre le traitement au delà de la guérison symptomatique. Ils oublient d'indiquer aux patients que la syphilis n'est pas guérie lorsque les accidents locaux ont disparu, la nécessité d'atteindre la guérison de la maladie en dehors de celles de ses manifestations.

De telle sorte qu'un grand nombre de malades restent exposés à toutes les complications nouvelles, et même à des récidives.

Rappelons qu'au moment où de vives discussions se sont engagées sur l'action « préventive » du mercure, les partisans du traitement « opportuniste » eux-mêmes ont reconnu, en principe, qu'il importe de traiter la syphilis en dehors de ses accidents ; toutefois, ne croyant pas qu'un traitement mercuriel pût avoir une action préventive, ils attendaient que cette action fût démontrée pour se rallier aux règles suivies, ou au moins recommandées par les autres syphiligraphes.

La démonstration de l'action préventive du mercure a été faite de manière surabondante ; je ne crois pas qu'elle soit actuellement niée par aucun syphiligraphe informé. Rappelons par exemple qu'à la suite d'un traitement intensif ($0^{gr},02$ par jour), à la période primaire, les accidents initiaux de la période secondaire sont souvent nuls, ce que personne n'aurait voulu croire autrefois ! L'infection est atténuée, elle guérit même dans quelques cas, puisqu'il existe des faits de réinfection (Gennerich, Krefting, Payer, Zimmern).

Nous n'avons le droit d'attendre, chez aucun malade, que la syphilis ait déterminé des lésions pour la soigner. Le diagnostic clinique peut être trop tardif : en fait de lésions profondes, je dirai même qu'il est *toujours* trop tardif. Nous ne reconnaissons l'artérite et même la méningite spécifiques que par les accidents qu'elles amènent, *plusieurs années parfois après leur début.* Les lésions qui déterminent ces accidents ne peuvent être toujours guéries d'une manière intégrale, et de nouveaux accidents restent possibles. Si l'hémorragie cérébrale est fréquemment d'origine syphilitique, ce qui semble de plus en plus probable, nous n'avons guère à compter sur le traitement anti-syphilitique pour la guérir ;

au contraire, nous sommes puissamment armés pour la prévenir...

A toute période de la syphilis, l'action thérapeutique aura donc pour objet de prévenir les accidents ultérieurs, puisque les moyens thérapeutiques le permettent. Déclarer que tout syphilitique doit être soigné suivant des règles déterminées à l'avance, c'est reconnaître simplement que le devoir du médecin est de traiter, de chercher à « stériliser » l'infection elle-même.

Or, avant la découverte du séro-diagnostic, les règles du traitement devaient, de toute nécessité, être les mêmes chez tous les malades. Elles ne pouvaient être enfreintes que dans les cas où elles demeuraient insuffisantes, où des accidents continuaient à se produire malgré le traitement préventif.

Sauf exceptions rares — qui existent — il n'y a plus chez les syphilitiques d'accidents contagieux au bout de quatre ans de traitement mercuriel. Le malade, qui se marie après une année de surveillance, ne transmettra pas l'infection à sa femme ; il aura normalement des enfants sains. Les dangers de la syphilis n'existent plus que pour lui ; encore considère-t-on l'infection comme atténuée d'une manière habituelle. Ainsi la règle de quatre années de traitement s'est imposée aux médecins, à ceux qui ne pensent pas qu'un syphilitique doit être soigné pendant toute sa vie, à ceux qui reconnaissent en même temps l'action préventive du mercure.

Il a été convenu qu'en principe tout traitement pourrait être abandonné après cette période, exception faite pour les cas où les accidents se prolongent au delà. Cependant, pour prévenir le développement de la paralysie générale et du tabes, le professeur Fournier lui-même jugeait bon il y a quelque temps, de conseiller aux malades une cure la sixième et la septième année.

La subordination du traitement de la syphilis à des règles fixes a rendu d'inappréciables services aux malades, *aux médecins aussi*, il faut le dire, *comme peut le faire toute discipline, toute entente, qui leur permet d'accroître leur autorité sur les malades.* Depuis que les règles de thérapeutique préventive, dont l'honneur revient au professeur Fournier, se sont vulgarisées, un grand nombre de syphilitiques ont évité de se marier avant le délai fixé,

et sans avoir été soignés d'une façon régulière. La prophylaxie a
été ainsi réalisée dans une certaine mesure. La syphilis héréditaire est devenue plus rare. Le nombre des syphilophobes qui
croient la syphilis incurable, qui redoutent un traitement indéfini a
diminué. L'infection a certainement été atténuée chez de nombreux
malades, qui ont échappé à ses conséquences redoutables.

Les bienfaits de la « LÉGISLATION THÉRAPEUTIQUE », proposée par
M. Fournier, auraient été plus considérables encore si tous les
médecins y avaient obéi dans leur pratique.

Il faut reconnaître aussi que les malades, chez lesquels la syphilis n'est pas reconnue à son début, ne sont pas soumis à la règle
du traitement de quatre ans. M. Fournier n'a pas insisté, malheureusement, à ma connaissance, sur la nécessité de l'appliquer chez
tout syphilitique qui n'a jamais été soigné, à la période tertiaire
aussi bien qu'aux périodes antérieures, chez le malade atteint de
syphilis héréditaire, aussi bien que chez celui qui est atteint de
syphilis acquise. Sans doute un malade chez lequel l'infection est
reconnue à l'occasion d'une gomme et qui est infecté depuis vingt
ans, n'est plus contagieux, sauf cas extraordinaire. Mais la règle
du traitement de quatre ans n'a pas été instituée seulement pour
des raisons de prophylaxie, elle a pour but également d'amener
l'atténuation profonde de l'infection. Il est nécessaire d'obtenir cette
atténuation, à une période avancée, aussi bien qu'au moment de
la roséole même.

Nous admettons que la syphilis s'atténue avec le temps. Cette
proposition implique une erreur des plus graves, par sa généralité.
Elle est exacte chez certains malades. La syphilis disparaît en
laissant souvent des résidus qui auront leur importance. Elle est
absolument fausse chez d'autres; l'infection persiste, détermine
des lésions au niveau du système nerveux, plus encore de l'appareil vasculaire. *Plus on étudiera les conséquences de la syphilis
à la fin de l'âge adulte et plus tard, plus on sera surpris de leur
gravité et de leur fréquence.*

III

CRITIQUE DES RÈGLES CLASSIQUES

A. Les règles classiques sont incomplètes, le mode de traitement, les doses n'étant pas déterminées. Les médecins emploient indifféremment tous les sels, quoique la teneur en mercure soit des plus inégales. Ils ne prêtent pas d'attention à la question des doses, et n'appliquent pas, d'une manière systématique, la seule méthode qui permette de faire une thérapeutique précise, celle des injections solubles ou insolubles [1].

Parmi les syphilitiques soignés pendant quatre ans, un grand nombre le sont d'une manière insuffisante.

B. Mais voici qui est plus grave — car la regle classique pourrait être complétée. Elle s'applique exclusivement au traitement mercuriel. Or on découvre aujourd'hui des agents thérapeutiques plus actifs que le mercure, par exemple le salvarsan. Quelle règle faut-il suivre, s'il est démontré non seulement que le sel d'Ehrlich fait disparaître les accidents rebelles au mercure, mais encore qu'il possède (manié aux doses convenables) une action préventive supérieure à celui-ci ?

C. Une dernière objection ruine définitivement la règle classique.

L'infection syphilitique n'est pas, ne peut pas être égale à elle-même chez tous les malades. Nous ne pouvons juger la virulence, l'intensité de l'infection par les accidents, puisqu'il existe des formes *muettes*, des plus rebelles et des plus graves — accompagnées exclusivement de lésions profondes — qui déterminent par exemple de l'artérite de la base du cerveau, une lepto-méningite et aboutiront après quinze ans au ramollissement cérébral ou au tabes. Il a fallu, faute de mieux, soumettre autrefois

---

1. Sur cette question fondamentale, voir : Leredde. Progrès à réaliser dans le traitement mercuriel des cas graves de la syphilis, *Semaine médicale*, 1902. — Leredde. Étude théorique et pratique sur la question des doses de mercure et le traitement mercuriel intensif. *Journal des Praticiens*, février 1903.

tous les malades à une règle uniforme. Mais il est certain *a priori* que cette règle est trop sévère pour quelques-uns, non moins certain qu'elle ne l'est pas assez pour d'autres.

Depuis la découverte des procédés de séro-réaction, il nous est permis de déceler non seulement l'infection, mais de suivre (des examens réitérés sont souvent nécessaires) son évolution, de constater qu'elle résiste ou ne résiste pas au traitement, qu'elle s'atténue ou ne s'atténue pas spontanément. *L'intensité, la persistance de l'infection sont extraordinairement variables,* et je puis en donner quelques exemples.

Voici un paralytique général dont la femme me demande si elle n'a jamais eu la syphilis. Cette personne s'est toujours bien portée, elle n'a jamais présenté d'accidents, on n'en constate aucun en l'examinant. Pas d'enfants, pas de fausses couches. *Elle est syphilitique.* La réaction de Wassermann est en effet positive, mais des plus faibles. Un traitement s'impose. Mais faudra-il la traiter pendant quatre ans comme les malades qui ont eu de nombreux accidents et dont la réaction de Wassermann est fortement positive ?

Voici un autre malade atteint d'ictère peut-être syphilitique. La syphilis date de quinze ans. La réaction est faiblement positive. Ce malade sera-t-il traité d'après les règles communes ?

Si une réaction faible n'indique pas, pour tous les syphiligraphes, une atténuation de la syphilis, il existe en tout cas une réaction qui l'indique d'une manière indiscutable, quand elle est positive, la réaction de Wassermann étant négative (séro-diagnostic dissocié). Je veux parler de la réaction de Hecht avec détermination de l'index hémolytique[1] suivant la technique indiquée par Weinberg.

Je constate la dissociation du séro-diagnostic chez une jeune femme atteinte d'un vitiligo à début brusque, chez une jeune fille, atteinte d'une pelade de la région sourcilière. Comment, pendant combien de temps faudra-t-il traiter ces malades ? Et de même,

1. Voir mon travail sur la réaction de Hecht-Weinberg et la dissociation du séro-diagnostic de la syphilis, *Société de médecine de Paris,* janvier 1912.

quelle sera la durée du traitement chez de nombreux syphilitiques atteints de lésions oculaires qui n'ont jamais été soignés et chez lesquels la réaction de Wassermann est négative, celle de Hecht-Weinberg étant positive, une fois les lésions oculaires guéries?

D'énormes différences existent dans les résultats d'un même traitement antisyphilitique au point de vue du séro-diagnostic.

J'ai communiqué, par exemple, à la *Société de Dermatologie* un tableau résumant l'observation de 20 malades soignés à la période primaire, par le salvarsan à la dose de 1^{gr},80 (en 3 injections intra-musculaires ou intra-veineuses). Aucun n'a de roséole, de plaques muqueuses. Chez la plupart le séro-diagnostic devenu négatif se maintient négatif (4 mois; l'observation de quelques uns remonte à 8); chez d'autres, le séro-diagnostic reparaît positif par la méthode de Hecht-Weinberg, après avoir été complètement négatif. Chez un de mes malades, la réaction de Wassermann est restée positive. Et ces différences, qui s'expliquent parfois par l'époque de la période primaire à laquelle le traitement a été fait, ne s'expliquent dans d'autres cas que par l'intensité différente de l'infection.

Voici des malades, atteints de syphilis banale, soumis au traitement régulier par l'huile grise. Chez quelques-uns, la réaction de Wassermann est négative au bout de dix-huit mois. Quatre fois sur cinq ou cinq fois sur six, cette négativité est atteinte à la fin des quatre années de cure ou même avant. Parfois elle reste positive malgré le traitement mercuriel le plus régulier, aux doses nécessaires, à la fin de cette période.

En résumé, il est évident, depuis la découverte du séro-diagnostic, que nous ne pouvons plus soumettre tous nos malades à un traitement mercuriel de durée uniforme, qu'il était de notre devoir d'appliquer autrefois. *Le traitement de l'infection syphilitique doit et peut être individualisé.* Et déjà nous pouvons penser que s'il est nécessaire de traiter les syphilitiques suivant des règles préétablies, ces règles devront s'appuyer sur la séro-réaction elle-même.

IV

LA RÉACTION DE WASSERMANN ET LE CONTROLE
DE L'INFECTION SYPHILITIQUE

La réaction de Wassermann positive établit l'existence d'une infection syphilitique, sous les réserves indiquées au début de cette étude. Mais une réaction négative n'établit pas l'absence de cette infection. La syphilis peut même s'accompagner de lésions en activité, puisque chez les malades atteints d'accidents tertiaires *limités* de la peau, certains auteurs relèvent une réaction négative dans 60 p. 100 des cas...

On ne peut donc conclure de la disparition de la réaction de Wassermann à la guérison de la syphilis. C'est dommage, car si nous possédions, grâce à la séro-réaction ou à tout autre procédé expérimental, le moyen de mettre cette guérison en évidence, la règle du traitement de la syphilis deviendrait des plus simples et s'imposerait à tous les médecins : *poursuivre le traitement, chez tout malade, jusqu'à ce que la guérison puisse être démontrée*.

La disparition de la réaction de Wassermann implique seulement l'*atténuation* de la syphilis, la disparition permanente implique une atténuation permanente. Faute de mieux, et jusqu'à nouvel ordre, c'est cette atténuation que nous devons rechercher chez tous les syphilitiques.

Mais, dira-t-on, il existe des syphilis graves sans réaction de Wassermann. Le fait est exact. Il s'observe dans deux conditions bien déterminées.

α) D'une manière absolument exceptionnelle, la réaction peut être absente dans la syphilis maligne (Hecht). Ce fait s'interprète par l'absence de formation d'anticorps dans le sérum. Il est extrêmement rare, il n'a pas de conséquences au point de vue thérapeutique. Il est probable, du reste, que la suppression de la séro-réaction est passagère.

β) La gravité de la syphilis peut être due à un mécanisme tout à fait différent. Une syphilis atténuée peut être grave par sa localisation, par les lésions *limitées* qu'elle détermine. C'est ainsi que la réaction de Wassermann est *très souvent* négative dans les affections syphilitiques de l'œil, quelle que soit la région qu'elles atteignent. Elle est parfois négative dans des myélites transverses, dont la syphilis est la cause certaine.

Par contre, la réaction est normalement positive dans toutes les formes extensives de la syphilis cutanée, viscérale, nerveuse, dans la syphilis méningée et cérébrale, le tabes, la paralysie générale, les aortites, les anévrismes... Elle l'est, par exemple, *cent fois sur cent*, chez les paralytiques généraux. Elle l'est *cent fois sur cent*, chez les tabétiques *non traités*. Elle s'atténue, sous l'influence du traitement, en même temps que les lésions, mais plus lentement, avec des différences considérables du reste, suivant l'agent thérapeutique, les doses, la durée du traitement, la forme de syphilis dont est atteint le malade.

En résumé, une syphilis atténuée avec réaction de Wassermann négative peut être grave lorsqu'elle atteint certaines régions de l'organisme. Il n'en est pas moins vrai que la disparition de la réaction de Wassermann, sous l'influence d'un traitement ou d'une série de traitements antisyphilitiques, correspond à une atténuation de l'infection, et cette atténuation prend une singulière importance quand on la constate pendant six mois, un an, deux ans et plus.

Lorsqu'on a obtenu, chez un malade qui ne présente pas d'accidents, la disparition de la séro-réaction, on doit cesser tout traitement, en contrôlant de temps à autre l'absence de la réaction. Sinon, il n'y aurait pas de raison pour ne pas soigner indéfiniment les malades atteints de syphilis. Par contre, la persistance de la réaction oblige à poursuivre le traitement. Elle oblige surtout à donner à celui-ci l'énergie nécessaire, à faire des injections mercurielles aux doses de $0^{gr},01$ de mercure par jour, ou même le traitement intensif tel que je l'ai défini ($0^{gr},02$ Hg par jour ou au-dessus), à employer le salvarsan aux doses *normales* ($0^{gr},01$ par kilogramme). Elle oblige même, à mon avis, à passer du traitement mercuriel au traitement par le salvarsan, quand le mercure, employé aux doses et sous les formes nécessaires, ne la supprime pas, de même qu'il y aurait lieu de substituer le mercure au salvarsan, si celui-ci, aux doses et sous la forme nécessaires, ne faisait pas disparaître la séro-réaction dans un temps donné.

V

CRITIQUE DES RÈGLES NOUVELLES

La réaction de Wassermann doit être considérée comme un symptôme, le symptôme majeur, et le plus rebelle de la syphilis. S'il est convenu que chez tout syphilitique il faut en amener la disparition, doit-on prendre la règle nouvelle dans un sens restrictif et exclusif? En aucune manière, puisque, dans certains cas, la réaction de Wassermann étant disparue, des accidents se produisent encore.

Par exemple, il existe des syphilitiques soumis au traitement mercuriel, sous forme d'injections d'huile grise ou sous toute autre, chez lesquels des plaques muqueuses se perpétuent dans la cavité buccale, en particulier sur les bords de la langue. Cependant l'infection générale s'atténue peu à peu. Aucun autre accident n'apparaît. Et, parfois, la réaction de Wassermann devient négative, des érosions continuant à se produire sur les muqueuses de la bouche. Il est bien évident que, chez les malades qui présentent ce phénomène, le traitement doit être poursuivi, sous la forme première ou sous une autre. Pareil fait se rencontre du reste chez des syphilitiques soumis aux injections de salvarsan, même aux doses normales.

Un exemple non moins remarquable est offert par les tabétiques. Sous l'action du mercure à doses élevées et surtout du salvarsan à *doses normales*, l'évolution se modifie, les accidents entrent en régression, les douleurs des membres disparaissent, parfois des symptômes que l'on a toujours considérés comme incurables, en raison de leur origine dégénérative, disparaissent également : on a observé le retour des réflexes rotuliens, du réflexe pupillaire à la lumière. Après le traitement par le salvarsan, l'incoordination s'atténue d'une façon régulière et souvent dans des proportions considérables[1]. Simultanément, la réaction de Wassermann s'affaiblit, puis devint négative. Cependant un tabétique dont la séro-réaction est négative, n'est pas encore un tabétique guéri, de nouveaux accidents peuvent survenir. Faut-il renoncer au traitement antisyphilitique lorsque la séro-réaction a disparu? *Ce serait absurde.*

Si nous rangeons, comme il est logique de le faire, la réaction de Wassermann parmi les symptômes de la syphilis, nous pouvons donner à la nouvelle règle du traitement de la syphilis une forme large, sous laquelle elle pourra être facilement comprise de tous les médecins :

Chez tout malade, le traitement de la syphilis doit être poursuivi jusqu'à la suppression de tout accident et de la séro-réaction. Jusqu'à la découverte du séro-diagnostic, il était nécessaire de soumettre tous les malades à un traitement mercuriel de quatre ans, en raison de la fréquence des accidents contagieux pendant les premières années, et parce qu'il existe dans la syphilis des accidents profonds, non apparents, dont l'éclosion, la disparition ne peuvent être contrôlées. Le principe d'un traitement de quatre ans était adopté, ce traitement suffisant à supprimer les accidents contagieux dans la grande majorité des cas et, croyait-on, à atténuer *en série* la syphilis, ce qui était une erreur, surtout au moment où l'énergie du traitement mercuriel n'était pas définie.

La séro-réaction constitue le symptôme majeur de la syphilis. Contrairement aux lésions apparentes, sauf de rares exceptions, elle est rebelle, elle révèle avec une réelle précision l'activité de l'infection syphilitique.

Tout malade, en l'absence d'accidents, sera traité jusqu'à disparition *durable* de la réaction de Wassermann. Le séro-diagnostic sera étudié au cours du traitement, il permettra de vérifier l'efficacité de celui-ci, il sera étudié à plusieurs reprises, quand la

---

1. Leredde. *La Question des affections parasyphilitiques en* 1912 ; *Curabilité du tabes dorsal par le salvarsan.* Congrès de Dermatologie de Rome, avril 1912.

réaction sera devenue négative. Par contre, dans les cas où, par exception, le malade présentera des accidents plus rebelles que la séro-réaction, le traitement sera poursuivi jusqu'à disparition complète, durable de ces accidents.

Ce qui n'empêchera pas, du reste, de surveiller l'état du sérum sanguin dans la suite.

Cette règle, qui oblige à individualiser le traitement de la syphilis, qui conduit le médecin à contrôler les effets de l'action thérapeutique, à la modifier quand elle n'atténue pas l'infection, révélée par la présence d'anticorps dans le sérum, qui s'adapte à tout moyen thérapeutique, qui permet de comparer d'une manière précise les différentes méthodes antisyphilitiques, CETTE RÈGLE, qui représente un énorme progrès sur les règles classiques, N'A PAS UNE VALEUR ABSOLUE. AUCUNE RÈGLE N'AURA UNE VALEUR ABSOLUE TANT QUE NOUS NE POURRONS CONTRÔLER LA GUÉRISON VRAIE. Mais les auteurs qui repoussent, très légèrement à mon avis, la règle nouvelle du traitement de l'infection syphilitique, oublient simplement la nécessité, qui existe, de soumettre les syphilitiques à une discipline médicale [1]. Ou bien, négligeant les progrès admirables accomplis dans le traitement de la syphilis, ils veulent faire de la règle ancienne un dogme immuable. Tous nous ramènent, sans le comprendre, il faut le croire, à la période d'anarchie thérapeutique, où le médecin traitait les malades à sa fantaisie, attendait des accidents parfois graves, où les malades se soignaient au hasard, n'importe quand, n'importe comment.

VI

DISSOCIATION DU SÉRO-DIAGNOSTIC; RÉACTIVATION

Tous les moyens qui permettront de contrôler l'atténuation de l'infection d'une manière plus précise que la suppression de la

1. Voir par exemple Parent, *Thérapeutique anti-syphilitique et Réaction de Wassermann*, Thèse de Paris, 1911 ; Gougerot et Parent, *Annales des maladies vénériennes*, 1911.

réaction de Wassermann, devront être mis en œuvre, tous apporteront au traitement des syphilitiques un progrès nouveau.

A. Parmi les procédés de séro-diagnostic que l'on a décrits depuis la découverte de Wasserman, Neisser et Bruck, quelques-uns peuvent donner des résultats positifs dans des cas où la méthode originale n'amène pas la déviation du complément. Mais la valeur réelle de ces procédés est ignorée, parce qu'il n'y a pas eu de comparaison régulière entre les résultats auxquels ils conduisent et ceux qu'on obtient par le procédé de Wassermann.

J'ai pu faire, dans mon laboratoire, cette comparaison au sujet de la méthode de Hecht, modifiée par Weinberg, à laquelle j'ai déjà fait allusion dans les pages précédentes, et démontrer qu'elle donne des résultats positifs chez les syphilitiques plus fréquemment que la méthode de Wassermann. La réaction de Hecht, avec détermination de l'index hémolytique, apparaît, à la période primaire, avant celle de Wassermann. Chez les malades traités, elle reste positive, la première réaction étant déjà négative. Elle est positive dans un grand nombre de cas de syphilis limitée, graves par leur localisation (affections oculaires, affections de la moelle épinière) alors que la réaction de Wassermann est négative. Elle est du reste toujours positive chez les malades dont la réaction de Wassermann est elle-même positive.

Je crois qu'on peut, avec avantage, substituer aux échelles colorimétriques proposées par Jeanselme et Vernes, une échelle à six divisions horizontales. La division supérieure correspond à la réaction de Wassermann complète (++++). Les divisions moyennes aux réactions incomplètes, fortes et faibles (+++, ++, +). La division inférieure à une réaction de Wassermann négative et à la réaction de Hecht-Weinberg positive (séro-diagnostic dissocié). La dernière ligne de l'échelle à une séro-réaction, par les procédés de Wassermann et de Hecht-Weinberg, complètement négative.

B. On sait, depuis les premiers travaux publiés sur le sérodiagnostic, que celui-ci peut redevenir positif chez des malades

soumis à un traitement et dont la réaction est négative. Une hypothèse, fort vraisemblable, explique ce phénomène par la destruction de foyers de spirochètes qui ne sont pas en activité, et dont les
endotoxines sont mises en liberté. Gennerich, Milian ont eu l'idée
d'utiliser le retour de la séro-réaction pour constater la persistance
de l'infection chez d'anciens syphilitiques qu'on pourrait croire

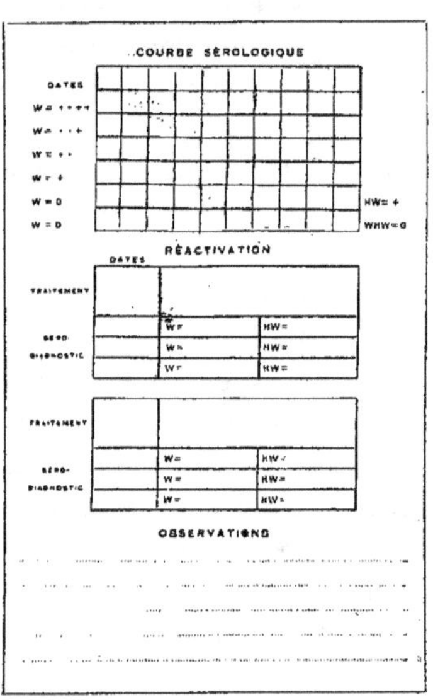

guéris si on attribuait à la disparition de tout accident et à la
négativité de la séro-réaction une signification qu'elles n'ont
pas.

Milian recommande de faire une injection de salvarsan de $0^{gr},30$
et de la faire suivre d'un examen de sang les 5e, 10e, 15e et
20e jours après l'injection. Dans ces conditions, la réaction de
Wassermann reparaît souvent, alors qu'elle était négative avant
l'injection. D'après ses publications, notre collègue semble avoir
pratiqué le séro-diagnostic par la méthode de Wassermann et non
celle de Hecht, plus sensible. J'ai déjà fait l'épreuve de la « réactivation » chez un certain nombre de malades, j'ai constaté que

parfois la réaction de Hecht-Weinberg reparaît, sans que reparaisse la réaction de Wassermann.

Avant d'arrêter le traitement chez un syphilitique, cette épreuve me semble s'imposer d'une manière constante. Elle est nécessaire en particulier : 1° chez les malades traités à la période primaire, par exemple par le salvarsan à doses suffisantes, qui ne présentent aucun accident et dont le séro-diagnostic est et reste négatif plusieurs mois après le chancre; 2° chez des malades qui veulent se marier; 3° dans tous les cas de syphilis nerveuse qui paraissent guéris.

VII

LA SÉRO-RÉACTION ET LA COMPARAISON DES MÉTHODES DU TRAITEMENT ANTISYPHILITIQUE

Je résumerai d'une manière extrêmement brève mes opinions sur ce sujet d'importance fondamentale.

Le traitement de la syphilis est en pleine révolution — grâce à la découverte de moyens de traitement nouveaux — plus encore parce que nous pouvons, en nous appuyant sur le séro-diagnostic, comparer les diverses méthodes, déterminer les meilleures, obliger moralement les syphiligraphes et les médecins à abandonner les unes, à employer les autres. Peut-être le mercure sera-t-il oublié dans quelques années, peut-être le salvarsan le sera-t-il à son tour.

Dès maintenant, aucun travail sur le traitement de la syphilis n'a de valeur, s'il ne s'appuie sur les modifications apportées à la séro-réaction. L'AFFIRMATION D'UN AUTEUR NE VAUT QUE PAR LES DOCUMENTS QU'IL APPORTE NON SEULEMENT AU POINT DE VUE CLINIQUE, MAIS ÉGALEMENT AU POINT DE VUE SÉROLOGIQUE.

La syphilis nous offre peut-être le premier exemple d'une maladie dont les médecins sont obligés d'étudier le traitement d'une manière méthodique, positive. Ce traitement ne peut plus se faire par routine. — Chez chaque malade, le praticien a pour devoir de

prendre la direction personnelle, permanente de l'action thérapeutique. — Si les syphiligraphes ont conscience de leur rôle, s'ils
savent faire, comme il convient, l'éducation du médecin et du
public, le fléau si grave qu'est la syphilis aura peut-être disparu
dans une cinquantaine d'années, grâce au traitement précoce,
grâce au traitement continué jusqu'à ce que l'atténuation soit définitive. Comme la lèpre, la syphilis deviendra, dans les pays civi-
lisés, une curiosité médicale.

VIII

CONCLUSIONS

Ce travail peut être résumé de la manière suivante :

a) Grâce aux efforts de Fournier, il est établi : que le traitement
de la syphilis doit être soumis à certaines règles, que tout syphilitique doit être soumis à une discipline thérapeutique par le médecin qui ne considère pas son rôle comme terminé, lorsqu'il a fait
disparaître les manifestations *apparentes* de la maladie. *La syphilis grave n'étant pas la syphilis que l'on voit, mais la syphilis
qu'on ne voit pas.*

b) La règle ancienne (traitement mercuriel de quatre ans), qui
s'appliquait à tous les malades, doit être abandonnée, d'une part en
raison de la découverte de la séro-réaction, d'autre part à cause de
la découverte de moyens de traitements plus actifs et plus anciens.
*Le traitement de la syphilis peut être individualisé ; donc il
doit être individualisé.*

c) Chez tout malade, les effets des traitements successifs seront
contrôlés par l'étude des modifications apportées au séro-diagnostic (réaction de Wassermann, réaction de Hecht-Weinberg). Le
traitement antisyphilitique sera cessé seulement lorsque toute séro-
réaction aura disparu *d'une manière permanente*, lorsque la
réactivation donnera un résultat négatif, lorsque les symptômes

auront disparu, dans les cas rares où l'activité de la syphilis persiste malgré la disparition du séro-diagnostic.

d) Le médecin vérifiera l'atténuation, la guérison pratique de la syphilis par l'examen du sérum sanguin, de même qu'il vérifie la guérison pratique de l'albuminurie ou du diabète par l'examen des urines.

TABLE DES MATIÈRES

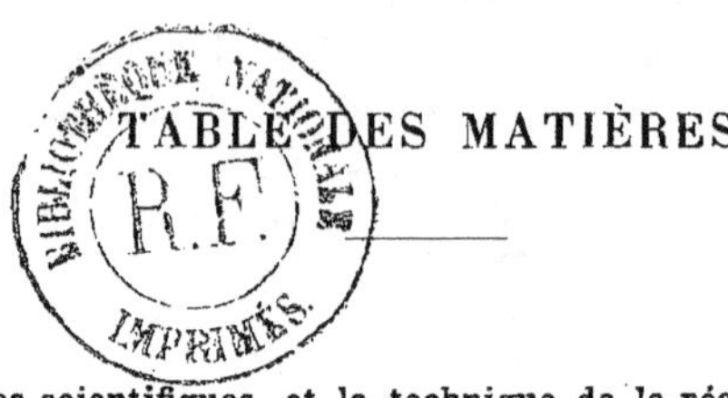